동서의학의 스파크!!!
카이로 프라틱을 겸한 (치료편)

현대 마사지와 지압법의 실제

박종갑 편저

KB057480

지식의 중심
법문 북스

동서의학의 스파크!!!
카이로 프라틱을 겸한 (치료편)

현대 마사지와 지압법의 실제

박 종 갑 편저

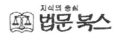
지식의 송실
법문북스

서 문

도시의 소음, 교통 러시아워, 대기의 오염, 밤낮을 가리지 않고 24시간 삼교대의 근로시간, 복잡한 대인관계, 거기에다 여름철 냉방에서 일어나는 신체의 부조 등등 두통, 현운, 견응, 요통, 변비, 위장의 부조화, 수족냉, 통, 저림, 피로, 불면, 몸의 나른함 등의 증상을 말하는 사람들이 실로 많아졌다. 전문의 진단으로는 「특별한 이상은 없다」라고 들었으면서도 이런 증상으로 고심하고 있다. 그렇다 해서 당장에 생명에 관계될 일은 아니다.

이러한 사정이 반영되어서인지 한약이나 민간약, 그리고 맛사-지나 지압, 마침내는 손 쉬운 치료법이나 체조 등에 기대하는 경향이 많다. 따라서, 이런 종류의 출판물도 최근에는 팜프렛드의 종류에서 단행본에 이르기 까지 「일회로 딱 들어 맞는」식의 것이 거리에 쏟아지고 있다. 손에 들고 읽어보면 단지 경험 뿐이 아니고 「정말 잘 듣는다」「초심자라도 바로 할 수 있다」

「현대의학」의 최신치료라도 어렵다고 할 수 있는 병 마저도 잘 고칠 수 있다」라고 하는 일반 대중이 영합하는 형인 것이 적지 않다.

어떤 일로 이 책이 세상에 나타났지마는 이 책을 집필한 동기는 이와 같은 시대의 흐름에 편성한 것은 결코아니다. 본출판사에서 맛사-지 지압법을 총합하여 일반 대중으로 부터 전문가에 이르기 까지 넓은 층의 여러분들에게 바르게 이해되어 합리적으로 실제 응용되고 더우기 도해나 사진을 많이하여, 읽어보고 건강증진에 수소(愁訴)의 치료에 바로 도움을 줄 수 있는 「경의료대중판의 ▨고」의 집필을 의뢰

4

받은 것은 이미 훨씬 이전의 것이다. 그 뒤 오랜 동안 신변의 잡다한 일로 쫓기어 원고의 진도가 나아가지 않다가 이제 겨우 출판하기에 이르게 된 것이 솔직한 실정이니 실로 무거운 짐을 벗은 심정이기도 하다.

원래 우리나라의 전통적인 수기요법인 **안마술**은 중국에서 일어나 한국을 거쳐 일본으로 건너가 긴 세월의 체험에 의해 독특한 발전을 한 동양의학의 일분과이며 장부경락계의 논거에 체계화한 치료법이다. **맛사-지**는 근세에 프랑스에서 일어나 일본의 명치중반 무렵, 군진외과의 후료법의 일과로서 들어와 현대의학의 의료보조의 기술로서 널리 치료나 보건위생면으로 응용되어 왔던 것이다. 그러나 이 두 가지 기술은 수기의 기본이나 응용방법이 매우 닮은 점에서 어느 틈에 전통 의술의 안마술과 외래의 맛사-지의 장점을 총합하여 오늘 날 넓은 의미로 「맛사-지」라고 불리워지고 있다. 안마라는 어감에서 받은 어두운 이미-지를 경원하였다는 것도 사실일 것이다. 지압법은 전통 요술의 안마나, 유도의 활법이나 도안법등에서 생기게 된 요술로서 1900년대 초기에 미국의 경찰요술의 수법을 받아 들인 치료법이지 마는 최근에는 「지압법의 복고」의 지표로 한방의 장부경락론을 바탕으로 체계화를 꾀하여, 열중하고 있는 그룹-도 있다고 한다.

이와 같은 여러가지 발전과정을 참작하여 이 책에서는 맛사-지내에 우리나라 고래의 안마술을 총합하여 지압법과 함께, 일반 여러분에게는 「가정에서 가족끼리 즐겁고 단란하면서 손쉽게 할 수 있는 가정 맛사-지 지압」을, 전문적인 사람들에게는 「바로 효과를 나타낼 수 있는 맛사-지, 지압」이라고 하는 점에 촛점을 두어 설명하였다.

특히 「맛사-지, 지압법은 왜 효력이 있는가」라는 일반의 의문에 답하여 저자의 연구실에서 지금까지 전문의학회에 보고된 실험연구실적의 일부를 소개하여 그의 대요를 쉽게 해설하였다. 다만 「경험으로 듣는다」라고만 말 할 뿐으로는 납득할 수 없는 점이 많다고 생각하였기 때문이다.

또 맛사-지나 지압법의 수기에 대해서는 특별히 지금까지의 많은 관계 서적이 설명한 문장만 많을 뿐, 도해나 사진이 적어서 실제 응용에는 지극히 불편이 많았다는 관계자들의 소리를 참고로하여 이 책에서는 큰 마음으로 도해와 사진을 풍부하게 하여 기본 수기에서 실제응용에 까지 원문과 도해, 사진을 비추어 가면 바로 알 수 있도록 배려하였다.

맛사-지도 종래부터 행해져 온 근육의 맛사-지에 가하여 최근 유-럽에서 성하게된 결합직 맛사-지의 기본과 실제응용에 대하여 해설하였다. 또 병원이나 물리요법 센타- 등이 아니면 안된다고 보통 사람들은 생각하기 쉬운 물리요법이나, 건강증진을 위해서의 기구 등도 소개하여 일반 가정에서 손쉽게 건강한 가족이나 병자들에게도 응용할 수 있는 방법을, 전문적인 사람에게는 수소(愁訴)나 질병치료의 근본이나 실제응용을 자세하게 설명하였다. 치료체조의 기본과 실제응용에 당면해서의 술자나 상대자의 체위나 지위의 연속촬영의 사진설명은 이 책의 집필에 있어서 특히 염두에 두고 성의를 기울였던 점이다.

임상 응용에 대해서는 대상이 되는 여러가지 증상이나 병에 대해 동양의학의 입장에서도 현대의학의 입장에서도 어떻게 처치하여 치료할 것인가를 구체적인 방법에 대하여 기술하였다. 이 책의 제목을 「맛사-지 · 지압법의 실제」라고 한 이유도 지금까지의 관계서적에는 보지 못했던 실제응용법을 새로운 형식으로 해설한 곳에 있다.

저자는 해외출장의 명령을 받고 서구에 미국을 위시하여 미주 12개국 22개 도시에 걸쳐 물리치료 의학의 임상 - 이학요법(理學療法)의 실재-에 대한 조사와 연수를 하여 각국의 유명병원, 물리치료 센타- 등을 두루 찾아서 그 실재를 낱낱이 시찰하였지마는 「맨손으로 행하는 치료」는 동서양을 불문하고 대동소이하고, 특히 우리나라의 전통 수기치료의 구미 맛사-지는 이와 같이 특히 자연스럽게 일어나 민간요법으로서 발전되어 왔지 마는 16~17세기경 부터 유-럽 모든 나라에 있어서 의학의 진보에 따라서 점점 체계화되어 이론적으로도 연구되어 의료의 분야에 응용되도록 된 것이다.

원래 맛사 - 지(massage)라는 말은 프랑스 말이지 마는 그 근원은 아라비어 말의 「압(壓)함」, 그리스 말의 「경(揑)하다」, 헤브라이 말의 「경하다(가볍게 쓰다듬다, 어루만지다)」라고 하는 의미에서 따 온 것이라고 말할 수 있다. 중국에서 일어나 우리나라 고래의 시술로써 널리 민간에 퍼져 있는 안마법도, 경은 「압함」이란 의미이며 「마」는 쓰다듬다라는 의미이므로 동서양을 불문하고 모두 기원은 같다. 또 「맨손」으로 기계는 사용 않고 손가락이나 손바닥으로 행하는 술어인 만큼 그 방법에 대해서도 전연 이질적인 것이 있을 까닭이 없다는 것이 상식일 것이다. 원래 맛사 - 지는 술자의 손으로 상대의 피부 위에서 일정한 방식과 방법으로 역학적(力學的)인 자극을 가해 그에 따라서 생체반응을 일으켜, 몸의 변조를 조정하여 질병을 예방하거나 건강을 증진하는 시술이다.

손 끝과 발 끝에서 심장으로 향해 행하게 되는 맛사-지에 의해 혈액이나 임파의 순환이 좋게 되어 저항력도 강하게 된다. 또 맛사-지의 촉압자극(觸壓刺戟)은 피부신경을 도와서 전신의 신경기능에도 영향하며 특히 내장기능의 변조를 조정하는 효과가 있다. 복통의 맛사-지로 위장의 상태를 조절하여 변비를 없어지게 하는 것 등은 그의 좋은 예이다. 내장에는 내장지각반사, 내장자율계반사라고 하여 여러가지 내장에 이상이 있으면 그 내장과 관계깊은 신경을 도와서 반사적으로 피부나 근육에 「통·저림·냉·달아 오름·뻐근함」 등이 나타난다. 이와 같은 증상을 제거하면 내장의 기능도 정상으로 되돌아 온다. 이러한 곳을 맛사-지 하므로써 효과를 기대할 수 있으며, 또 「신경액성신경」이라는 생체조직에 의해 홀몬 분비에 영향을 미치는 것도 실증되어 있다. 일방적이 아닌 노력과 협력의 바탕에서 열매를 맺은 것이다. 여기에서 깊은 사의를 표한다.

또 이 책이 지상에 나오기 까지에 보여준 한림원 직원 여러분들의 적지않은 성의와 열의에 대해서는 경복할 따름이다.

다행스럽게도 이 책이 관계 여러분의 지지를 얻어 널리 활용되어 폭 넓은 일반 대중의 건강증진에, 또 이 학문에 뜻을 둔 분들의 실제 응용을 위해서의 좋은 길잡이가 될 지도서와 참고서로써 이용되어 주신다면 저자의 다시 없는 영광 이겠다.

                                        월   일

目　次

第三 맛사-지와 지압법의 치료효과

第四 전신맛사-지의 수기(其 1) - 근육계의 맛사-지

A. 가정에서 손쉽게 할 수 있는 맛사-지

B. 치료를 위해서의 맛사-지

12

第六 전신지압법의 수기

第七 맛사-지와 지압법에 병용되는 주요 물리요법

A. 현대물리요법

第九　맛사-지의 응용

第十二 맛사-지와 지압의 임상응용 (其二)
- 현대의학의 입장에서 -

A. 부정수소증후군의 치료

18

B. 내과와 운동질환의 치료

A. 신경통

B. 신경마비

※ 끼워 넣은 삽입도

第一 맛사-지와 지압법이란

(一) 맛사-지란

인류가 미개했던 시대에는 체계적인 치료법은 존재하지 않았을 것이다. 그러나 아픈 것을 느끼고, 저림을 느꼈을 때, 의학의 지식은 없더라도 그 자리를 눌러 주물인다는 것은 오늘 날에도 볼 수 있는 일이나 한갖 본능적인 현상으로써 널리 행해지고 있는 일일 것이다. 겨울 추운날 아침, 손이 시려서 저릴 때, 우리들은 모르는 듯 하는 사이에 양 손을 비비거나 어루만져 손을 따뜻하게 한다. 이것은 손가락 끝의 작은 근육을 돌고 있는 가느다란 신경이 추위 대문에 피의 순행이 나빠져서 그 기능이 둔화되어 근육이 자유롭게 작용 할 수없기 때문이다. 그런데 먼 거리를 오래도록 보행한 뒤에 또는 병한 뒤에 밤중에 잠자고 있을 때 수족의 장딴지가 갑자기 굳어져 아픔이 나타날 때가 있다. 흔히 말하는 「틈 채우기」의 현상이다. 이럴 때는 무심코 장딴지를 꽉 잡고 눌린다. 한참 지나고 나면 부드럽게 되어 원상으로 되돌아 간다. 아마도 이러할 때 장딴지를 쓰다듬는 사람은 없을 것이다. 이것은 장딴지의 근육을 순행하는 신경의 기능이 항진하여, 근육이 경련을 일으켰기 때문에 「눌리는」것으로 인해 이 신경의 항진을 늦출 수 있게 되는 것이다. 자랑하고도 남음이 있는 치료라는 것을 직접 몸으로 체험하였다.

최근 저자의 임상 연구실을 찾아 오는 외국의 이학요법 업계의 대표급의 사람들이 많으며, 최근에 와서는 알젠친, 오란다, 독일, 프랑스, 이스라엘, 영국 등등 서방면으로 걸쳐 있으나, 이러한 사람들은 서구

식의 물리요법의 의료시설이나 설비 등에는 「우리나라와 같다」라고
하여 흥미를 갖지 않는다. 그러나 수기요법의 기술교류면에는 놀라는
눈빛으로 이곳의 독특한 수기요법의 묘미에 끌려 감명한다. 저자의
기술이 우수하다는 뜻에서 말하는 것은 아니다. 기계나 기구에 의지
하는 치료법을 만능이라고 하는 생각에서 탈피하여 맨손 기술 「수기
(手技)」를 중시하는 치료법으로의 새로운 연구야말로 이제 부터의 관
계식자의 큰 의무와 책임이라고 생각된다

　이 책은 상술한 특색을 집어 넣어 저자의 지론이라 할 수 있는 東
洋系物理療法(물리요법)속에 그 수기편의 실제에 대해서 해설한 것이
지마는 관계하고 있는 분들의 기대에 충분히 따랐다고는 생각하지 않
는다. 앞으로 더욱 지도와 편달을 받아 개정하여 기대에 따를 수 있
도록 노력할 작정이다.

　이 책을 집필함에 저자의 문하생 들이 나의 좋은 반려이며, 좋은
조수로서 처음부터 끝까지 자 _의 수집, 정리 소고의 집필에 협력하
여 주었다. 특히 「맛사-지에 병용할 수 있는 물리요법」「법료‥」
「임상응용」의 각편은 문하생의 독자적인 연구의 결정임을 덧 붙인다.

(二) 맛사-지의 역사

　이미 기원전 4~5세기 무렵, 그리스의 의성 히포크라테스(Hippo-
krates)는 「의사라는 것은 의술에 대해서의 모든 학리와 함께 맛사-
지도 습득하라」고 역설하였다고 말하였다 하니, 기원전 1세기의 전반
에는 로-마의 셀즈스(Celsus)가 맛사-지를 연구하였고, 1세기 후반
에는 가레노스(Galenos)가 맛사-지에 관한 저서가 공공연하여졌다
한다. 그러나 그 뒤 긴 세월동안 맛사-지의 연구는 끊겨 의학계로 부
터도 돌보지 않게되자 민간요법으로서 겨우 명을 이어온데 불과하였
지 마는 16세기 후반이 되어, 프랑스의 암프로어 빠레(Ambroise Bare)
가 맛사-지의 술식과 그 효용에 대하여 상세하게 논하고 부터 새로

운 각광을 받아 서양의학의 임상기술의 일부로서 중요시하게 되었다. 다시 18세기에서 19세기에 걸쳐서 스웨덴의 링그(Ling)가 치료체조를 제창하여, 특히 맛사-지의 효과를 생리학의 학리에 기인하여 수기를 골라 전문적으로 체계화하여 의료기술로서 의학계에 소개된 것은 암스텔담의 의사인 멕켈(Mezger)이나 그 문하인 베그만(Berghman) 등이며, 독일의 메-젠가일(mesengail)은 맛사-지의 순환계에 미치는 효과의 실험성적을 외과학계 발표하고 있다(1875년). 특히 정형외과학의 발달에 의한 이 방면으로의 의학계의 관심 높아져 19세기 말에는 스웨덴의 스톡홀롬 대학 의학부에서는 이학요법의 일부문으로써 맛사-지가 치료에 응용되고 있다.

그 뒤 유럽 여러나라에 있어서, 맛사-지 연구는 해를 거듭할 수록 성해져서 자불토스키-(Zabldowaki), 라이프마일(Reibmyr), 미첼(Miehell), 훗파(Hefia), 붐(Bum), 뮬렐(Maller), 기루후벨그(Klrehberg) 등의 여러 대가 나타나서 학리의 연구와 더불어 술식의 개선에도 힘써 임상응용의 새로운 분야를 내과, 외과, 정형외과로 개척하여, 근대의학 맛사-지의 체계를 확립하였다.

현재 우리나라에서 행하는 유-럽계의 의료 맛사-지의 전문적인 술식은 자불토스키-, 라이프마일, 훗파, 붐, 뮬렐, 길히벨그 등의 방식의 것이지만, 순수한 이런 것들의 방식을 계승하는 맛사-지의 전문기술자는 오늘날에는 그 수가 적다. 시대의 흐름과 함께 타동적인 치료법에서 자동적인 기능훈련을 중시하는 세계의 의학계 의료계의 동향이 맛사지에서 기능훈련으로 내과, 정형외과의 후료법적인 처치에서 리히퍼테이션 의료라고 하는 새로운 분야에로 발전하였을 것이다.

맛사-지가 우리나라에 들어온 것은 1900년 초의 일이다. 당시 프랑스류의 맛사-지 학리와 술식을 받아 들여 외과 치료법의 일소로 의료 안마수로써 활용한 것이 우리나라에 있어 의료 맛사-지의 처음이었다.

이러한 당시의 일본에서는 사립의 훈맹시설이나, 작은 규모의 맹아

학교가 있었으며 동경에서는 국립맹아학원이 있어서 맹인의 직업교육의 일환으로서 일본고래의 안마술이 지도되고 있었다. 맛사-지의 수입에 따라, 안마술은 커다란 영향을 받아 당시의 이 계통의 지도자는 모두가 맛사-지의 학리와 실기의 연수에 힘써 옛날 안마법과 맛사-지를 총합하여, 유-럽에서 보지 못했던 일본 독특의 수기법이 만들어 졌다.

외과나 정형외과 영역에 있어서 맛사-지의 치료효과가 밝혀짐에 따라서 전국 각지의 의과대학 부속병원이나 종합병원이 다투어 맛사-지사를 채용하게 되었으나 그의 공급원의 대부분이 맹학교·맹인양성 시설이였던 당시의 사정에서 현재에도 의료 맛사-지의 전문 기술자에는 맹학교출신의 관계자가 많다.

의료기관으로 의료의 일부로서 임상에 응용하게 되면, 일반 세인들도 관심이 높아져, 맛사-지의 수요는 증가되어 개인이 시술소를 경영하는 사람들도 「안마」 맛사-지를 표방하여 차차로 맛사-지는 치료기술로서 임상면에서 옛날의 안마술은 피로를 풀어 주어 건강을 증진하는 면에서 활용할 수 있게 되어왔다. 그러나 현재로서는 안마술 맛사-지는 각각 그 장점을 취하고, 단점을 버리어 동서의학 안점에 입각한 그 순수를 취해, 종합되어 임상에 응용되어 있다는 것이 지당한 말일 것이다.

(三) 지압이란

지압법은 고래의 안마술에서 발전하여 독특한 경험 요술이며 이것에 유도의 활법과 동인수기를 가하여, 1910년대에는 미국의 여러가지 정체요술의 수법을 취입하여 오늘에 이른 치료법이다.

그런데 고래의 안마법이란 옛날 부터 동양, 특히 일본에서 행하여 졌던 시술이였으며, 술자의 손가락으로 여러가지 수기를 행하여 생체의 변조를 조절하여 건강의 증진을 도모하는 수기요법인 것이다. 원

래 안마술은 침(針)과 구(灸)의 요법과 함께 한법의술(漢法醫術)의
일분과로서 발전된 시술로서 「안(按)」이란 글자의 뜻은 눌린다는 뜻
이며, 「마(摩)」란 글자의 뜻은 쓰다듬다는 뜻이다. 안마란 동양의술의
자극을 주는 방식의 이대원칙을 나타낸 말이다.

　동양의학에서 말하는 건강이나 병이란 개념은 인간의 가슴이나 배
에 있는 장부 ― 이것을 흔히 오장·육부라고 하지 마는, 실제로는 육
장육부(肝·心·肺·脾·腎·심포가육장, 단·소장·위·대장·방광·
삼초가 육부) ― 의 기능이 정상으로 작용하여 각각 조화가 이루어 있
으면 건강하고, 기능이 허트러져 조화가 무너져 버리면 병이 된다 한
다. 그리하여 그 기능을 언제나 정상으로 보전하기 위해서 오장육부
에네루기―의 순환계를 배치하니 이것을 경락(經絡)이라 하며, 이 순
환계에네루기―의 과와 부족이, 건강과 병의 근원이라고 설명하고 있
다. 이 순환계의 에네루기―를 「기(氣)」와 「혈(穴)」로 구분하고 있다.
「혈기왕성한 젊은 이」…… 등의 성깔도 거기에서 나온 것이라 생각
된다. 부모로 부터 이어 받아, 인간이 태어나면서 몸에 지니고 있는
에네루기―를 선천의 원기―이것은 제하(諸下) 단전(丹田)은 신간(腎
間)의 동기로서 제하(諸下) 두번 째의 요골 높이에 있다고 한다. 이
원기가 생후 몸속에 취입된 자연계의 에네루기―에 도움 받아 강하게
되어 온 몸의 순환계를 한없이 흘러서 장부를 배양한다. 이 일로 인
해 사람의 건강은 보존되므로써 이 순환 에네루기―기혈의 약간의 체
(滯)도 병이 되어 중지되면 죽음과도 연관된다 한다.

　사람은 누구나 공사에 근무하거나 처세를 위한 사업이나, 명리 명
문을 위해서 애쓰며, 음식은 정도를 잃고, 때로는 주색에 빠지고, 추
위와 더위와 습기에 축하며, 혹은 타박이나 절상 등등 여러가지 원인
으로 「원기」의 흐름에 체(滯)가 생긴다. 이 체가 심신의 불쾌나 장부
의 작용을 허트려 위장을 나쁘게 하고, 근육은 연급(攣急)하게 되며,
피부는 윤기가 없어지고, 부증 등이 나타난다. 이와 같은 것이 요사
(夭死)의 원인이 된다고 고전에서 말하고 있다.

　이러할 때 안마법을 행하면 원기의 흐름의 체를 풀어서 위장의 작용은 조절되고, 관절도 조화되어 잘 작용하며, 근육의 응고도 풀려 건강하게 되며, 수년에 걸쳤던 불치의 난치병도 기분 좋게 완쾌된다. 「안마법은 기혈의 흐름의 체」를 푸는 것이 목적이므로 동양의학의 경험요법으로서의 침구치료의 가장 중시하는 에네루기 - 순환계, 소위 경락의 경로를 대상으로 흐름의 체하기 쉬운 곳(경혈)을 목표로 하여 때로는 접하고 때로는 어루만져서 치료하는 것이다. 이 경락의 경로는 장부 12로 배치되어 12경이 있으나 이러한 것은 경로의 에네루기 - 의 조절계로서 몸의 전면중앙(가슴에서 배)과 몸의 후면중앙에 임맥과 독맥의 二系를 배치하고 있다. 한법(漢法)으로 말하면 앞에 임(任)하고, 뒤에 독(督)하여 순환계 기능을 조절하고 있는 것이 된다. 따라서 안마법의 요점도, 또 이 임맥과 독맥에 중점을 두고 잘 병자를 관찰하고 검사하여 각각의 증상에 응하여 처방을 결정하고 치료하는 것이 고래의 안마술의 본명인 것이다. 「동계(動悸), 연급(攣急), 결괴(結塊) 등이 그 병은 다른 점이 있더라도 이를 치료하는 술은 하나이다. 모두 이것을 치료하는데, 그 병이 있는 곳의 이면에 해당하는 독맥을 풀면 해석하는 것이 마땅함」이라고 강조한 저서도 있다.

　현재로는 맛사 - 지와 종합되어 여러가지의 순환장해에서 일어나는 병의 치료에 응용되며, 그 가운데 「안(按)」술은 별법인 지압법으로서 체계화 되기에 이르렀으나, 동양의학 본래의 「경락과 경혈계를 대상으로 진통과 진경효과(鎭痙效果) 를 기대하는 안술」로서 침구치료와 더불어 발전할 것을 저자는 진심으로 기대하고 있다.

(四) 안마술의 역사

　안마술은, 옛날에는 「도인안교(導引按矯)」의 술로써 중국에서 한국을 거쳐서 일본으로 건너가서 「안마(按摩)」의 통칭으로 대중에게 사랑을 받으면서 육성되어 많은 개선이 가하여져 오늘날에 이르렀던 것이다.

「도인」이란 근과 뼈를 움직여서 마디마디를 움직이게 하는 것이며 「안교」란 피(皮)와 육(肉)을 억안(抑按)하여 수족을 빨리 들어 올리는 것을 말한다. 도인이란, 대기를 신체에 끌어 당겨 넣는 체조법이며, 리히퍼테이션 의료에서 말하는 치료체조, 폐기능요법의 선구역할을 하고 있다. 안교란 지압수기, 관절운동법의 총칭이다.

중국의 한방고전인 소문이법방의론(素門異法方宜論)「영추관능편」에 「비풍(痺風)」을 발하거든 마땅히 주물 것, 주물리면 열기가 이른다. 열기가 이르면 병은 그침」 또 「경락이 통하지 않으면 병은 불인(不仁)을 낳는다. 치료함에는 안마 요약(膠藥)으로서 함. 치료함에 도인안교가 마땅함」이라고 각각 논하여 당시에 병을 치료하는 술로써 중요시하고 있었다는 것을 더듬을 수 있다.

일본에서는 내량조초기의 의사제도로서 궁내성에 전약료를 들어 전의, 의생제도와 더불어 안마사와 안마생을 두어 안마생은 안마와 절상(折傷)의 법 및 판박법(判縛法)을 학습했던 사실이 있다. 상절(傷折)이란 외상·골절 등의 종류이며, 판박이란 붕대법을 뜻한다. 그렇다면 이 시대(서기 700년초)의 안마사는 외과, 정형외과 및 그 뒤의 요법으로서의 처치나 안마법까지를 종합하여 취급한 전문가로서 오늘날의 이학요법사와는 비교가 안된다. 훌륭한 의료담당의 전문가이며, 맛사-지사였던 까닭이다.

시대는 흘러서 도중에 이 술이 세상에 잠시 버림받은 것을 당시의 林正且가 탄하여 『소문·영추』에서 연구하여 『도인체요(導引體要)』를 저술하고 부터는 겨우 부흥하게 되었다. 이어서 여러 학자들이 연구를 거듭하여 근대 한방의학의 일과로서 독립된 민간요법으로서 여명을 보존하게된 운명에 놓여 전통적인 동양의학의 진료체계에 버림 받았던 고래의 안마술은 서양의학의 학설인 순환장해의 회복설에로 자리가 바뀌게 되어 유-럽류의 맛사-지와 종합되어 오늘에 이르렀다.

(五) 지압법에 종합된 미국의 정체요술

지압법이 받아 들여진 미국의 정체요법은 재법 오래전 부터 행해지고 있었다. 물론 그것은 민간요법의 하나로서 이용되었던 것이다.

1875년에 내과의 테-라·스칠-이 「오스테나오바시-」를, 1896년 토크톨-·발마-가 「카이로프라틱테크닉」를 발표하고, 이어서 스탄포-드대학 교수 알베-드·에불라함이 「스폰테이-로텔라비-」를 창안재 창하여 미국의 정체요술은 현대과학에 기초를 둔 새로운 치료법으로서 주목될 수 있게 되었다. 이것들의 세가지 요술은 각각 술식을 달리하고 있는데도 불구하고 어느 것이나 척추뼈를 치료의 목적으로 하고 있는 것에는 공통되고 있다. 「카이로」는 그리스 말로서 「手」, 「프락테크닉」는 「기술」이라는 의미이다. 즉 카이로 프락테크닉은 척추부의 이상을 手指로 충격하여 척추의 추간공의 이상을 원래대로 넓게하여 그 추간공을 나와 온 몸을 돌고 있는 척수신경을 압박에서 해방하여, 신경의 정상적인 기능을 부활시켜 병의 뿌리를 제거하여 자연치료의 능력을 성하게 할려는 요술로, 치료에 당면해서는 먼저 순서대로 바른 추골의 촉찰을 하여 충격하는 측골에 대하여 힘의 방향을 잘못지 않도록 상대의 자세를 조정하여, 양 다리를 알맞게 벌려 손을 추골에 정확하게 대어 복부에 힘을 넣어 무릎이나 허리의 스프링 모양의 탄력적인 굴절을 이용하여, 윗몸전체의 무게를 이용하면서 탄력성이 있는 충격을 행하는 것으로서 수련이 잘 된 전문가의 실지 지도하에 정확하게 체득할 필요가 있다.

오스테오바시-의 「오스테」는 그리스 말로 「뼈」라는 뜻이며 「바시-」는 「병리」라는 의미이다. 골격의 이상만을 조정하면 모든 병은 낫는다고 한다. 오스테오바시-는, 최초의 병의 원인은 뼈의 이상이라고 정의하였으나 현재는 그 영역을 넓혀 病源에 대해서도 골격의 이상, 근육이나 腱의 이상, 내장의 전이, 신경이나 혈관의 이상, 임파의 유체 등을 들어 각각의 병의 원인에 응한 조정법을 가르치고 있다.

스폰테이로텔라비-의 「스폰테이로」는 그리스 말로서 「척수」, 「텔라비-」는 「조작」, 즉 척수조작에 의해 모든 병이 낫는다는 의미이다. 신체외부에서 척추의 일정한 부위에 자극을 주게되면 일정한 반사현상(예를 들면 반사하는 곳이 경추의 제4·제5이면 폐장의 수축을 초래하고, 흉추 제11이면 위의 확장을 초래한다)이 일어난다. 이 현상을 병의 치료에 응용하는 요술이며, 반사를 일으키는 자극법에는 몇 종류가 있지 마는 일반적으로 이용되고 있는 방법은 강압법과 구타법의 두 종류가 있다. 자극하는 방법으로 주의해야 할 일은, 자극하는 곳이 정확하고 목적의 반사중추에 적중하는 것, 강압법은 30초간, 구타법은 10분간을 넘어서는 안된다는 등이다. 이 주의를 소홀히 하면 도리어 반사기능의 피로가 생겨 반사현상이 일어나지 않는다.

(六) 지압법의 특색과 그 업태(業態)

현재 행하고 있는 지압법에는 여러가지의 흐름이나 계통이 있다. 수기나 방법에 있어서도 각각의 특색이 있어서 한마디로 이것이 우리나라의 대표적인 지압법이라고 단정 짓기는 어렵다. 그러나 그러한 각각의 흐름이나 계통의 수기나 방법을 종합하여 그 유래된 근원을 물으면 지압법에서 말하는 척주와 골격의 교정술은 옛날 안마법의 독맥의 술에 유도의 활법에서 발전된 수법을 받아들여 다시 이런 것들의 수기조작과 공통되는 미국의 여러가지 정체요술의 일부를 첨가하여 체계화 한 것이며, 복부조작법은 옛날 안마법의 임맥술이다. 또 지압법의 가장 중요한 수기인 압압(押壓) 조작은 「압압」이라고 하는 단일한 수기중에 「압의 형편」을 적당하게 처방하여 상대되는 사람의 체질과 체력에 맞추어 가감하여 효과적인 생체 반응을 기대하는 것이지만 이일은 동양의학의 임상으로 상대의 허실에 따라 실증하면 「안(按)」, 허증이면 「마(摩)」, 즉 압박하든지 조마(調摩)하든지의 수기를 선택하는 것과 일치하니 원리는 모두 같은 것이다. 지압법으로 행하는 한갖 운동조작은 안교도인(按蹻導引)의 술이 바로 그것이다.

요컨데 지압법은 옛날의 안마법, 도인법, 활법을 종합한 경험요술도 인일파로써 민간에서 행해졌던 1900년초기에서 「지압」이라는 새로운 표직을 올려 종래의 안마술에 이의가 있는 관계자나 재래의 도인일파 가 결속하여 미국류의 정체요술의 이론과 수기를 첨가하여 각각의 유 파나 계통의 창시자가 경험적인 술식에 개량을 가하여 독자적인 수법 을 가미하여 복잡한 업태를 형성하였다고 할 수 있을 것이다. 그러나 시대의 추이와 더불어 관계자의 자기반성도 있고, 외래요술의 재검토 와 술식에 대한 새로운 개량도 덧붙여 수 많은 유사한 요술을 정리하 여 현재로는 지압을 주로 하는 것과 신체교정을 주로하는 정체요법의 업태와의 둘로 통합되어 제도상으로는 같은 업무 면허, 신분이더라도 각각 안마·맛사-지의 응용분야와 관련은 있으면서도 독자적인 새로 운 영역을 개척하여 발전해 가고 있는 것이 현 상태라고 말 할 수 있 을 것이다.

第二 맛사-지와 지압법의 수기와 효과

(一) 맛사-지의 수기와 그 효과

맛사-지는 수지(手指)로 상대의 피부 위에서 치료한다. 따라서 상대가 건강한가, 병약한가, 병약하면 그 병이 급성인가, 만성인가, 열은 높은가 어떤가, 아픈 정도와 저리는 정도 등을 주의 깊게 살필 필요가 있다.

다음에 맛사-지를 할 곳이 넓은가 좁은가, 조직이 단단한가 연한가 등등 힘의 정도, 맛사-지할 시간 등을 가감하여 조절할 필요가 있다. 그 때문에 맛사-지의 수기는 육종으로 하여 그 수기를 종합적으로 조화하여 응용하는 것이다. 이 경우에 유-럽식의 맛사-지로는 모두 몸의 말단, 즉 상지이면 손 끝에서, 하지이면 발끝에서 각각 몸의 중심에서 심장쪽으로 향하여 구심성으로 행하며, 옛날의 안마술로는 반대로 몸의 중심에서 손끝, 발끝 등의 몸의 끝쪽으로 향하는 원심성으로 치료하는 것이 원칙이다. 그 이유는 서양의학일지라도 현대의학의 학리에 의한 맛사-지는 순환계의 구조와 기능을 중시하므로 심장이 수축되어 눌려서 나오게 된 혈액은 동맥관의 탄력성에 의해 리드미칼하게 차례차례로 온몸의 모든 기관·조직까지 자동적으로 지나가고 있다. 이것은 동맥관의 벽이 두텁고 근육층도 튼튼하여 혈관이 제대로 신축하기 때문이다. 이에 대하여 온몸의 말단 조직에서 심장으로 되돌아 가는 혈액이나 임파관은 동맥관이나 임파관에 의해 운화하는 것이지 마는, 동맥관이나 임파관의 벽은 엷어서 탄력도 약하며, 그 때문에 군데군데 마디 모양의 변이 있어서, 손끝 발끝 등으로 순행했던 혈액이나 임파액은 흉강(胸腔)이 넓어져 음압이 되어 심장이 확장된 것 만으로는 좀처럼 돌아가기 어렵다. 그 때문에 전신 특히 상지나 하지로는 그 부위의 근육이 운동하여, 수축하든지 이완하든지 하는 것을 이용하여 혈관을 압박하든지, 늦추게 하든지 하여, 혈액이나 임파의 심장으로 되돌아 가는 것을 돕고있는 것이다. 거기서 맛사-지는 심장에서 몸의 끝쪽으로 향해서는 처치해야 할 필요는 없고 몸의 끝쪽에서 심장으로 되돌아 가는 쪽, 즉 정맥인 임파의 환류를 촉진하기 위해서 구심성으로 행하는 것이다.

그러면 옛날 안마는 왜 원심성으로 행하느냐고 하면 전술한 것 처럼 이것 동양의학의 전통－경락의 경로에 따라서 치료하는 補(마)·瀉(안)의 술이므로, 몸의 중심에서 몸의 끝쪽으로 향해 행하는 것이다. 그렇다면 구심성으로 행하는 맛사-지와 원심성으로 행하는 안마와는 어느 쪽이 효력이 있느냐고 하면, 어느 쪽이라고는 말 못하고, 우리들의 실험한 결과로는 양쪽이 모두 효과가 있다는 성적이 나와 있다. 여기서는 맛사-지에 안마를 종합하여 말하고 있으므로, 이 원심성수기와 구심성에 구애 받지 않고, 맛사-지와 안마에 공통된 수기에 대하여 설명하기로 한다.

Ⅰ. 경찰법 (輕擦法, 어루만지는법)

맛사-지 수기중에 가장 많이 쓰이는 방법으로 술자의 손을 상대의 몸에 딱 붙여 쓰다듬으면서 어루만지는 수기로서, 피부위에서 부조(浮彫)하게 된 얕은 층의 근육군의 경로나 잘 발달된 결합직인 혈관이나 임파관의 경과에 따라 가면서 행하는 방법으로 이것은 다음 다섯 종류가 있다.

〔1〕 **수장경찰법**(手掌輕擦法, 손바닥 전체로 쓰다듬는법)

한손 또는 두손의 손바닥을 상대의 몸에 딱 붙여서, 손바닥 전체로 알맞는 압박을 가하여 「어루만짐」, 「쓰다듬는」 방법이지 마는 경우에 따라서는 모지의 안쪽이나 소지측의 안쪽을 사용할 때도 있다. 등, 배,

상완, 전완, 대퇴, 하퇴와 같은 넓은 장소의 치료에 쓰인다.

〔2〕 **모지경찰법**(拇指輕擦法)

한쪽 손 또는 양쪽 엄지 손가락의 안쪽으로 「어루만짐」,「쓰다듬는」 방법으로 손가락, 발가락, 팔목, 발목의 뼈 사이, 또는 근육이 일어난 곳, 부착부의 건간 등 좁은 곳의 치료에 쓰인다.

〔3〕 **이지경찰법**(二指輕擦法)

이것은 모지와 이지와의 사이에 맛사—지 하는 곳을 끼우는 것 처럼하여 어루만져, 쓰다듬는 방법으로 수지나 족지의 치료시에 쓰인다.

〔4〕 **사지경찰법**(四指輕擦法)

이것은 한손 또는 양손의 인지, 중지, 약지, 소지를 동시에 써서 네 개의 손가락으로 배를 어루만져 쓰다듬는 방법으로 머리, 얼굴, 가슴, 배, 그 밖의 건간 같은 곳에 쓴다.

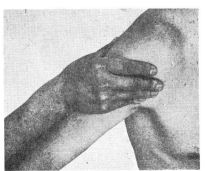

수장경찰법

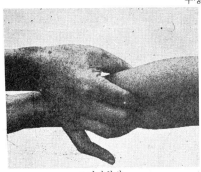

모지경찰법

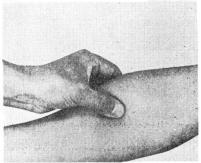

이지경찰법

34

〔5〕지과경찰법(指髁輕擦法)

이것은 한손 또는 양손을 주먹으로 쥐고 인지에서 소지까지의 네개의 손가락의 기절이나, 중절의 손등으로 행하는 수기로, 등, 엉덩이, 대퇴, 하퇴, 손바닥, 발바닥 등과 같이 피부가 두텁고 단단한 곳이나 근막(근육의 표면을 싸고 있는 결합직의 막)의 특히 단단한 장소에 쓴다.

경찰법의 효과

경찰법의 촉압자극이 직접 또는 반사적으로 작용하여 혈액과 임파의 순환을 잘되게 하여 신경근과 내장 등에 대해서도 좋은 영향을 미친다. 예를 들면 피부에 대해서는 피부의 감수성을 조정하여, 혈행의 개선에 의하여 한선이나 피지선의 작용이나 피부호흡을 잘되게 하여 피부의 영양을 높여 저항력을 강하게 하므로써 생생한 젊은 피부를 만드는데는 중요한 방법이다.

근육에 대해서는 신진대사를 성하게하여 근육의 힘을 강하게 하며, 복부에 행하게 되면 위장의 작용을 조절하여 음식물의 소화나 흡수를 촉진하니 변비를 없애는 등의 효과가 있다.

「어루만지고」「쓰다듬는」 방법은 무엇보다도, 순환계에 대해서는 가장 효과적인 수기이므로, 마비에 의한 수족의 냉, 저림, 순환장해에서 일어나는 부종, 근육피로 등에는 가볍게 그 부위를 몇번 문질

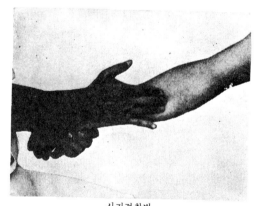

사지경찰법

러 쓰다듬는 것 만으로 따뜻하게 되어 증상을 제거할 수 있게 된다.

II. 유날법(揉捏法)

맛사-지로서는 경찰법과 함께 가장 중요한 수기로 주로 근육을 대

상으로 행한다. 일종의
다른데서 가해진 힘에 의
해 근육의 체조법이라고도
생각된다. 동시에 압의 가
감에 의해 그 부위의 피
로소나 노폐물을 눌러 밀
어내는 효과도 있다. 따라
서 맛사-지의 대상이 되
는 근육을 충분히 늣추어
근육을 마음껏 충분하게
잡고, 압을 가하여, 수지로
윤상(輪狀)이나 타원 모
양으로 움직이면서 주물

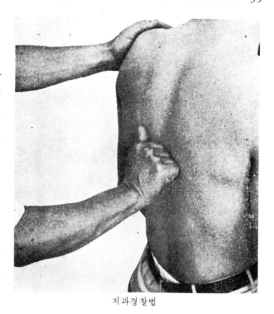

지과경찰법

인다. 경우에 따라서는 근
선유의 경로와 직각으로 주물이는 수도 있다. 이 방법에도 5 종이
있다.

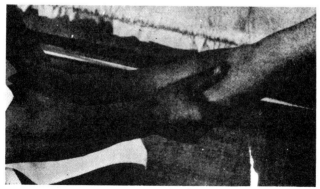

수장유날법

〔1〕 수장유날법(手掌揉捏法)
한쪽 손 또는 두손의 손바닥으로 근육을 잡고 ﾃ맞는 힘을 가하여

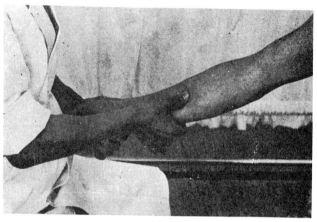

모지유날법

짤듯이 하면서 주물이는 방법으로 등이나 가슴, 배, 상흉, 전흉, 대퇴,
하퇴 등 비교적 넓은 곳에 쓴다.

〔2〕 모지유날법(拇指揉捏法)

한 손 또는 양손의 모지로 근육에 압을 가해 바퀴모양으로 움직이
면서 주물이는 방법으로 머리, 얼굴, 등, 허리, 손등과 발등의 뼈 사이
등에 쓴다. 옛날 안마법으로는 특히 이 주물이는 방법이 중심이 되어
대부분은 근육의 선유(線維)의 경과와 직각으로 선상(線狀)으로 주물
이거나 윤상으로 주물러도 효과에는 차이가 없다.

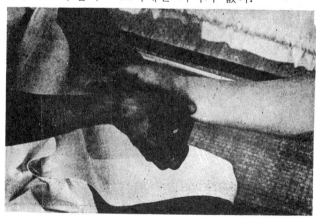

이지유날법

〔3〕 이지유날법(二指揉捏法)

모지와 인지로 근육을 잡아 주물이는 방법으로, 턱이나 어깨의 굵고 긴 근육이나 상·하지의 근육을 주물일 때 사용한다.

〔4〕 사지유날법(四指揉捏法)

한손 또는 양손의 모지를 제외한 다른 네개의 손가락 바닥으로 주물러 머리, 얼굴, 등, 가슴, 복부 같은데 쓰인다.

〔5〕 쌍수유날법(雙手揉捏法)

이것은 두손을 동등하게 써서 대상이 되는 큰 근육이나 근군을 주물이는 방법으로, 두 손을 교대교대로 송곳처럼 주물이 든지, 톱 쓰는 모양으로 주물인다. 스포-츠 맛사-지로 상·하지의 근육을 주물이는 데 쓰며, 또 어깨의 근육이나 복부의 맛사-지에도 사용한다.

경찰법의 효과

주된 효과는 근육의 혈행(血行)을 왕성하게 하여 신진대사를 촉진한다. 특히 근육에 대해서는 반사적으로 혈관을 확장시켜 동맥혈의 흐름을 좋게 하고, 수지에 의한 기계적인 압에 의해 정맥혈을 흘려보내는 것을 촉진한다. 따라서 신진대사가 왕성하게 되어 영양을 높이고, 근선유를 강하게 하여 근력을 증가시켜 그 기능을 높인다. 또 피로한 근육의 회복을 빠르게 하고 근육의 피로를 예방하는 역할도 한다.

내장을 만드는 활평근(滑平筋)에는 유효하게 작용하며, 복부에 행하면 소화물의 흡수를 촉진하여 변비를 제거할 수도 있다.

예컨대, 경찰법은 한갓 근육의 체조법으로 순환계 효과에 의해 근육의 피로의 근원을 제거하고, 근육의 수축력을 높여 (손발의 근육이나 복부의 위장의 근육과도 함께) 근육을 강하게 하는 효과가 있다. 따라서 근육의 피로나, 마비에서 온 근육의 야윔, 지방과다, 및 위장 쇠약, 변비 등에 응용하면 대단한 효과가 있다.

Ⅲ. 압박법

맛사-지의 기본수기로서의 「눌리는 법」도 「눌림」이라고 하는 조작은 같지 마는 맛사-지의 「눌리는 법」의 요점은 손 바닥으로 행할 때와, 맛사-지하는 근육을 잡는 것 처럼하여 눌리면서 몸 중심으로 향해 옮겨 가는 것과, 한 손 또는 두 손의 모지나 인지·중지·약지의 바닥으로 행할 때는 천천히 힘을 가하여 일정한 압도로 다시 천천히 힘을 빼는 것으로서, 상·하지의 근육이나 관절, 복부 등에 사용한다.

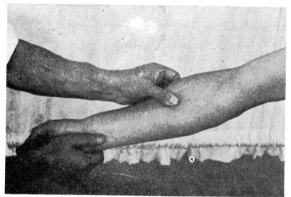

특히 모지 만으로 할 때는 근육과 더불어 신경을 대상으로 하며, 신경이 뼈에서 나오는 곳이나, 피부 밑으로 신경이 통하여 가볍게 눌러도 痛한 것 같을 때

모지압박법

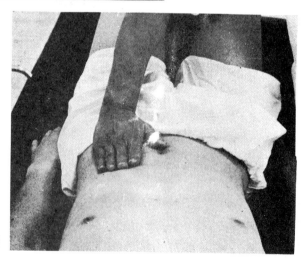

복부의 수장압박법

이용한다. 대체로 눌리는 힘은 5 kg압, 눌리는 시간은 3초~5초이다.

압박법의 효과

압박이 신체조직에 미치는 영향은 기능의 항진을 가라앉히는 것이다. 그러나 힘을 가하는 방법이나 눌리는 시간의 길고 짧음에 따라서 그 효과는 달라지게 된다. 「지압법」은 이 점을 충분히 고려하면서 여러가지 눌리는 방법을 연구하고 있다. 대체로 같은 곳을 계속 오래 눌리고 있으면, 조직의 기능은 눌리게 되며, 같은 곳을 짧은 시간동안 가볍게 눌러 다음다음으로 눌러가는 수기방법은 「주물이는 방법」에 잘 닮은 작용, 즉 정맥이나 임파의 흐름을 좋게 한다.

요컨대, 맛사-지 수기로서의 압박법은 신경이나 근육의 기능을 눌러 그 흥분을 가라 앉게 하는 것이므로, 신경통의 통이나, 근육이 떨리어 단단하게 되어 통하는 것 같을 때, 예를 들면, 장딴지의 「근육의 막힘」과 같을 때는 효과가 있다. 또 복부에 짧은 시간에 가벼운 압박을 가해 차례차례로 수기를 옮겨 가면, 복압이 바뀌어 위장의 기능을 조정할 수 있게 된다.

IV. 진천법(振顫法)

손바닥이나 손가락을 이용하여, 맛사-지 한 자소를 가볍게 누르면

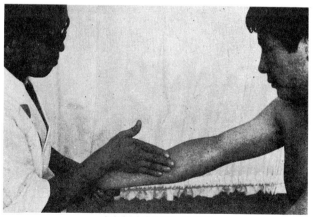

진천법(지선으로의 진천법)

서 이것을 떨리게 하여, 가느다랗고 리드미칼한 진동을 주는 수기로
서, 때로는 술자의 양손으로 상대의 맛사-지한 상·하지를 천천히 끌
어 늘리면서 가느다란 리드미칼한 진동을 주는 방법이다. 가느다랗고
가벼운 리드미칼한 진동자극은 말초의 가는 신경이나, 수지나 지선
(指先) 등의 작은 근육에 대하여 그 활동을 높이는 작용이 있다. 따
라서 신경의 기능이 둔하든지, 근육이 쇠소(衰小)하든지, 기능이 둔해
져 마비가 있을 때는 효과가 있다.

V. 구타법(叩打法)

수지의 여러가지 부분으로 두들이는 방법이지 마는, 이 때 두들이
는 비결은 술자는 어깨의 힘을 빼고, 팔굽 밑으로 팔을 익숙하게 움
직여서 손목을 부드럽게 하여 탄력적으로 리드미칼하게 두손을 바꾸
어 가면서 가볍게 빠르게 두들이는 것이다. 전문적으로는 주먹으로
두들이는 것을 수권구타법, 손가락을 편 체로 소지측으로 물건을 칼
로 자르는 모양으로 두들이는 것을 절타법, 손바닥을 오목하게 하여

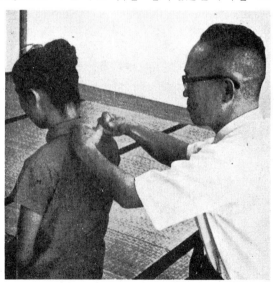

주먹으로 두들기는 수권구타법

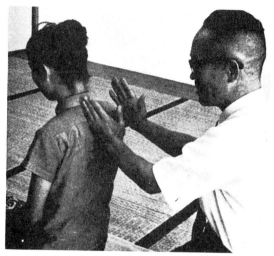

절타법

가볍게 두들이는 것을 박타법, 손가락 끝을 허트러지게 펴서 가볍게 두들이는 것을 지두구타법, 손가락의 등으로 두들이는 지배구타법 등 여러가지 있다. 맛사-지 하는 장소가 넓고 단단하며 큰 곳은 주먹으로 두들이고, 연하고 좁은 곳은 소지측이나 지선으로 두들인다. 또 복부와 같이 연한 조직은 손 바닥을 오목하게 하여 두들이 든지, 지배구타법으로 두들이는 것이 좋다.

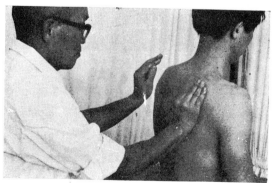

박타법

구타법의 효과

구타법은, 리드미칼한 진동자극이라고 하는 점에서는 진천법과 같지만은 보다 강하고 큰 진동이라고 하는 점이 다르다. 따라서 짧은 시간과 가벼운 구타는 신경과 근육의 기능을 높이며, 긴 시간이나 조금 강한 구타는 신경이나 근육의 기능을 억제하는 방향으로 작용한다. 그러나 두들이는 술자에게도 일정하게 두들이는 힘의 한계가 있으므로, 보통 술자가 두들이거나, 풋내기 서툰 사람이 가볍게 두들긴 정도의 시간이나 강도로는, 신경이나 근육의 기능을 높이는 방향으로 작용한

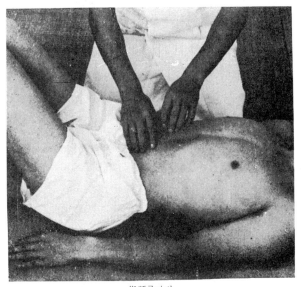

指頭구타법

다. 이 일은 피부나 근육의 혈관운동신경에 작용하여 혈행을 좋게하여 피로의 근원을 제거하니, 신진대사를 왕성하게 하며, 근육의 피로를 푸는데 효과가 있는 이유도 된다. 그러나 어깨나, 팔굽, 손목에 힘주어 힘껏 두들겨, 맛사 ― 지를 받는 사람의 머리에 견디기에 부담을 주는 것 같은 방법은 하지 않아야 한다. 특히 고혈압으로 견응(肩凝)

인 사람에게는 서툰 사람의 주먹으로 하는 어깨 두들이기는 제법 조
용하고 가볍게 행할 필요가 있다.

　손바닥이나 지선(指先)으로 사용하는 구타법은 가슴에 행하여 천식
에 효과가 있으며, 복부에 행하여 위장의 쇠약을 회복시켜 위아토니-
나 위하수에도 듣는다.

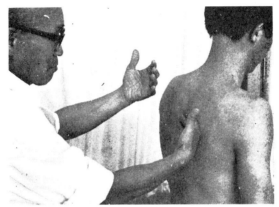

指背구타법

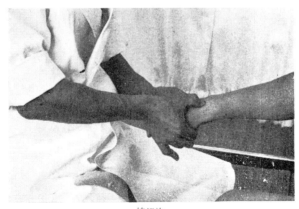

按捏法

　진천법으로는 숙련된 기술자는 1초간에 30～40회의 진동자극을 줄
수 있으나, 두들이는 방법은 지선으로 가볍게 두들여 1초간에 13～14

회의 진동자극을 주며, 강하기는 떨게 하는 방법이면 1회에 0.5㎏압인데 대해, 두들이는 법이면 1회에 1㎏압이다. 이 같이 자극의 차이가 효과의 차이로 나타난다.

Ⅵ. 안날법(按捏法)

강찰법(强擦法)이라고도 하며 염증(腫, 熱, 痛, 發赤, 기능장해 등이 일어나는 病變) 등으로 일어나는 병적인 삼출물을 눌리고, 주물이고, 이기고, 잘게 찧어 혈액속으로 흡수하도록 촉진하거나, 단단하게 유착된·조직을 당겨 풀여지도록하여 움직임이 좋은 조직을 하기 위해서 행하는 수기로서 모지, 인지, 중지의 세개의 손가락을 주로 사용한다. 이것에는 두 가지 방법이 있다.

〔1〕과권상안날법(過卷狀安捏法)

모지나 중지의 지선을 맛사-지할 부분의 피부에 똑 바르게 세워서 힘을 주어 윤상(바퀴모양)이나 타원형으로 그리면서 처음은 가볍게, 점점 힘을 가해, 주위에서 차차 중심부로 향하여 소권상(소용돌이 치는 물결모양)으로 반복하는 수기이다. 대개는 관절이나 뼈 사이 등에 응용한다.

〔2〕나선상안날법(螺旋狀按捏法)

모지나 중지를 바퀴모양으로 돌려 움직이면서, 눌리고, 주물이는 수기이다. 기와가 나란히 있는 것 처럼 행한다는 점에서 기와상이라고도 하지마는 근간에는 이 말은 그다지 사용되지 않는다. 관절부위나 수지·족지의 등, 복부 등에 쓴다.

〔부 Ⅰ〕운동법

이 밖에 맛사-지의 기본 수기와 같이 중요한 것은 운동법이다. 맛사-지한 몸의 부분과 관계가 깊은 관절을 충분히 운동시키는 방법으로, 이것에는 술자의 지도로 맛사-지를 받은 사람이 자신이 행하는 운동(자동운동)이나, 술자가 상대의 관절의 움직이는 상태를 검사하

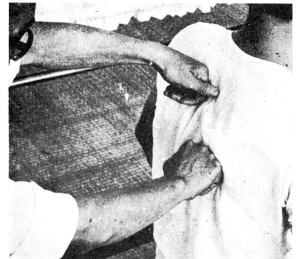

차수(車手)

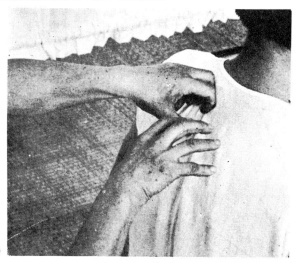

돌수(矢手)

여, 무리 없게 관절이 생리적으로 움직이는 한계까지 움직이게 하는
운동(타동운동)이나, 근육을 강하게 하기 위해 예컨데, 상대가 굽히려
고 하는 상지의 팔굽이나, 손목을 술자가 이것의 반대로 펴도록 하는
방법(저항운동) 등이 있으며, 또 골절이나 외상 등의 원인으로, 그 장
소와 관계 깊은 관절이 굳어져서 움직이지 못하게 되었을 때, 이것을

충분히 맛사-지 하여 놓고, 알맞는 힘을 가해 이 관절의 움직이는 범위를 넓히도록 하는 **척수교정운동** 등이 있다. 그러나 최근에는 이들 운동법은 치료체조라고 하는 체계중(體系中)으로 묶어져, 특히 물리요법 치료의 중요한 부문이 되어 동시에 건강인들이라도, 부정수소(不定愁訴)의 사람 들이라도 자택에서, 직장에서 손쉽게 활용하여 효과가 있으므로, 이 책에서는 따로 한 항목을 만들어서 상세하게 기술하기로 하였다.(본서 제8「치료체조」의 장을 참조).

〔부 Ⅱ〕고래안마법의 특수한 수기(手技)

곡수(曲手)는 고래안마법 안마술의 독특한 수기이며, 가벼운 리드미칼한 단속제도(斷續制度)라고 하는 점으로는 진천법, 구타법의 변법이라고 볼 수 있는 방법으로「차수」,「돌수」,「좌수」,「횡수」,「이종의 곡수」,「대타의 술」등이 있다.

〔1〕 차수(車手)

지선을 상대의 몸 표면에 닿는 것과 동시에 손가락의 끝마디, 중간마디, 아랫마디를 차례차례로 접어 손가락 전체를 굴리는 것 처럼하여 몸의 표면을 이동한다. 이것을 리드미칼하게 빨리 반복하면, 손가락이 몸의 표면에서 수레바퀴가 돌고 있는 것 처럼 느껴지므로 차수라한다.

〔2〕 돌수(突手)

손가락을 펴서 상대 몸표면을 가볍게 찍는 동시에 우지를 일제히 굽혀 쳐서 두들이는 수기이다.

〔3〕 좌수(挫手)

모지의 사지를 상대 몸의 표면에 닿는 것과 동시에 손가락 끝마디, 중간마디, 첫마디를 순간적으로 접어, 우지의 관절이 딱딱 소리나도록 가볍게 치는 수기이다. 모지 만으로 하는 것을 모지좌, 사지 모두로 하는 것을 사지좌라 한다.

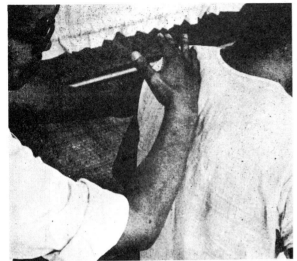

횡수(橫手)

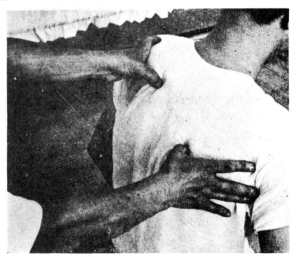

좌수(挫手)

〔4〕 횡수(橫手)

다른 이름으로는 명골(鳴骨)이라 한다. 벌린 손의 소지쪽, 또는 모지쪽의 옆을 상대 몸 표면에 대어 손목을 앞뒤로 빨리 회전하여 조직을 주물러 이기는 것 처럼 하는 수기로서, 이 때 수기관절이 딱딱 소리나게 한다.

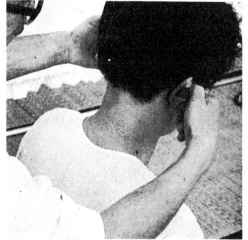

이종의 곡수

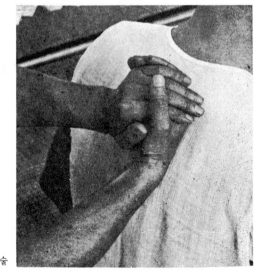

대타술

〔5〕 이종의 곡수(耳鍾의 曲手)

두부수기(頭部手技) 방법의 하나이다. 좌우의 인지를 동시에 상대의 귀구멍 속에 얕게 넣어, 좌의 중지와 모지로써 탱겨 그 울림을 귀속에 전하는 수기이다. 손가락을 뺄때는 1기(一氣)로 동시에 속 빼어버린다. 이명이나 난청, 현기증이 일어날 때 응용한다.

〔6〕대타술(袋打術)

두손을 가볍게 모아잡고 그대로 손목으로 가볍게 두들인다. 소리를 나게하는 수기로 권타법의 변법이다. 어깨·등·허리 등에 응용한다.

(二) 지압법의 수기와 그 효과

맛사-지로 이용하는 수기는 전술한 바와 같이 육종이지 마는 단지 하나의 「압박」「눌림」이라는 수기를 토대로 하여, 일점압, 단속압, 지속압, 단속가중압, 경압자극, 중정도의 압자극, 강압자극 등등 눌리는 방법의 변화에 따라서 여러가지의 압자극으로 응용하고 있다.

기본수기는 압법의 조작과 운동조작의 두 가지이다.

Ⅰ. 압법조작

눌리는 방법에는 ①가볍게, 부드럽게, 천천히 힘을 가하면서 눌러 천천히 힘을 빼면서 압박을 늦추어 가는 방법(점증점감압으로, 이것이 기본형이 됨), ②가볍게 빨리 촉하여, 급히 힘을 가하여 눌리고 급하게 수지를 놓는 방법(급증급격압으로 신경반사를 기대할 때 사용한다). ③극히 가볍게 자연스럽게 촉하여, 극히 조금씩 주의하면서 눌리며, 주의하면서 천천히 힘을 빼 가는 방법 등이다.

보통 술자의 손바닥 또는 모지, 인지, 중지, 약지, 소지의 사지를 쓴다. 지압의 요점은 다만 손가락으로 눌리는 것 만이 아니고, 술자의 몸 전체의 무게를 치료의 대상이 되는 상대의 몸의 넓이와 굳은 정도 등에 따라서 가감하고, 조절하여, 눌리는 힘이 손가락에 따라 가는 것처럼 하는 것이다.

손가락 만의 지압은, 단단하게 촉하여 상대에게 아프게하는 수가 있으니 조심할 필요가 있다.

또 눌러가는 방향이 언제나 상대의 몸 중심으로 향해 있는 것이 중요하니 그러기 위해서는, 지압법으로는 술자의 몸의 자세가 중요시 된다.

압법을 행하는 간격은, 일정한 것은 없지 마는 대체로 3~5㎝ 정도의 간격으로 다음다음으로 눌러 가는 것이 보통이다. 압법에는 대체로 다음의 육종이 있다.

〔1〕 통상압법(通常壓法)

가장 많이 이용되는 소위 점증점감의 지속압법으로 대체로 5초에서 7초 정도 같은 곳을 눌러간다. 눌리는 정도에 따라 경압(輕壓)·쾌압(快壓)·강압(強壓)의 3법이 있다.

경압과 쾌압은 압자극이 가벼워, 보통신경이나 근육계의 기능을 높이는데 응용한다. 마비에 의한「저림」이나, 근육의「야윔」·「쇠약」등일 때에 효과가 있다. 이에 대하여, 강압은 기능을 누르게 하는 효과가 있다. 그러므로 신경통이나 근육의 경련을 가라 앉혀 통을 제거하는데 좋다.

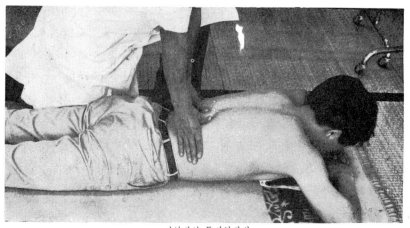

지압법의 통상압박법

〔2〕 충압법(衝壓法)

먼저 천천히 힘을 가하면서 일정한 정도까지 눌러가서, 거기서 갑자기 힘을 강하게하여 눌리고 빠르게 힘을 놓는 방법으로 이 방법은 충격적인 가압에 의해 반사적인 효과를 기대할 때 사용한다. 그러나 눌리는 방법이 강도가 지나치 든지, 눌리는 방향이 틀리든지 하면 다른 압법보다 피해가 크므로 주의할 필요가 있다. 척주조작을 할 때, 신경반사의 효과를 기대하여 많이 쓴다.

〔3〕완압법(緩壓法)

천천히 눌러가면서 일정한 적량의 압도가 될 때 까지, 통상압법의 2~3배의 시간을 요하는 압법으로 때로는 2단, 3단으로 구분지어 눌리는 수도 있다. (2단압, 3단압이라고도 한다). 이 방법은 환자에 불안감을 주지 않고, 자극을 느슨하게 가할 수 있어 상쾌한 느낌을 준다. 특색있는 수기이다.

〔4〕지속압법(持續壓法)

대개는 손바닥을 상대의 맛사-지하는 곳에 바짝 붙여서, 가볍게 천천히 붙이는 방법으로서 약 1분간 정도 눌리고 있는 것이 보통이다. 통을 가라앉혀 가벼운 염증의 증상 등을 제거하는데 좋다.

〔5〕흡압법(吸壓法)

손바닥, 또는 다른 네개의 손가락으로, 피부나 피하조직을 빨아 올리는 것 처럼 눌리는 방법으로 가볍게 약하게 행하거나, 혹은 참을 수 있는 범위로 강하게 행한다. 주로 피부반사를 기대하는 압법으로, 강하게 행하면 신경이나 근육의 기능을 억제하여 통이나 경련, 내장통 등을 반사적으로 제거하며, 약하게 행할 때는 그 부위의 기능을 높여 마비에서 일어

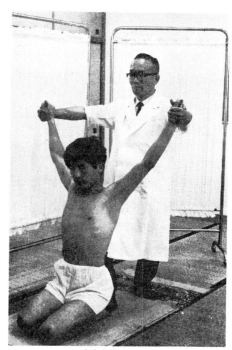

지압법의 운동조작

나는 근육의 냉이나 저림을 제거하는 효과가 있다.

〔6〕 맛사-지 수기를 응용한 기타의 수기

지압법으로서, 경험적으로 체계화된 기본 수기에는 ①에서 ⑤까지 외에 맛사-지의 경찰법에 해당하는 무찰법(撫擦法) 유날법에 해당하는 조압법(근육을 가로로 당겨 늘리는 것 처럼 한다)이나 구타법, 진동법 등이 있다.

II. 운동조작

지압에서 말하는 운동조작은 맛사-지에 응용되는 운동법과 같은 의료적인 의미는 적다. 오히려 본진, 증진이라는 목적으로 지압의 압법조작에 작용하여, 술자가 상대의 극히 자연스러운 리드미칼한 상태에 있어서 각관절의 가동성을 능숙하게 이용하여 생리적 한계까지 운동시켜 몸 전체의 유연성을 되돌려, 관절운동을 원활하게하여, 근육이나 결합직의 경화를 막아 항상 평온하게 젊은 체력 만들기를 목표로하여 행하므로 독특한 방법이다. 각각의 유파에 따라서는 다르지 마는, 구체적으로는 「전신지압의 수기」인 곳에서 설명하기로 하자.

(三) 수기분석의 실험성적

이에 맛사-지와 지압법의 근원을 이루는 공통된 자극은, 수지에 의한 기계적인 압박자극이며, 「1점압」이 리드미칼한 변화에 풍부한 여러가지 복합된 압자극이 되어, 그것에 맞는 여러가지 생체반응이 일어나는 것이다.

우리들은 이 기본수기를 분석하는 방법으로서 그림(53항참조)처럼 장치를 만들어 수기의 압력과 작용하는 시간, 그리고 리듬, 자극형 등을 분석하여 보았다. 이 실험성적은 1961년도의 일본온천기후물리의학총회에 보고된 것이지 마는, 그 대요를 설명하면 전완의 길이와 굵기와 크기의 폼 묘사체를 태에 고정하여(그림속에 있음) 이 묘사체의

고무관에서 탄풀-을 거쳐서 헤-벨(그림속의 2)의 상하운동이 되도록
하였다. 폼의 묘사체를 맛사-지하면 그 속의 공기의 기압변화가 탄풀-
을 거쳐서, 헤-벨의 상하운동이 된다. 이 운동을 회전하는 가이모그라프
용지의 모지(煤紙 그림 1)의 위에 기록한 것이다. 이 모지위에 초속을
새겨 압력의 측정은 압력계(그림 3)의 눈금에 맞추어 50~60~70㎜
수은주로서 기록지 위에 기준선을 그어 표시하였다. 이 장치를 Sun
S Massage Kimograph(산 S. 맛사-지 가이모그라프)라 한다.

폼- 묘사체의 공기는 성인남자 20명의 전흉근육의 경도의 평균치
50과 같은 압의 긴장도 까지, 고무구(그림 5)로 묘사체속에 공기를
보내 넣어 30㎜ 수은주를 기준으로하여 이 폼- 묘사체(그림 6)에 전
흉맛사-지와 같은 방법의 수기를 행하여 곡선을 그려서 기록하였다.

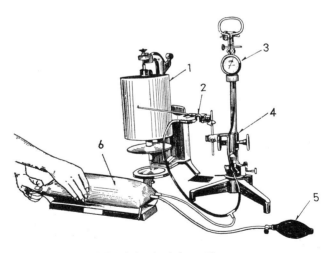

산 S. 맛사-지 가이모그라프

1. 가이모그라프 2. 탄풀- 3. 측압계 4. 만능 스탄쩌-프 5. 송기구 6. 폼-묘사체

이 방법으로 기록한 기록상의 수기곡선은 맛사-지의 수기의 여러
가지가 생체에 작용할 때 틀린 자극으로 받아들이게 되어 그에 응하
여 변화있는 생체의 반응이 일어나는 것의 이유가 한눈으로 뚜렷이

기본수기의 압시간관계

수 기	압(mmHg)	시간(초)
경 찰 법	60.83 (6.17kg) 실가중	1.57
간 헐 압 박	60.07 (6.01 ")	1.77
모 지 압 박	60.26 (6.05 ")	4.8
압 박 진 천	37.01 (1.4 ")	
수 장 유 날	60.36 (6.07 ")	3.36
구 타 법 (절타)	0.9 (0.1 ")	12~14회

나타난다. 또 지압의 수기와 보통압법이 각각 전문가에 따라서 다소 틀리기는 하지 마는, 맛사-지 수기로서의 압박법과 지압법의 「압법조작」으로서는 그 자극의 형이 틀리는 것도 잘 알게 된다.

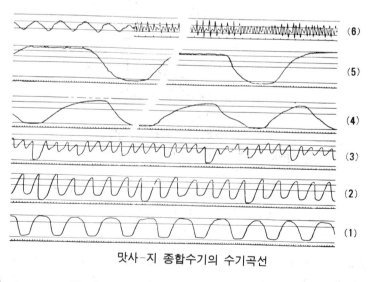

맛사-지 종합수기의 수기곡선

(1)手掌輕擦法   (2)壓迫法(間歇法)   (3)手掌유날법
(4)壓迫法(拇指로)   (5)壓迫振顫法   (6)구타법

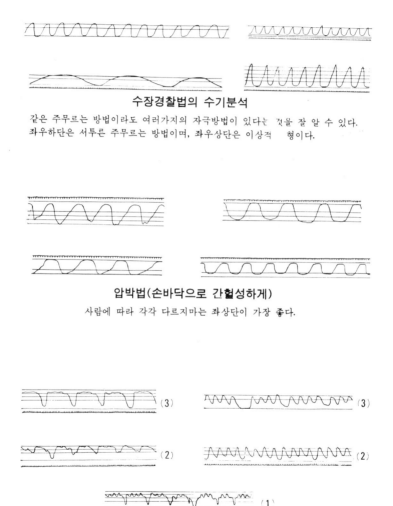

수장경찰법의 수기분석

같은 주무르는 방법이라도 여러가지의 자극방법이 있다는 것을 잘 알 수 있다.
좌우하단은 서투른 주무르는 방법이며, 좌우상단은 이상적　형이다.

압박법(손바닥으로 간헐성하게)

사람에 따라 각각 다르지마는 좌상단이 가장 좋다.

유날법(수장)의 수기곡선

①은 초심자 ②는 조금 숙련자 ③가장 숙련자의 수기
②와 ③의 우와 좌의 곡선은 같은 주무르는 방법에도 이와같은 틀림이 있다는 것을
나타냈다. 따라서 생체반응도 달라지게 된다.

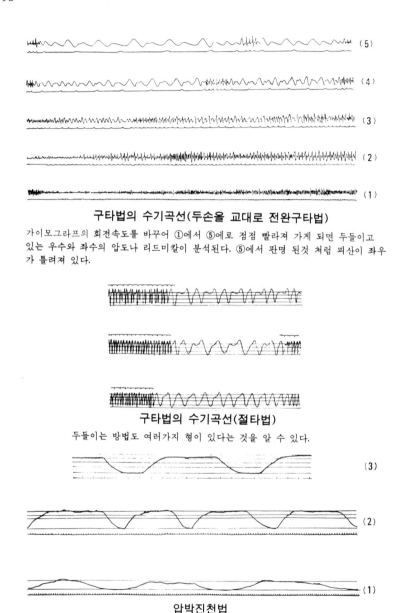

(5)
(4)
(3)
(2)
(1)

구타법의 수기곡선(두손을 교대로 전완구타법)

가이모그라프의 회전속도를 바꾸어 ①에서 ⑤에로 점점 빨라져 가게 되면 두들이고 있는 우수와 좌수의 압도나 리드미칼이 분석된다. ⑤에서 판명 된것 처럼 피산이 좌우가 틀려져 있다.

구타법의 수기곡선(절타법)

두들이는 방법도 여러가지 형이 있다는 것을 알 수 있다.

(3)
(2)
(1)

압박진천법

①은 초심자 ②는 조금 숙련된 것 ③경험이 풍부한 전문가, 눌린 정도나 떨게 하였던 방법이 실로 언제나 같다.

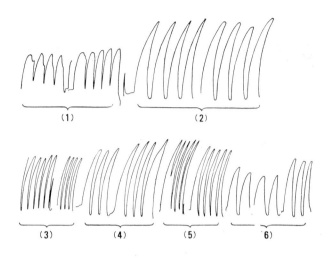

지압법의 압법조작의 수기곡선

척주양측의 통상압법을 각각 다른 전문가가 행한 경우의 곡선, 전문가가 다르면 눌리는
방법도 틀리게 된다는 것을 알 수 있다. ①에서 ⑥까지 각각 다른 사람의 곡선.

이 방법으로 맛사-지사의 자격증을 가지고 5년 이상의 임상경험이
있는 전문가 40명에 대하여, 수기의 분석을 행하여, 실험자료에서 표
준편차를 산출하여 평균치를 내어 봤더니 경맛사-지, 중등도맛사-지,
중도맛사-지라고 경험적으로 말하여진 것도 대체로 특별한 개인차가
없는 불편성을 갖는 것이라는 것 등을 알게 되었다.

또 이 방법에 의해 개인의 수기를 분석하면, 숙련된 기술자로는 한
번한번의 자극이 온전히 같은 형, 같은 압력인데도, 숙련도가 모자라
는 기술자로는 한번씩 할때 마다의 자극하는 형이나 압박이 틀리고
있다는 것도 잘 알 수 있다.

第三 맛사-지와 지압법의 치료효과

(一) 촉압자극의 구심성 전도로(求心性 傳導路)

맛사-지의 효과나, 지압의 효과도 모두 피부에서 가하는 「촉압」작용으로 직접으로는 순환계에 작용하며, 간접으로는 신경반사에 의해 신경관 근육계에 커다란 영향을 주는 시술이다. 그런데 촉압감각이란 어떤 감각이냐하면, 이 감각은 피부나 늑막, 근막, 건, 관절 등에 기계적으로 에네루기를 주었을 때, 즉 스치거나, 쓰다듬거나, 문질르거나, 주물이거나, 눌리거나, 흔들리게 하거나, 두들이거나, 잡아당긴다든지 할 때 일어나는 감각의 모든 것을 말하며, 이 가운데 근육이나 근막과 건, 관절등에 일어나는 촉압감각을 심부감각(深部感覺)이라고 하고 있다.

촉각은 외부환경에 곧 익히게 되어 버릴 순간적인 감각이며, 압각은 「익힘」이 적은 지속하는 감각이다. 이러한 감각은 피부에서 자극이 그 표층의 얕은 곳에 있는 촉점과 압점을 중개하여 특수한 구조의 수용기에 받아 들여지게 된다. 그의 주된 것이 모근종말(毛根終末) 〈피부의 털의 뿌리에 있는 피부털의 어떤 부분의 촉감의 수용기〉, 마이스넬 소체(털이 없는 부분의 촉각의 수용기, 손발의 바닥에 많다. 길이 50∼100미크론, 폭 30∼60미크론, 타원 모양의 작은 조직). 푸아타 피치니-소체(압각의 수용기 피부의 조금 깊은 곳에 있으며, 피부이외의 복막·흉막·장을 포함한 막이나 내장의 벽 등에도 보이며, 또 골막, 인대, 관절포, 때로는 근육에도 보인다. 타원 모양 흰 빛을 띤 투명한 작은 조직으로 작은 것은 길이 0.5㎜, 큰 것은 4㎜)이지만 그 밖에 피부의 얕은 곳에 혈장의 작은 조직 멜켈 촉각반이나, 눈의 결막이나 손가락의 피하조직에 있는 타원 모양의 작은 골지・마조니 - 소체등이 있으며, 피부의 표피의 세포사이에 돌고 있는 자율신경의 말단도 촉압각에 관계하고 있다고 한다. 근육이나 건이나 관절 등의 수용기는 근방추(筋紡錘), 건수용기(腱受容器) 등이다.

　지금 피부가 쓰다듬기고, 눌리고, 끌어당기면, 이 조건 변화에 의해, 각각에 대응하는 수용기가 변형을 일으켜 수용기가 흥분한다. 이 흥분은 수용기 속에 들어 있는 지각신경 선유(線維)에 의해 척수신경절을 중개하여 척수로 들어 내속(內束)을 전한다(이 내속이라고 하는 것은 굵은 칼집에 담겨진 선유의 다발로써 척수에 들어 갈 때, 내측에 모여서 다발을 만들고 있다. 이것에 대하여 통이나 따뜻한 정도, 찬 정도를 느끼는 선유는 칼집에 싸이지 않는 가는 선유로써, 척수에 들어 갈 때 외측에 모여서 다발을 만든다. 이것을 외속이라 하고 있다. 심하게 밀어 닥치거나 잡아당기 든지 할 때, 통과 더불어 느끼는 강환 - 압박감각을 전하는 신경선유의 일부는, 이 외속에 들어간다고 한다.) 내속은 척수에 들어 가면 위에 올라 오는 선유도, 밑으로 가는 선유도 반사궁을 만드는 선유로 갈리어 지지 마는, 대부분의 선유는, 위로 올라가며 도중에서 맛사 - 지나 지압에 의한 치료효과로서 나타

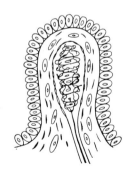
촉수용기 (Meissner씨소체)

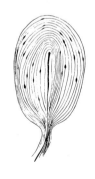
압수용기 (Vater-Pucini씨소체)

(촉압의 수용기)

나는 생체 반응의 대부분은 촉압에 의한 기계적인 작용도 할 뿐 아니라 신경반사에 의해 일어 나는 것일 것이다.

생체에 있어서 일종의 반사작용은 신경의 말초에서 일어나는 축색반사(軸索反射)와 그림에 표시한 것 처럼 구심성전도로의 척수의 레뷰뉴-론(신경의 단위)을 바꾸지 않고 올라가서 연수에서 그친다(신경절연수로), 이어서 연수(延髓)로 뉴-론을 바꾸어 뇌간을 거쳐 대뇌의 간뇌의 시상에 달하여 여기서 촉압감이 일어난다(시상피질로). 요약하면 피부자극 →촉압 → 촉압수용기 → 지각신경 → 간수(상행하는 선유, 하행하는 선유, 자율신경「교감신경」에 연락하는 선유, 척수의 각각의 높이에서의 반사궁을 짓는 선유) → 연수 → 대뇌(간뇌의 시상 → 피질)를 전도로라고 할 수 있으므로 피부감각의 모든 것은, 한번은 간뇌의 시상에 모여 대뇌피질에 이르게 되는 것이다.

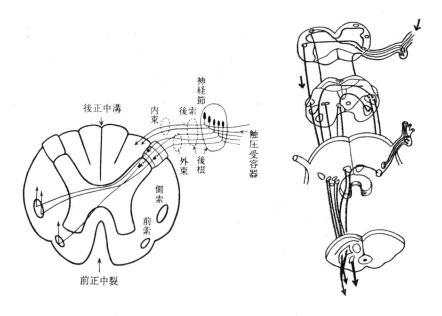

(척수에 있어서 전도로)   피부지간 신경선유의 척수 및
                        뇌간에 있어서의 전도로

　　리벨-로 일어나는 척수반사가 있으며, 다시 더욱 고위의 중추(간뇌의 시상과 자율신경 고위의 중추인 시상하부에 일어남)의 복잡한 관련 기전에 의해 일어나는 것이 있다. 특히 중추신경계의 기능의 주된 것은 반사기능이며, 뇌척수 신경계의 반사와 자율신경계의 반사이다.

　　신경통의 「통」이나 「저림」 운동신경계의 경련 등에 맛사-지나, 지압이 듣는 이유의 주된 것은 뇌척수신경계의 반사기능을 중개하는 것이기도 될 것이며, 순환계나 광범한 내장계의 여러가지의 증상이나, 부정수소의 증상군(예를 들면, 두통, 현기증, 이명, 불면, 견응, 변비 등)에 듣는 이유는 자율신경 반사가 주역을 맡아 있는 까닭일 것이다. 그러나 인간의 몸은 유기통일체(有機統一體)이므로 서로 낙합(絡合)하는 기전이겠지 마는 , 그 사이에는 스스로 주역적 혹은 협역적으로 일하는 기능이 있기 때문이다.

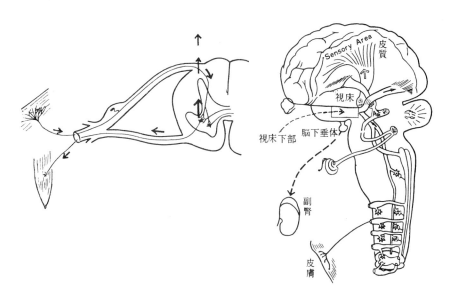

반사궁(척수반사의 모형)

시상→ 시상하부(자율신경중추)
뇌하수체→ 부위계에의 영향(모형도)

(二) 촉압자극의 구심성 흥분에 대해서의 실험성적

우리들은, 맛사-지나 지압에 의해 피부에 가해진 촉압자극이 어떤 방법으로 수용기속으로 받아 들여져, 지각신경에 의해 척수에 전해져 가는가를 알기 위해서 아래 그림에 나타나는 장치로 실험동물에 참개구리를 이용하여 실내온도 20℃ 전후에서 실험하여 보았다.

개구리 등의 피부에서 척수에 들어 가는 가느다란 신경이 몸의 중심 내면에서 좌우 2~3㎝ 떨어진 곳에 있는 것을 한개 혹은 여러개를 다발로 하여 그것에 지배되어 있을 것 같은 곳의 피부 6~8㎝쯤을 떼어내어 실험에 이용하였다.

자극방법은 아래 그림에 나타난 장치로 촉자극은 말의 꼬리털을, 압자극에는 셀르로이드의 1~4㎝의 끝쪽을 고정하여, 이것에 의해 촉자극 또는 일정한 압을 지니면서, 압자극 또는 압이동자극을 행하였다. 유도는 그림에 나타난 파리핀벨 위에 개구리의 피부신경 표본의 등 부분을 얹어, 등의 신경을 이 벨 사이에 있는 불분극전극에 얹어 이것에서 차동식증폭기에 끌어서, 이상성유도에 의해 활동전류(등의 피부를 자극할 때 수용기를 거쳐, 개구리 등의 피부의 신경에서 척수

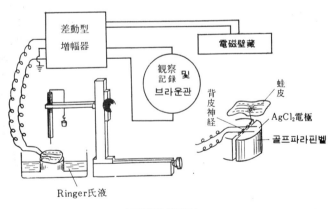

(실험방법설명도)

로 들어오는 신경의 전하는 충격, 이것을 구심성 인팔스라 한다)를 유도 하였다. 신경은 단일한 선유는 아니다.

그 결과 「촉」의 순간에는 순간(1/3초~1/8초)적으로 매우 짧은 방전이 나타나(그림의 상단좌우의 커다랗게 일어난 방전)고 촉하는 정도를 점점 강하게 하면 그 방전이 2~3초간 계속하는 지속적인 방전이 된다(그림 중단의 방전도).

또 「압의 경우는, 압박이 가해진 순간에 방전이 보여져서, 계속 압이 가해져 있는 동안 일정한 강도의 방전이 이어지는 것을 알 수 있다(다음 그림은 하단좌우의 방전도). 그러나 압이 비슷하게 오래 계속되면, 마침내 「익숙」하게 되어, 방전은 간격을 증가하면서 점점 일어서지를 않게 되어 그치게 된다. 손가락 등으로 불안정하게 눌리면 그 불안정이 도리어 「익숙한 현상」으로 나타나지 않으므로 방전이 오래 계속된다.

이상은 촉과 압에 대한 신경의 구심성의 흥분상태를 한 번 객관적

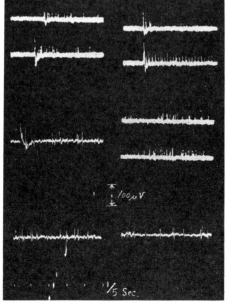

일점압에 있어서
구심성 인팔스

으로 취해진 성적의 대요이지 마는 다시 「일점압」이라는 넓이를 차지
한 「면적압(面積壓)」으로는 신경의 구심성 흥분에 어떠한 차이가 있
는가를 나타낸 것이 아래 페-지의 그림(점 및 면적압의 인팔스의 시간
경과)이다.

이 그림은 이미 기술한 실험방법으로 유도한 신경의 활동전류를 브
라운 관에 연속소인한 원표이다. 「일점」의 반응은 A EF. 면적압은 BC
D이다. 각 금의 가로로 흐르고 있는 것은 凹凸한 선을 상단에서 하단

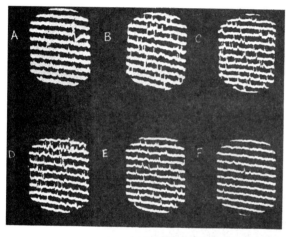

점 및 면적압의
인팔스의 시간
AEF.-점압
BCD-면적압
(2분간)

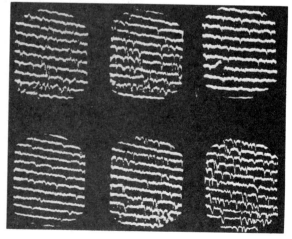

점자극의 촉·압혼합의
구심성인팔스
(유날법)

으로, 좌에서 우의 순으로 모아주기를 바란다. (사실이면, 상단에 하
단까지를 가로 길게 연장한 상태를 보는 것이다.) AEF로는 일어선
방전의 수효가 적지 마는, BCD로는 일어선 방전의 수효가 매우 많
다. 이 일은 일점 자극보다 면적압 자극 쪽이 신경계를 잘 자극하는
것을 실증하고 있다. 이것은 당연한 일로서 자극하는 면이 넓으면 이
것을 받는 수용기의 수효도 많으며, 지각신경 선유의 수효도 많아 방
전도 빈수하게 되므로 자극 생리학의 정리(定理)이기도 하다.

다음에 맛사-지의 주된 수기「유날법」을 촉압혼합의 면적자극으로
행해 보면, 64항에 나타낸 도표처럼, 신경에서의 구심성 인팔스방전은
수효는 많으며, 더구나 큰 방전이 자극이 계속되는 한 계속되는 것을
알 수 있다.

이와 같이하여「촉압」에 대해서 구심성인 인팔스(충격)가 피부의
신경에 의해 척수로 보내져 척수반사가 일어나, 고위중추로서의 연관
기전(連關機電)에 의한 자율신경반사가 일어나는 것으로서 이 메카니
즘-은 개구리거나, 사람이거나 마찬가지다. 다만 인간으로는 복잡한
기능과 조건이 개입되는 것이 다르다는 점 뿐이다.

이와 같은 실험성적에서 생각하면, 맛사-지와 지압법의 효과는 (1)
순환계에의 효과, 광범한 자율신경계(내장·근계)에의 기능조정이 가
능하다고 결론 지을 수 있게 된다.

(三) 실험성적에서 본 효과

〔1〕순환계에 미치는 효과

(66)항의 상도는 우리들의 연구실의 실험결과의 성적이지 마는 전
완(팔의 앞쪽)을 5분간에 걸친 맛사-지의 대표적인 수기이다.「유날
법」을 행했을 때의 수기하기 전의 정상시의 건강한 성인의 심전도를
광전관 맥파계로 기록한 전완부의 맥파이다. 정상시에 비교하여 맛사-
지 직후에는 피부의 혈행이 현저하게 변하면서 맥파의 진폭이 적어져

있다. 심전도의 RR간(심전도의 파고(波高)의 가장 높은 곳)의 간격
은 변해지지 않는다.

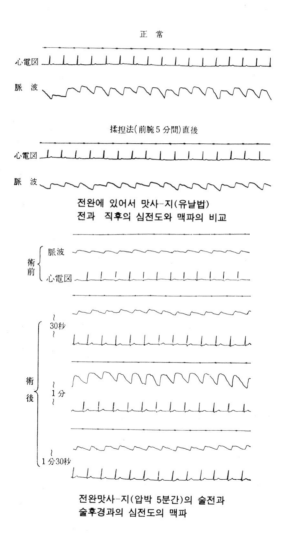

전완맛사-지(압박 5분간)의 술전과
술후경과의 심전도의 맥파

　이것에 대해 하도는 전완을 5분간에 걸쳐 맛사-지의 「압박법」을
행한 술전과 술후 1분30초까지의 경과를 , 심전도와 광전관맥파계에

의한 맥파로 쫓으면서 기록한 것이다. 술후의 맥파가 변하여 술후 1
분으로는 맥파의 파고와 진폭이 모두 매우 커져 있는데도 불구하고,
심전도의 RR간격에는 영향되어 있지 않다.

이 일은 맛사-지를 상지·하지 등의 몸의 말초부에 행할 때는 그
부위의 순환은 촉진되지 마는 심장에의 부담은 줄지 않는다. 즉 대순
환계의 혈행은 좋아져서 말초혈관의 저항을 늦추어, 심장의 부담을
가볍게 하여, 심장의 동작기능을 높게하는 기능이 있다는 것을 알 수
있다.

도표 맛사-지 효과의 심전도(Ⅰ)

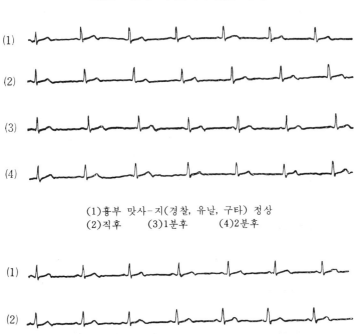

(1)흉부 맛사-지(경찰, 유날, 구타) 정상
(2)직후   (3)1분후   (4)2분후

(1)배부 맛사-지(경찰, 유날, 구타) ? 후
(2)1분후   (3)2분후

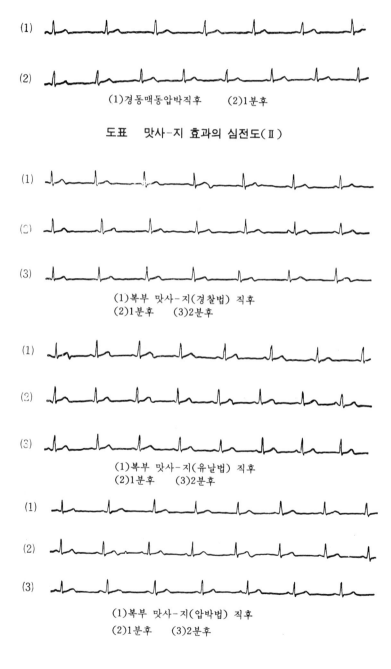

(1)경동맥동압박직후　　(2)1분후

도표　맛사-지 효과의 심전도(Ⅱ)

(1)복부 맛사-지(경찰법) 직후
(2)1분후　　(3)2분후

(1)복부 맛사-지(유날법) 직후
(2)1분후　　(3)2분후

(1)복부 맛사-지(압박법) 직후
(2)1분후　　(3)2분후

도표   맛사 -지 효과의 심전도(Ⅲ)

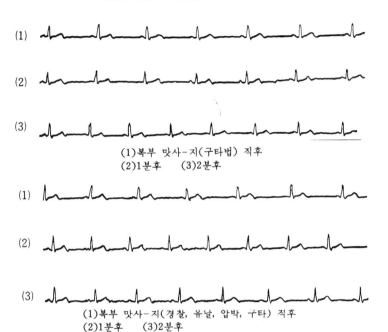

(1)복부 맛사-지(구타법) 직후
(2)1분후   (3)2분후

(1)복부 맛사-지(경찰, 유날, 압박, 구타) 직후
(2)1분후   (3)2분후

맛 사 지 (5분간)		흥 부 맛사지	배 부 맛사지	경동맥동 압 박	복 무 경찰법	복 부 유날법	복 부 압박법	복 부 구타법	요 부 맛사지
p~p 경 과 시 간 (초)	정 상	1.45	1.45	1.45	1.45	1.45	1.45	1.45	1.45
	술 후 직후	1.4	1.4	1.55	1.4	1.45	1.25	1.5	1.25
	술 후 1분	1.5	1.15	1.45	1.35	1.4	1.3	1.5	1.25
	술 후 2분	1.5	1.25		1.4	1.4	1.35	1.25	1.25

도표　　맛사-지의 체액 순환에로의 영향

수 기 (5분간)	총 합 수 기	수 장 경 찰 법		압박진전법 모지압박법		수장유날법 간헐압박법		구 타 법
압 시간		HG	See	HG	See	HG	See	초간회수
		58.6	22		4.45	59	3.12	12.8
				63.4	6.75	70.3	1.2	
주기간격(초) 정상	1.05	1.05		1.05		1.05		1.05
주기간격(초) 시행직후	0.9	0.8		0.85		0.9		0.95

(주기간격은 맥파의 주기를 나타냄. 정상은 술후의 値를 나타냄)

그런데 심장과 직접 관계가 있는 가슴, 배, 등 허리 등 몸의 중요 부위의 맛사-지나 경동맥동부에 압박을 하면 정상적인 심장이라도 RR간격이 짧아졌다가 늘어졌다가 하여, 심박의 촉진억제 등, 그 때 그때에 따라서 바레티-하게 많은 변화를 나타내는 것이 분명하다. 지압법의 「압법」을 특정한 부위에 하고나서 심장기능에 변화를 미치게 하는 것도, 여러가지 실험으로 실증되어 있다. 첼-마-크나 헤-링크 의 반사가 그것으로서 경동맥동부에 가해진 압박이 미주신경을 자극 하여 반사적으로 심장의 박동을 너그럽게하여 혈압을 내린다. 또 앗 슈넬-의 안구 반사와 같이 안구의 압박이 동맥신경에서 미주 신경을 중개하여, 맥박수의 감소를 일으키는 것도 그 하나의 예이다. 이와 같 이 맛사-지의 압박법이나 지압법의 압조작이 심장의 박동에 커다란 영향을 미쳐 그 기능의 조정이 가능하다는 것이 실증되어지고 있다.

〔2〕 자율신경계에 미치는 효과

피부자극-촉압-과 깊은 관련이 있는 자율신경의 최고 중추는 간뇌 의 시상하부에 있다고 하고 있으나 또 대뇌의 피질속에도 있다고 한 다. 자율신경계의 감정과 정서가 함께 밀접하게 관계하며, 불안·공포· 쾌·불쾌 등의 감정과 정서의 중추도 간뇌에 있다고 한다. 그렇다고 한다면, 자율신경의 중추와 정서의 중추는 촉압의 전도경로의 중개장

소-간뇌의 시상은 극히 접근하여 영향하기 쉽게 될 것이다. 또 자율
신경의 중추가 대뇌의 피질에도 퍼져 있다고 한다면, 정신현상인 촉
압은, 피신경-척수-연수-간뇌(시상-시상하부)-대뇌피질과 자율신
경계의 영역에 걸쳐서 전신에 반응을 일으키게 된다. 자율신경과 가
장 깊은 관계를 갖는 내분비계, 특히 뇌하수체 부신계에도 영향하게
될 것이다. 맛사-지와 지압의 적응증은 외부환경의 변화로서의 기후
와 기상의 변화나 정신정서의 장해에서 일어난다. 소위 부정수소증군
(혹은 반건강 증후군이라 하여도 좋을 것이다).-특별한 원인이나 병
소가 없는데도 일어나는 두통, 현기증, 이명, 눈의 피로, 노곤함, 불면,
변비, 견응 등이라고 한 불쾌한 증상이나, 유인성인 만성병 류-마치-
신경통, 본태성인 고혈압증 등이며, 이러한 것의 증상에는 눈부신 효
과가 있으며, 불안수소증후군의 대부분은 자율신경계의 실조, 뇌하수
체-부신계 홀몬의 언바란스에서 일어나는 것이며, 류-마치-, 신경통,
고혈압증 등은 한스·세레-가 제한한 스트레스 증상의 일부(적응실
조)이기도 하다. 이러한 경험적인 임상효과에서, 맛사-지나 지압법은
자율신경계나 홀몬 실조에서 일어나는 증상군을 제거시키는데 효과가
있는 것이다.

  등이나 복부의 맛사-지나 지압은, 소화기계에 대해서도 소화기능을
높여서 위장의 활동작용을 조절하며, 흉부의 맛사-지나 지압은 호흡
근을 강하게 하여 호흡운동을 원활하게 하니 폐활량의 증대에 크게
돕고 있으며, 비뇨계(비뇨기계)에 대해서는 요의 분비기능을 높여 요
의 양을 증가하고, 생식기계, 특히 유방 맛사-지는 유즙 분비를 촉진
하는데 효과가 있다.

〔3〕 체성신경계에 미치는 효과

  지각 신경계에 대해서는 맛사-지의 각종 수기를 조화롭게 행하므
로 기능항진을 가라앉히고, 또 기능쇠퇴를 정상으로 회복시킨다. 신경
통에는 압박수기를, 저림에는 경찰법과 같은 것을 처방한다. 이런 것
에 대해서는 몇 번이나 설명하였으므로 상세한 것은 생략한다.

운동신경계에 대해서는 진천법, 구타법은 신경근의 흥분성을 높이고, 압박법은 그 기능을 억제한다. 일반적으로 경련에는 강한 맛사-지나 지압이 좋으며, 마비에는 약하고 가벼운 맛사-지(경찰법)가 좋다.

第四 전신 맛사-지의 수기(其一)

근육계의 맛사지

맛사-지에는, 온 몸의 근육계를 대상으로 하여 치료하는 종래의 근육계의 맛사-지와 근년 유-럽에서 한창 하고 있는 근육이 뼈에 부착하는 부분(기시부나 정지부)의 건이나, 근육과 근육과의 사이의 홈에 해당하는 근육 보다 조금 단단한 조직의 결합직을 대상으로 하는 말하자면, 결합직계 맛사-지로 나눌 수 있게 된다. 근육계의 맛사-지에도 고래의 안마법을 바탕으로, 일반 가정에서 손 쉽게 할 수 있는 가정 안마법과 유-럽식의 전문적인 맛사-지가 있다. 이 책에서는 맛사-지의 테두리 안에서 안마법을 취급하고 있으므로 전문적인 술법이 아니고 손쉽게 가정에서도 할 수 있다고 생각되는 가정 안마(맛사-지)의 방법을 우선 해설하기로 한다.

맛사-지를 하는 사람을 술자라고 부르기로 한다. 맛사-지라고 하지 마는 엄밀하게 말하면 가정에서 할 수 있는 「피로를 푼다」는 쉬운 안마법이다. 그림이나 사진과 맞추어 가면서 꼭 시도하여 주기 바란다.

A 가정에서 손쉽게 할 수 있는 맛사-지

74

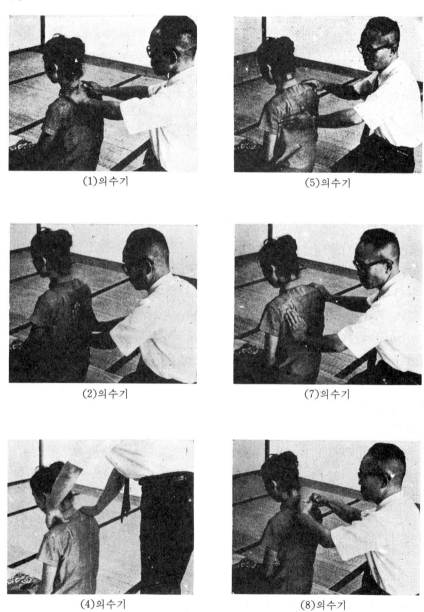

(1)의수기　　　　　　　　(5)의수기

(2)의수기　　　　　　　　(7)의수기

(4)의수기　　　　　　　　(8)의수기

사진 (어깨, 배부의 맛사-지)

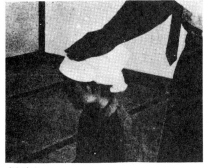

(10)의수기.
前頭에서 後頭,
側頭를

(11)의수기
머리의 중앙선과
그 양측을

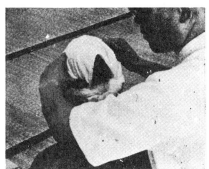

(12)의수기 귀 뒤에서 후두의 뼈에 따라서

I. 견(肩) · 배(背) · 요부(腰部)의 맛사-지
(번호는 사진의 번호와 같음)

여기서는 상대가 앉아 있을 때의 경우에 대하여 설명한다. 술자는 상대의 뒤에 위치한다.

〔1〕먼저 양쪽 손 바닥으로 목 뿌리에서 어깨로 향해 몇차례 쓰다듬는다(경찰).

〔2〕다음에 두손으로 등뼈 양쪽을 목에서 허리까지 몇차례 손바닥으로 쓰다듬는다.

〔3〕목 뿌리에서 어깨의 근육을 크게 손바닥으로 잡는 것 처럼하여, 어깨로 향해 몇차례 주물인다(유날)

〔4〕1의 경로를 한손 또는 두 손의 모지를 서로 바꾸면서, 어깨의 근육을 어깨 끝을 향해 모지로 몇차례 주물인다.

〔5〕그의 경로로 등뼈 양쪽의 크고 굳은 근육을 목에서 허리로 향하여 여러번 쓰다듬는다.

〔6〕견갑골의 내연에서 하방으로 향해 모지로 몇차례 쓰다듬는다.

〔7〕두 손의 모지나 사지로 극하부의 근육을 잘 주물인다.

〔8〕양 손으로 어깨에서 등뼈의 양쪽에 걸쳐서 두들인다.

〔9〕마지막에 등뼈를 앞으로 굽히든지, 좌우로 굽히든지, 천천히 크게 운동시켜서 이 부위의 치료를 마친다.

Ⅱ. 두부의 맛사-지

〔10〕술자는 두 손으로 상대의 앞머리에서 뒷머리 또는 옆머리 부위까지, 손바닥으로 몇 차례 쓰다듬는다.

〔11〕머리의 중앙선과 그 양측을 앞 머리의 머리털이 나 있는 쯤에서 뒷머리로 향해 모지로 몇 차례 주물이고, 머리 전체를 가볍게 손가락으로 두들인다.

〔12〕항와(項萵)에서 귀 뒤의 뼈의 돌기까지 뒷머리 뼈에 따라서 좌우를 바꾸면서 모지로 주물러 압박한다.

Ⅲ. 경부의 맛사-지

〔13〕목 윗쪽에서 어깨로 향해 손바닥으로 몇 차례 쓰다듬고, 한손으로 머리를 받혀, 한 손으로 경부 바로 외측의 근육의 융기(隆起)를

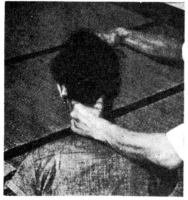
(13)의 수기, 뒷 목 윗쪽에서 어깨쪽으로

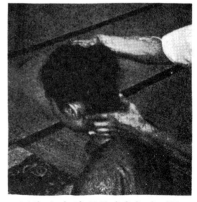
(14)의 수기, 옆 목줄기에서 귀 뒤를

고지와 인지로 잡고, 윗쪽에서 아래로 향해 몇 차례 주물인다.

〔14〕 귀 뒤의 뼈가 높은 곳에서 측경부를 거쳐, 전흉부의 목의 뿌리까지 비스듬히 늘어져 있는 굵은 근육의 높은 곳이 나타난다(흉쇄유돌근)이곳을 귀의 뒤에서 아랫 쪽으로 향해, 손 바닥으로 몇 차례 쓰다듬고 이지(二指)로 주물인다.

〔15〕 마지막으로 두부와 경부를 묶어서 머리에 가벼운 진천법을 가해 머리를 잡아 들어서 앞으로 굽히고, 뒤로 굽히고, 좌우로 굽혀, 조용히 목을 돌리는 등의 운동법을 천천히 크게하여, 이 부위의 치료를 마친다.

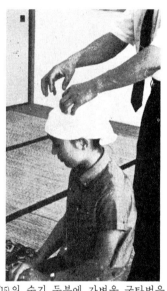

IV. 흉부의 맛사-지

상대를 앙향(仰向)으로 눕히고, 술자는 그 우측에 바르게 앉는다.

〔16〕 젖 부위를 중심으로 한 가슴의 큰 근육을 가볍게 손바닥으로 주물이고 손가락으로 쿡쿡 두들인다.

⑮의 수기, 두부에 가벼운 구타법을

〔17〕 측흉부의 늑골과 늑골 사이에 가볍게 술자의 지선을 넣어 가슴 쪽에서 등을 향해 지선(指先)으로 몇차례 쓰다듬고, 천천히 깊은 호흡을 시킨다.

V. 복부의 맛사-지

복부의 가정 맛사-지는 위아토니-나 상습성인 변비일 때 행하면 효과가 있다.

상대의 무릎을 세우고 앙향으로 눕힌다. 이렇게 하면 복근이 늦추어져 치료하기 쉬워진다.

〔18〕 우선 복부 전체를 손 바닥으로 크게 바퀴 모양으로 몇 차례 쓰다듬는다.

〔19〕 다음 바른 손 바닥에 왼 손 바닥을 얹어(A) 마치 배의 노를 젓는 것 같은 방법으로 가볍게 심하부에서 배꼽으로, 배꼽에서 하복부까지 천천히 주물이고, 마지막에 복부전체에 지선으로 진천법을 가해, (B) 지선으로 가볍게 리드미칼하게 두들인다. 치료시간은 10분 전후로 충분하다.

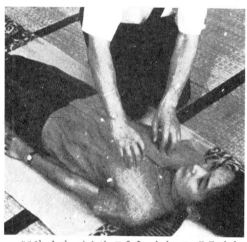

⒃의 수기, 가슴의 근육을 지선으로 두들인다

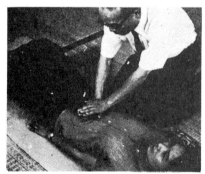

⒆A의 수기, 배를 젓는것 처럼

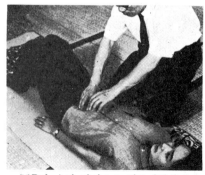

⒆B의 수기, 지선으로 리드미칼하게 두들인다.

VI. 상지의 맛사-지

상대를 정좌시키고, 술자는 그 곁에 위치한다.

〔20〕어깨 뿌리를 양 손바닥으로 앞뒤에서 끼워 좌우 한꺼번에 또는 좌우를 교대로 쓰다듬고, 주물이며, 또 모지로 뼈와 뼈의 틈사이를 가볍게 주물인다.

〔21〕어깨 끝에 있는 큰 근육의 높은 덩어리를 어깨 끝에서 상완의 가운데 까지, 손 바닥으로 크게 잡고 몇 차례 쓰다듬고 주물인다.

〔22〕한 손으로 상지를 받히고 상완의 손 바닥측의 알통의 근육을 어깨의 뿌리에서 팔굽까지 술자의 손 바닥에 밀착 시켜서 몇 차례 쓰다듬고 주물인다.

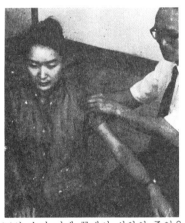

(21)의 수기, 어깨 끝에서 상완의 중앙을

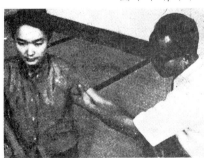

(22)의 수기, 上腕二頭筋

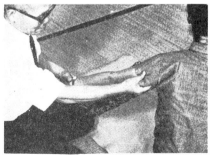

(23)의 수기, 上腕背側

〔23〕 상완의 등쪽 근육-팔굽을 펴면, 팔꿈치 위에서 어깨 뒷 쪽으로 걸쳐서 단단하게 웅기된 근육(상완삼두근)

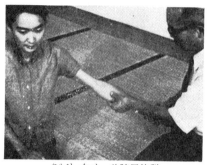

(24)의 수기, 前腕屈筋群

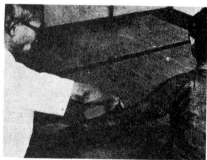

(25)의 수기, 前腕親指側

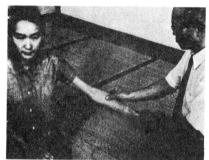

(26)의 수기, 前腕後側

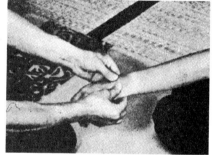

(27)의 수기, 팔목둘레

〔24〕 전완으로는 손 바닥 쪽의 근육-팔목을 굽히면 솟아 오르는 굴근군(알통)-을, 팔굽에서 팔목까지 손 바닥으로 몇 차례 쓰다듬고 주물이며, 또 모지로 주물인다.

〔25〕 전흉의 모지쪽의 근육-팔목을 모지쪽으로 굽히면 웅기하는-을, 팔굽에서 팔목 까지 이지로 주물인다.

〔26〕 전완의 뒷 쪽-손등 쪽, 팔목을 펴면 단단하게 웅기하는 신근군(伸筋群)-을 팔굽에서 팔목 까지 모지로 몇차례 주물인다.

〔27〕 팔목을 술자의 두 손으로 받히면서 두 손의 모지로 팔목 둘레를 주물이며, 특히 뼈와 뼈사이와 건사이를 잘 주물인다.

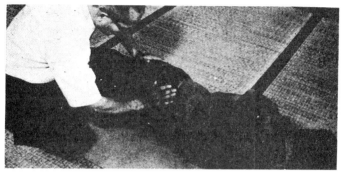

(29) 의 수기, 臀部의 맛사지

〔28〕 손바닥, 손등, 손가락 마디마디 등을 술자의 모지와 이지로 잘
주물이고, 끝으로 어깨, 팔굽, 손목, 손가락의 운동법을 하여 상지의
맛사-지를 마친다.

Ⅶ. 하지의 맛사-지

상대를 옆으로 눕히고, 술자는 그 뒤에 위치한다.
〔29〕 엉덩이를 술자의 팔목이나 손목, 또는 모지로 조금 강하게 주
물이고, 가볍게 지두(指頭)로 두들인다.

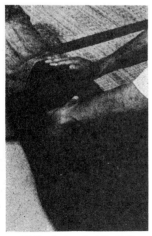

(30)의 수기, 대퇴의 앞쪽

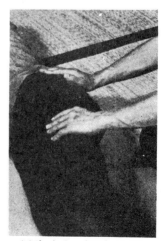

(31)의 수기, 대퇴의 바깥쪽

〔30〕대퇴 앞 쪽의 큰 근육 - 무릎을 펴면, 단단하게 웅기되는 근육-을, 허벅지에서 무릎까지 손 바닥 가득히 잡고, 위에서 아래로 몇 차례 쓰다듬고 주물인다. 또 이 근육의 근막 중앙을 세로로 위에서 아래로 모지로 주물인다.

〔31〕대퇴 바깥 쪽의 단단한 근육을 대전자(大轉子)-옆으로 누우면, 허벅지에 높이 웅기된 뼈-에서 무릎 외측까지, 술자의 팔목으로 주물이고, 이어서 모지로 몇 차례 주물인다.

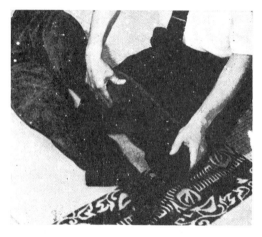

(34)의 수기, 하퇴
앞쪽의 근육군

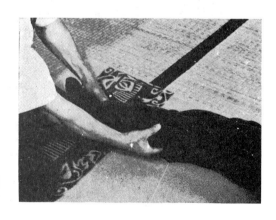

(36)의 수기, 하퇴
뒷쪽의 근육

〔32〕 대퇴 후측의 근육은 외측의 근육군과 내측의 근육군으로 나누어져 있다. 무릎을 굽히면 그 안과 밖의 두 근육의 단단한 웅기가 손에 잘 대인다. 그 두 근육의 사이를 좌골신경이 통하고 있다. 이 부위의 맛사-지는 허벅지에서 내·외측의 근육군을 손 바닥으로 잡고, 몇차례 쓰다듬고 주물인다. 특히 대퇴 후측 한 가운데의 근육과 근육으로 된 사이의 홈(筋間溝)을 허벅지에서 무릎 뒤의 凹한 곳까지 모지로 잘 주무린다.

〔33〕 슬두의 주위를 모지로 가볍게 주물인다.

〔34〕 하퇴 앞 쪽의 근육군의 한 가운데를 무릎에서 발까지, 술자의 팔목을 이용하든지, 모지로 몇 차례 쓰다듬고 주물인다.

〔35〕 하퇴 바깥 쪽 근육군-비골소두에서 외과 까지를 술자의 모지와 인지로 끼운 것 처럼 잡고 몇 차례 위에서 아래로 주물인다.

〔36〕 하퇴 후측의 근육을 슬하에서 발굽까지, 술자의 손 바닥으로 크게 잡고, 가볍게 쓰다듬고, 크게 둥글게 원을 그리 듯 몇 차례 주물인다. 특히 아킬레스 건부(발꿈치 위의 단단한 細狀의 건)의 양 쪽을, 모지와 인지로 잘 주물인다.

〔37〕 발목 둘레를 모지로 잘 주물인다.

〔38〕 발목에서 발가락 까지, 발 등은 각각의 발가락 뼈 사이, 발바닥은 「뒤꿈치」를 모지로 잘 압박하면 좋다.

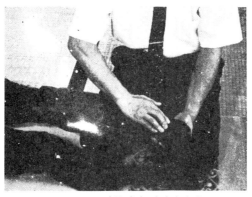

⑶⑻의 수기, 발목에서 발가락까지

〔39〕 마지막으로 발목, 무릎, 고관절을 충분히 운동시켜서 치료를 마친다.

피로를 풀어, 건강증진을 목적으로 행하는 가정 맛사-지는, 모두 가벼운 리듬을 타고, 전신을 크고, 그리고 부드러운 근육군으로 나누어서 치료하는 것이 중요하며, 주물이 든지, 쓰다듬 든지 한 뒤에는 반드시 지선으로 가볍게 두들기고, 흔들어서, 그 부위의 관절을 잘 운동시키면 매우 몸이 가벼워져 상쾌한 느낌이 된다.

대체로 전신의 근육 중에 상지로는 손 바닥 쪽은 부드러운 큰 근육, 하지로는 대퇴 앞쪽의 큰 근육, 하퇴의 장딴지의 근육, 발바닥의 뒤꿈치의 근육이 잘 작용하고, 가슴으로는 젖 있는 곳의 대흉근과 배의 근육, 그리고 등으로는 어깨 척주의 양쪽 근육이 몸의 직립 보행 등에 언제나 주역을 맡아서 일한다. 동시에 피로도 이런 곳에 나기 쉽다. 마땅히 맛사-지의 대상도 이러한 근군이 주가 된다.

조금 익숙하여지면 이치를 알게 되어 가족들로 부터도 환영 받게 된다.

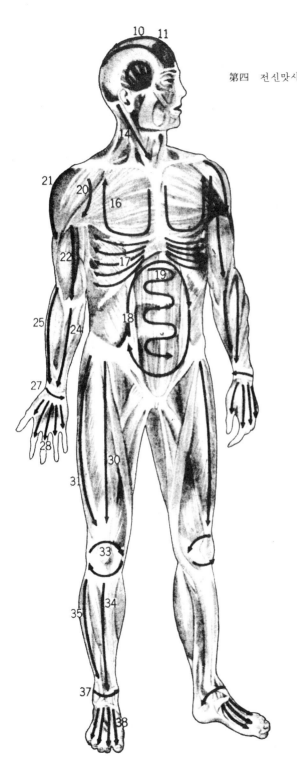

제 1 도 전신 맛사ー지의 수기 (其 1)

ー근육계의 맛사ー지ー

(A) 가정에서 손쉽게 할 수 있는 맛사ー지의 수기경로 (본문P 73〜84)

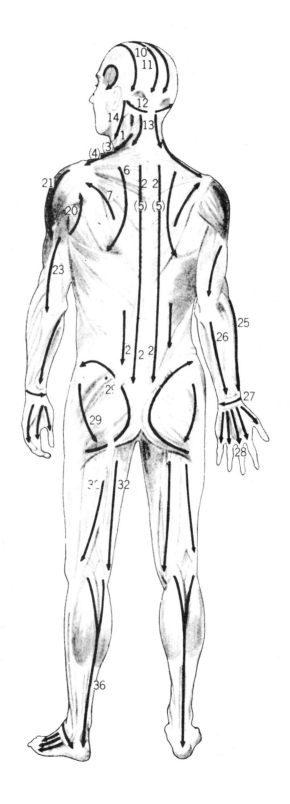

B 치료를 위해서의 맛사-지

치료를 위해서의 맛사-지란, 전신의 근육과 관절을 그 구조나 기능에 따라서, 또 그 부위를 통하는 혈관이 신경을 대상으로 전문적인 입장에서 치료를 목적으로하는 맛사-지를 뜻한다. 보통 사람들에게는 조금 어렵다고 생각되지 마는 앞면의 그림의 ɔ 각을 기본 수기로 종합하여 행하면 좋다.

특히 주의해야 할 것은 근육을 대상으로 하는 맛사-지는 다만 근육의 부드러운 곳 만을 맛사-지하여도 효과는 없다는 것이다. 근육은 반드시 뼈에 붙어 있다. 근육이 수축하여 단단하게 됨으로써 넘은 관절을 움직이게 한다. 얼굴의 근육은 표정을 만들고, 목의 근육은 머리를 움직이며, 어깨에서 가슴의 견갑부의 근육은 어깨 관절을 움직이며, 팔 안쪽의 부드러운 근육은 팔꿈치 굽을 굽히고 팔목을 굽히며, 손가락 마디마디를 굽힌다. 반대로 팔의 바깥쪽의 근육은 수축하면 팔꿈치를 펴고 팔목을 펴며, 손가락 마디마디를 편다. 복부의 근육은 알맞는 긴장으로 배 속의 위·장·간장 등의 중요한 내장을 고정하는 역할을 하는 동시에 등뼈를 굽혀 몸을 앞으로 꾸부린다. 등의 등뼈 양쪽의 목에서 허리까지의 근육은 등뼈를 바르게 하여 알맞게 몸둥이를 펴게 한다든지, 옆으로 눕히는 일을 하며, 엉덩이의 근육은 양 다리를 단단하게 지탱하게 하여 다리를 펴고, 굽히고, 다리를 벌리고 또 오무리는 등의 역할을 한다. 또 양 허벅지 앞의 큰 근육은 무릎을 펴서, 허벅지 안쪽의 단단하고 굵은 근육은 양허벅지를 굽힌다. 허벅지의 바깥 쪽 근육은 대퇴를 펴서 밖으로 벌리며 허벅지의 뒷 쪽 근육의 무릎을 굽힌다.

하퇴의 전외측의 근육은 발목이나 발가락을 펴고 발의 내연(內緣)을 올리며 외측근은 발의 외연(外緣)을 든다. 하퇴 뒤에 있는 흔히 말하는「장딴지」는 하퇴삼두근이라하여 발 뒷꿈의 근육이다. 발목을 올려, 걷든지 달리든지 할 때는 전근 퇴전측의 대퇴 사두근과 그것에 하퇴 삼두근과 발바닥이 주된 동작근이 된다.

이러한 근육 속이나 근육사이를, 혈관이나 신경이 통하고 있으므로 「맛사지란」章에서 기술한 것 처럼 심장에서 온 몸의 말초 까지 돌고 있는 혈액이나 임파가 다시 심장으로 쉽게 돌아가게 하기 위해서, 말초에서 몸의 중심이나 심장으로 향해, 쓰다듬고, 주물이고, 혼들고, 두들이는 등의 수기를 하는 것이다.「지압의 응용」의 章을 참고로 하여 숙련하여 주기 바란다.

(一) 상지의 맛사-지 (이하 본문의 수기번호는 유입된 제Ⅱ장의 수기 경우의 번호와 비추어 응용한다.)

Ⅰ. 손의 맛사-지

맛사-지 치료를 받는 사람은, 의자에 앉히든지 앙와하여도 좋다. 술자는 상대 앞에 앉든지 설 경우도 있다.

A. 수지의 맛사-지

〔1〕 지선에서 지근(指根)으로 향하여, 인지와 모지로 상대를 끼듯이 경찰하고 다시 술자의 수지로 가볍게 주물인다. 이것을 지배(指背)

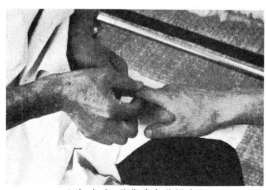

(1)의 수기. 指先에서 指根까지

와 지복(指腹)으로 앞과 뒤, 속과 겉으로 조심스레 한다(상지로 내외라 할 때는, 모지측이 외측, 소지측이 내측이다).

〔2〕 상대의 모지, 중지, 약지, 소지 각각 하나하나의 끝마디, 중간마디, 첫마디를 술자의 이지로 잘 주물러(경찰), 관절을 가볍게 운동시킨다. 손가락은 굴신(屈伸) 밖에 못하므로 한 손으로 지선을 잡고, 한 손으로 팔목을 잡아 가볍게 진동하는 것 처럼 운동 시킨다. 손가락은 매우 가볍게 한다. 수지 끝이 냉하기 쉬운 사람 등에 조금만 맛사-지 하는 것 만으로도 효과가 있다.

B. 손등의 맛사-지

〔3〕 술자는 한 손으로 상대의 손목을 손 바닥측에서 가볍게 받혀, 배지(背指)에서 수지로 그리고 손목까지, 한쪽 손의 바닥으로 가볍게

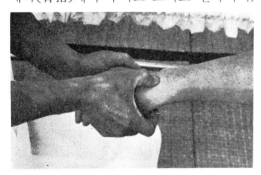

(4)의 수기. 손등의
뼈와 뼈 사이

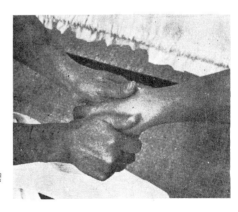

(6)의 수기. 세탁하는 것처럼
아래위로 움직임

크게 경찰한다.

〔4〕 모든 손가락의 기절(基節)인 곳에서 손목까지의 손등의 뼈와 뼈와의 사이에, 술자의 모지를 끼워 넣는 것 처럼하여 주물인다(모지 유날).

〔5〕 각각의 指背와 手背의 뼈 위에 단단한 근육 모양의 건이 붙어 있다. 이 건을 指先에서 손등까지 가볍게 부드럽게 모지로 주물인다.

〔6〕 상대의 손을 술자의 손바닥으로 잡고, 세탁하는 것 처럼 좌우를 바꾸어 가면서 아래 위로 움직인다(수지나 손의 운동법). 손의 피로에는 1~2분의 맛사-지로 효과가 있다.

C. 손바닥의 맛사-지

〔7〕 상대의 손바닥 전체를 술자의 손바닥이나, 지과(指髁, 주먹을 쥐고 四指의 등을 사용한다)로 한다(경찰).

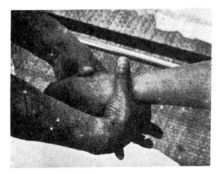

(11)의 수기, 손목의
관절을 환상으로

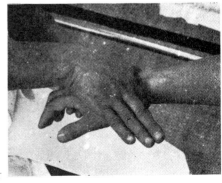

(12)의 수기, 손목의 건을

〔8〕 모지 뿌리 쪽의 부드러운 근육과 손바닥의 뼈와 뼈사이의 부드 러운 근육, 그리고 소지 뿌리쪽의 부드러운 근육을 술자의 모지의 <u>중</u> 앙으로 잘 주물인다.

〔9〕 상대의 손바닥 전체를 술자의 손바닥으로 가볍게 주물인다.

Ⅱ. 수관절의 맛사-지

〔10〕 손목의 관절을 뜻한다. 손목과 손바닥 쪽의 손목을 손가락 쪽 에서 팔 쪽으로 향해, 술자의 손바닥으로 잘 쓰다듬는다(手掌輕擦).

〔11〕 손목의 관절을 술자의 모지와 인지로 잘 문질러 눌러 보면 관 절의 뼈나, 이 관절 위를 통해 손바닥이나 손등과 손가락으로 가는 건에 댄다. 腱과 건사이는 부드럽다. 이 관절의 가장자리를 따라 술 자의 모지와 인지를 크게 벌려 둥글게 바른 쪽으로 경찰하고, 다시 건과 건사이나 관절되어 있는 뼈 사이를 가볍게 모지나 인지로 주물 인다.

〔12〕 손목의 관절의 손등 한가운데는 굵은 건이 있다. 손바닥 쪽에 는 모지 쪽에서 소지쪽으로 걸쳐서, 장모외경근(長母外輕筋), 요측수 근굴근(天側手筋屈根), 장장근(長掌筋), 천지굴근(淺指屈筋), 천측수 근굴근(天側手筋屈筋) 등의 건이 나란히 있다. 이러한 건을 술자의 모지와 인지로 끼운 것 처럼하여 흔들어 움직이게 한다. 이것은 익숙하 지 않으면, 좀처럼 잘되지 않지 마는, 관절의 탈구나 염좌, 류-마치-

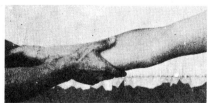

⑭의 수기(A), 손바닥쪽(수장경찰)

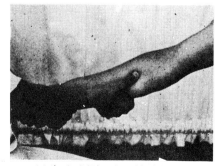

⑭의 수기(B). 左上(수장유날)

등으로 잠시동안 고정시켜 안정하게 한 관절은 반드시 이 부위 여러 가지 찹물이 모여서, 관절은 단단하게 되어, 건이 들어 붙어서 움직이지 않을 경우가 많다. 건이 관절 위에서 자유롭게 이동하지 못하면, 근육은 수축하지 못하여 관절은 움직이지 않는다. 따라서 관절 가장자리의 주위를 술자의 손목으로 잘 맛사-지하여 관절 위를 통하는 건을 자유롭게 운동할 수 있도록 할 필요가 있다.

〔13〕 수관절을 운동시킨다. 술자는 한쪽 손으로 상대의 전완 하부를 받혀, 한손으로 맛사-지하는 수부를 가볍게 잡고, 자유롭게 손목을 움직여 준다. 움직임이 나쁜 관절은 너무 무리하게 하지말고, 상대에게 아픔을 느끼지 않을 정도로 천천히 운동시킨다.

Ⅲ. 전완의 맛사-지

이 부위는, 손바닥 쪽의 근육군과, 모지쪽의 근육군과, 손등 쪽의 근육군으로 크게 구분하여 맛사-지한다.

A 손바닥 쪽의 굴근군(屈筋群)의 맛사-지

경로는 손목의 손바닥 쪽에서 팔의 척측상과(尺側上髁) 까지로서 손목을 굽히면 전완의 손바닥 쪽에 손목의 관절의 건이 단단하게 피부밑에 나타나, 거기에서 단단하게 수축된 근육의 부풀은 곳이 이 척측상과까지 늘어져 있는 것을 알 수 있다. 이 근육군은, 이 척측상과에서 일어나 손목 관절을 넘어, 손이나 손가락에 붙어 있는 근육으로 손목이나 수지를 굽히는 근육이다.

〔14〕 이 경로를 따라서 술자의 한쪽 손바닥으로 잘 경찰한다. 손바닥이나 모지로 천천히 힘을 넣고, 천천히 힘을 빼도록 하여 압박한다.

B 수지측의 근육군의 맛사-지

경로는 손목 관절의 손등쪽에서 전완의 손등쪽을 따라서 위로 올라, 팔의 뒷쪽으로 팔꿈치위의 조금 모지쪽으로 돌출한 뼈웅기(骨隆起) 손등과(橈側上髁)까지 충분한 맛사-지를 한다. 이 부위의 근육은 손

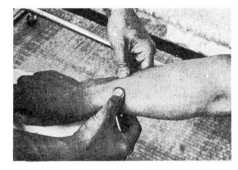

⒂의 수기, 전완손등쪽의
근육군

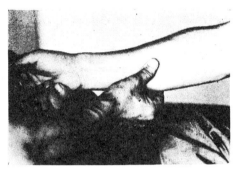

⒃의 수기(A), 전완모지쪽
(二指幅擦)

목을 펴서 수지를 펴는 근육으로써 주된 근육은 모든 지신근(指伸筋)이다.

〔15〕 이 경로는 손바닥으로 구심성에 가볍게 쓰다듬고, 주물이고, 다시 한가운데의 굵고 단단한 근육을 양손의 모지로 좌우에서 끼워 넣는 것 처럼하여 잘 주물인다.

다음에 손바닥이나 모지로 압박하여 간다.

C 모지측의 근육군의 맛사-지

이 경로는 손목을 모지쪽으로 굽히면 전완의 모지쪽에 단단한 근육이 나타난다. 이 근육을 대상으로, 손목관절의 모지측에서 팔꿈치의 모지쪽으로 근육의 높은 덩어리가 없어지는 곳 까지를 맛사-지한다. 전완의 신근군이다.

〔16〕 이 경락은 손목에서 팔꿈치까지를 술자의 모지와 인지로 근육

을 잡아내는 것 같은 기분으로 경찰하고, 다음에 인지로 압박하여 경찰하고 다시 인지로 경찰한다.

〔17〕 전완의 맛사-지한 곳을 구심성에 수지로 가볍게 두들인다(절타법, 권타법, 환상구타법).

주의하지 않으면 안되는 것은 부드러운 근육일 수록 작용이 좋으며, 운동능력도 좋다. 그 대신 외력에는 약하다. 그러므로 강하게 두들여서는 안된다. 손바닥 쪽의 근육은 대체로 부드러우므로 거타법은 주의하여 가볍게 행할 필요가 있다.

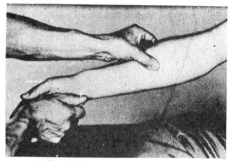

(16)의 수기(B), 전완오지쪽(이지유날)

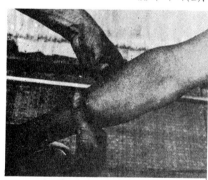

(17)의 수기, 전완의 환상구타

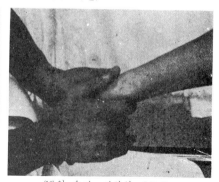

(18)의 수기, 전완의 진동법

〔18〕 전완의 진동법, 한손 또는 두손으로 상대의 지선을 가볍게 잡고 흔들어 진동시킨다.

〔19〕 전완을 앞으로 뒤로 회전운동을 한다. 술자는 한손을 상대의 팔꿈치에 두고, 한손은 손목을 잡고 전완을 느슨하고 가볍게 조금 비비트는 기분으로 돌리는 것 같은 운동을 한다.

Ⅳ. 주관절(肘關節)의 맛사-지

〔20〕 주관절의 앞쪽(손바닥쪽), 뒷쪽(모지쪽), 안쪽(소지쪽)에 걸쳐 술자는 한 손으로 상대의 전완을 가볍게 받혀, 한 쪽 손바닥으로 전완의 중간 부위에서 상완의 3분의 1 정도인 곳 까지 주관절을 충분히 쓰다듬는다.

〔21〕 상대의 주와(肘窩)를 위로 하여, 술자는 양손으로 받혀 사지의 안쪽을 주두(肘頭)의 양쪽 오목한 곳에 대어 좌우의 모지의 배를 주와중의 굵은 건(주를 굽히는 근육)의 양쪽을 잘 주물인다.

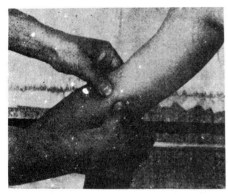

21)의 수기, 주관절의 맛사지

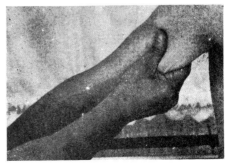

(25)의 수기, 上腕前側근군

〔22〕 같은 방법으로 주두의 양쪽-상완삼두근의 건, 주두에 붙어 있는 단단하고 굵은 건, 팔꿈치를 펴는 근육-을 술자의 사지(모지이외의 다른 네개의 손가락)로 잘 주물인다.

〔23〕 팔꿈치의 관절의 가장자리를 따라서, 뼈와 뼈의 사이와, 건과 건의 사이를 가볍게 모지나 인지로 경찰한다.

〔24〕 20의 수기를 반복하여 팔굽의 굴신운동을 행한다(자동, 타동, 저항운동).

V. 상완의 맛사-지

술자는 상대 곁에 위치한다.

상완의 맛사-지는 전측근군(손바닥 쪽), 외측근군(어깨 끝의 근육)을 나누어서 행한다.

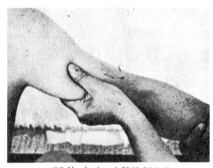
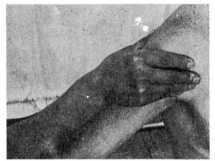

(26)의 수기, 上腕後側근군   (27)의 수기, 上腕外側근군

〔25〕 전측근군의 맛사-지

술자는 한손으로 상대의 팔을 받혀, 상완의 손바닥쪽을 위로 하여 한쪽 손바닥으로 주의 손목 부근에서 수기를 시작하여, 역류의 부드러운 근막을 넓고 크게 쓰다듬고, 다시 겨드랑 밑까지 쓰다듬는다. 이 때 손바닥 전체가 상대 몸에 밀착되어 있는 것이 중요하며, 그렇지 않고, 완와(겨드랑 밑)로 가까워지면 간지러운 느낌이 일어난다. 이

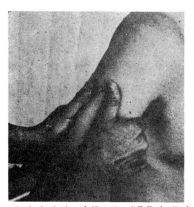
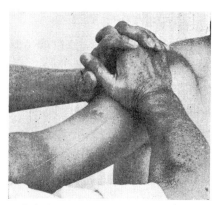

(28)의 수기, 송곳으로 찌를듯한 모양
으로 주물러 올라간다.

(29)의 수기, 두손속에 잡아 올리듯이

근육은 주와(肘窩)인 곳에서 어깨 끝의 큰 삼각근 밑으로 파고 드는 상완골의 위에 붙은 근육이므로, 여기까지 잘 맛사-지 하지 않으면 효과는 바랄 수 없게 된다.

이어서 손바닥으로, 부드럽게 압박하고 잘 주물인다.

〔26〕 후측근군의 맛사-지.

술자는 앞에서 한 것과 같은 방법으로 상대의 팔을 받혀 팔꿈치의손목 쪽을 위로 하여, 술자의 한쪽 손바닥으로 肘頭의 손목 가까이에서 시작하여, 겨드랑 밑 뒤쪽 깊숙한 곳 까지 잘 주물이고, 쓰다듬으며, 압박한다.

〔27〕 외측근군의 맛사지. (삼각근군)

술자는 한 손으로 상대의 팔꿈치인 곳을 받혀, 어깨끝의 삼각근을 늦추어 상완의 외측의 중앙에서 어깨 끝 까지 손바닥으로 크게 쓰다듬고, 압박하여, 주물인다. 이 근육이 지나치게 클 때는, 앞뒤를 나누어서 맛사-지하여도 좋다. 이 근육은 어깨 관절을 수평으로 바로 옆으로 올리는 근육(肩관근의 外轉筋)이다.

〔28〕 상완의 전측근군과 후측근군을 술자의 두 손바닥으로 좌우에서 크게 잡는 것 처럼 하여, 肘의 조금 밑에서, 어깨 끝까지 좌우 손을 교대교대로 쓰면서 송곳으로 찌르듯 주물러 올라간다(錐狀揉捏).

〔29〕같은 방법으로 외측근군을 28의 수기로 송곳 찌르듯한 모양으로 주물인다. 이 경우, 상대의 팔을 술자의 어깨에 짊어지는 것 처럼 하고, 술자는 좌우의 양팔꿈치를 펴서 좌우의 수지를 짜 맞추어 삼각근을 손가락으로 낀 두 손 속으로 잡아 올리는 것 처럼하여, 주물러 올리는 방법이다. 근육이 잘 발달 되어 있어 클 때는 효과가 있다. 사진을 참조하여 주었으면 한다.

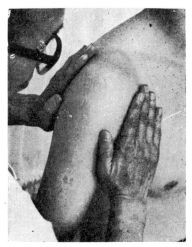 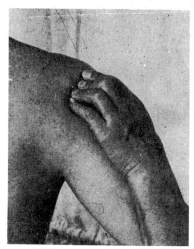

(32)의 수기, 견관절의 앞쪽   (35)의 수기, 견봉부를 모지로

〔30〕상완의 구타법(절타법, 박타법, 권타법 등)을 행한다. 다만 가볍게 리드미칼하게 두들일 것, 강하게 두들이는 것은 금물이다.

〔31〕상완전체의 진천, 진동법을 〔18〕의 전완전체의 진천·진동법과 같은 모양의 방법으로 행한다.

VI. 견관절의 맛사-지

견관절은 앞·뒤·위·밑으로 나누어 행한다.

〔32〕견관절의 앞쪽(베낭의 걸방이 닿는 부분)과 뒷쪽-견갑부의 근육이나 허리에서 비스듬이 올라 겨드랑의 뒷벽을 짓는 광배근부(廣

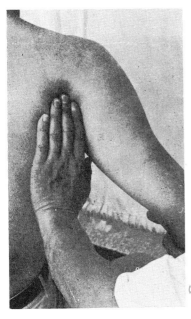

(34)의 수기,
견관절의 후쪽

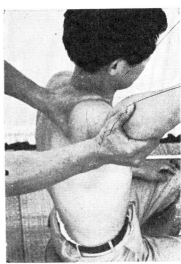

(36)의 수기, 견관절의 운동

背筋部), 팔을 뒤로 돌리는 근육-어깨 관절의 상부를 술자의 두손 혹은 한쪽 손으로 잘 경찰한다.

〔33〕 견관절의 앞쪽-팔을 앞으로 돌리면 가슴이 높아지는 것을 짓는 대흉근과 삼각근과의 사이에 되는 홈, 여기에서 견관절에 직접 밖에서의 자극이 미치는-을 어깨 끝에서 겨드랑을 따라서 사지로 잘 경찰하고, 잘 유날하고 안날(按捏)한다.

〔34〕 어깨 관절의 뒤쪽-견갑부의 근육이나 광배근부, 이 부위도 비교적 근육이 엷어서 바깥으로 부터의 자극이 어깨관절에 직접으로 미치는-에 사지로 경찰하고 유날한다.

〔35〕 견봉부(肩峰部)를 모지로 잘 주무른다. 이어서 어깨관절의 가장 자리에 따라서 모지나 사지의 안쪽으로 안날한 가.

〔36〕 어깨 관절을 운동한다. 어깨관절은 온 몸 중에서 가장 어느 방향이든지 자유롭게 움직이는 관절이므로 충분히 에 생리적 한계까지 운동한다(자동·타동·저항운동 등).

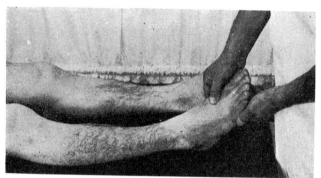

(39)의 수기, 발등의 뼈와 뼈사이를

(二) 하지의 맛사-지

I. 족(足)의 맛사-지

술자는 편 상대의 하지를 향해 위치한다.

〔37〕 족지의 수기는 수지와 같은 모양으로 행한다.

〔38〕 발은 전체를 발가락에서 발목으로 향해, 손바닥으로 경찰한다.

〔39〕 발등의 뼈와 뼈사이와 건의 위를 구심성으로 모지로 쓰다듬고, 주물인다.

〔40〕 발바닥 전체를 주먹을 쥐고 손가락 등으로 조금 강하게 쓰다듬고, 모지로 압박하여 잘 주물인다.

〔41〕 발가락, 발등의 뼈를 잘 운동한다.

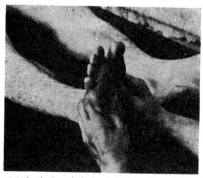

(40)의 수기, 발바닥 전체를 모지로 눌린다.

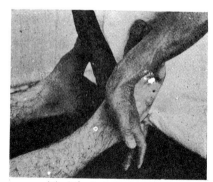

(43) A의 수기 (A에서 B로)

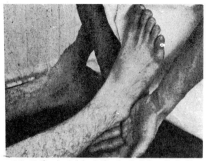
(43) B의 수기 (수기의 움직임을 나타냄)

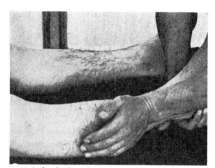
(46)의 수기, 하퇴 전측근군의 맛사지

Ⅱ. 족관절의 맛사-지

〔42〕 족관절의 앞쪽을 발등 중간 쯤 부터 수기를 시작하여 하퇴의 3분의1 쯤까지 술자의 손 바닥으로 잘 경찰한다.

〔43〕 관절의 가장자리(外踝와 外踝를 잇는 하퇴와 발과의 경계, 즉 발목)에 따라 술자의 소지쪽의 부드러운 근육으로 환상(⌣)하여 경찰한다.

〔44〕 아킬레스 건의 양쪽을 二指로 끼우는 것 같이 잘 주무른다.

〔45〕 족관절을 자유롭게 운동한다.

Ⅲ. 하퇴의 맛사-지

상대를 침대위에 앙향으로나 옆으로 눕힌다. 술자는 그를 향해 위치한다.

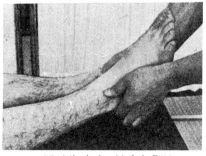
(47) A의 수기, (A에서 B로)

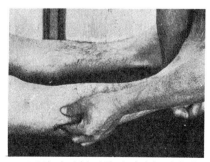
(47) B의 수기 (수기의 움직임을 나타냄)

A 전측근군(신근군)의 맛사-지

경로는 족관절의 앞에서 슬관절까지, 특히 무릎아래 경골조면(脛骨桓面)과 비골소과(腓骨小踝)의 사이 까지, 이 근육에 따라서 좌골신경에서 기분(技分)된 비골신경이 통하고 있다.

〔46〕이 경로를 술자의 손바닥으로 경찰하고, 압박하며, 손의 뿌리 부분으로 유날한다. 이 부위의 근육은 단단하므로, 지과(주먹을 쥔 손가락의 근)로 경찰하는 것도 좋다.

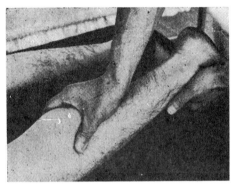

(48)의 수기. 하퇴후측근군

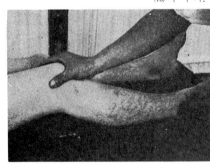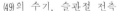

(49)의 수기. 슬관절 전측

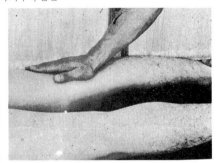

(52)의 수기. 슬관절 후측

B 외측근군(비골근군, 신근군)

경로는 외과에서 비골의 가장자리를 따라 하퇴의 바깥쪽을 비골소두까지

〔47〕이 경로는 근복도 단단하고, 근육도 비교적 가느다란 하므로 모지와 인지로 근육을 끼우는 것 처럼하여, 경찰하고, 압박하며, 유날하고 이어서 경찰한다.

C 후측근군(굴근군, 하퇴삼두근군)의 맛사-지

이 경로는 하퇴의 장딴지의 근육의 맛사-지로 뒤꿈치에서 슬와(무릎 뒷쪽 오목한 곳)까지, 이 근육의 한 가운데를 좌골신경에서 技分된 경골신경이 통하고 있다.

〔48〕이 경로를 술자의 손바닥으로 경찰하고 압박하며 유날한다. 특히 주의해야 할 것은, 부위의 근육은 부드러우므로, 경찰하고 유날하여 통을 일으키지 않게 한다. 발꿈치에 슬와까지 충분히 맛사-지한다. 최후에 하퇴 전체를 진동하고 구타한다.

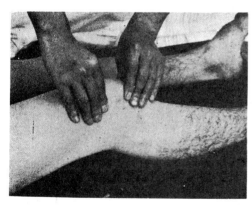

(55)의 수기, 슬개골의
상하좌우의 이동법

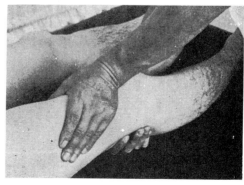

(57)의 수기, 대퇴의 전측근군

Ⅳ. 슬관절의 맛사-지

술자는 침대위에 앙와한 상대의 하지의 옆쪽에 위치한다.

A 슬관절 앞쪽의 맛사-지

〔49〕 무릎 밑에서 수기를 시작하여 슬개골 위를 대퇴 앞쪽 밑까지

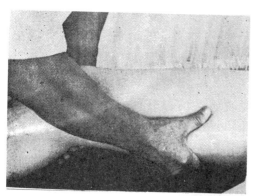

(58)의 수기, 대퇴의 내측근군

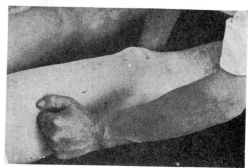

(59)의 수기, 대퇴의 외측근군

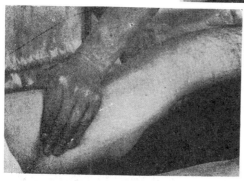

(60)의 수기, 대퇴의 후측근군

술자의 손바닥으로 경찰하고, 다음에 무릎관절의 둘레와 뼈의 가장자리에 따라 환상(◡) 으로 경찰한다.

〔50〕 대퇴 앞쪽의 신근(伸筋)의 슬부를 넓게 손바닥으로 경찰하고, 주물인다.

〔51〕 슬개골의 둘레의 관절 가장자리를 모지로 잘 按捏(눌리면서 주물인다)한다.

B 슬관절후측의 맛사-지

〔52〕 무릎뒷쪽 오목한 곳을 손바닥으로 경찰한다. 하퇴의 중앙에서 대퇴후측의 하부까지.

〔53〕 대퇴후측의 굴근군의 건부(腱部)를 손바닥으로 잘 경찰하고 유날한다.

〔54〕 슬와를 모지로 잘 경찰하고, 눌리며 주물인다.

C 슬관절전체의 맛사-지

〔55〕 슬개골의 상하좌우의 이동법 – 술자의 한쪽 손으로 슬개골을 잡고, 크게 움직이게 한다.

〔56〕 무릎관절을 자유롭고 크게 굴신운동을 한다.

V. 대퇴의 맛사-지

술자는 침대위에 앙와 또는 복와한 상대의 옆에 위치한다.

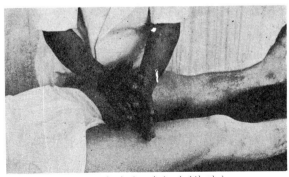

(61) A의 수기, 대퇴 전체의 절타

대퇴의 맛사-지는, 앞, 안, 바깥, 뒤 쪽의 여러 마디를 나누어서 행한다.

A 전측근군(伸筋群, 大腿四頭筋群)의 맛사-지

경로는 슬개골 위의 가장자리에서, 대퇴의 굵고 부드럽고 큰 근복을 거쳐서 전장골극까지, 대퇴 사두근군과 대퇴 안쪽을 통하는 대퇴동맥, 정맥, 신경 등의 경로를 구심성에 맛사-지 한다.

〔57〕 이 경로를 술자의 손바닥으로 잘 경찰 하고 압박하며, 유날한다.

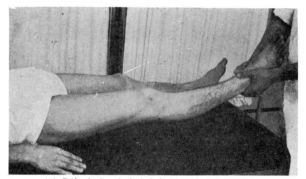

(61) B의 수기. 슬관절이나 무릎관절의 굴신운동

B 내측근군(내전근군)의 맛사-지

슬관절부에서 장치와(腸恥窩)로 향하는 경로

〔58〕 이 경로를 손바닥으로 경찰하고 압박하며, 유날한다.

C 외측근군(외전근군)의 맛사-지

슬관절부의 바깥 쪽에서 대전자(大轉子)로 향하는 경로, 이 부위는 筋腹이 단단하므로, 조금 강하게 하여도 좋다. 다만 뒤에 통(痛)을 남기지 않는 것이 중요하다.

〔59〕 이 경로를 손바닥으로 잘 경찰하고 유날한다. 때로는 지과경찰이나, 술자의 수근으로 유날하는 것도 좋다.

D 후측근군(대퇴＝頭筋, 半腱半腂樣筋群)의 맛사-지

슬와에서 엉덩이 부위의 좌골결절에 향하는 경로로, 근군이 안팎으

로 둘로 반반 나누어져 있으므로, 내반과 외반으로 나누어서 맛사-지
하여도 좋다.

〔60〕 이 경로를 손바닥으로 경찰하고, 압박하며, 유날한다.

〔61〕 대퇴전체를 크게 진동하여 구타법(절타, 가벼운 격타, 박타 등)
을 행하여, 슬관절, 무릎관절의 굴신운동을 행한다.

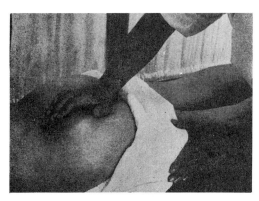

(64)의 수기, 둔부주위의
수근유날

Ⅵ. 고관절의 맛사-지

술자는 침대위에 앙와 또는 복와한 상대의 대퇴를 조금 외전(外轉)
하고, 그 옆에 자리 잡는다.

〔62〕 고관절 주변을 손바닥으로 경찰한다.

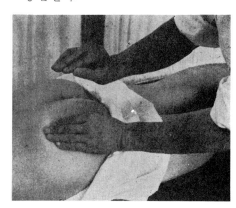

(65)의 수기, 둔부의 구타법

〔63〕고관절을 둘러싸고, 이 관절운동에 관계되는 근군에 대해서, 손바닥으로 경찰하고, 유날한다.

고관절은 커다란 근육에 포함되어 있으므로, 직접 피부에서의 자극이 관절을 자극하기 어렵다. 서경부를 대상으로 모지와 사지두로 가벼운 압박이나 안날이 효과가 있다.

Ⅶ. 둔부(臀部)의 맛사-지

침대위에 상대를 복와시켜, 술자가 그 옆 쪽에 자리한다.

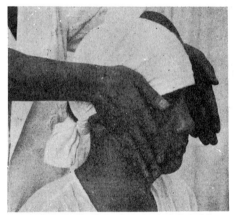

(67)의 수기, 귀의 앞에서 아래턱까지를

〔64〕엉덩이 주위 언저리의 대전자(大轉子)에서 수기를 시작하여, 미골(尾骨) 선골(仙骨)의 가장자리, 장골릉으로 향하여 엉덩이 부위를 한바퀴 도는 것 같은 모양으로, 넓고 크게 조금 강하게 손바닥으로 경찰하고 유날한다. 전근이 크고 두터울 때는 수근유날도 좋다.

〔65〕臀部의 구타법(수격타, 절타, 박타 등)을 행한다. 이 곳은 지방층이 두텁고, 근육도 크고 두터우므로 조금 강하게 행한다. 가볍게 하면 간지럽기도 하다.

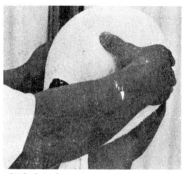

(68)의수기, 모지로 머리의 정중선을

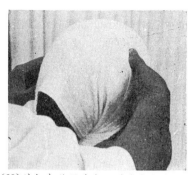

(69)의수기, 前頭에서 두정까지의 웅기를

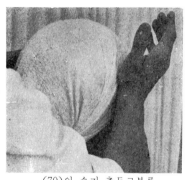

(70)의 수기, 측두근부를

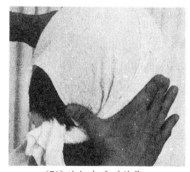

(71)의수기, 후경부를

(三) 두부의 맛사-지

술자는 상대의 모발을 허트리지 않기 위해서 수건이나, 타올 등으로 사진처럼 머리를 싸고 뒷 머리의 목줄기인 곳에서 단단하게 묶고 난 다음 상대의 뒷 쪽에 선다(이것은 맛사-지를 받는 사람이 앉아 있을 경우이지 만은, 옆으로 누워 있으면 머리의 한 쪽씩 맛사-지하고, 앙와이면 상대의 머리 쪽에 앉아서 상대와 마주 향하는 위치로 자리잡는다.)

〔66〕여기서는 상대가 앉아 있을 경우에 대하여 설명하기로 한다. 술자의 두 손바닥을 상대의 앞 머리부위에 가볍게 ·대어, 머리의 정중

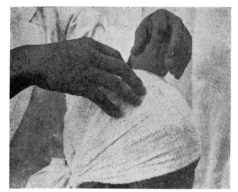

(72)의 수기, 머리 전체의 가벼운 구타

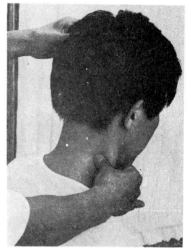

(74)의 수기, 경부의 맛사지

을 끼우 듯이 하여 뒷 머리 부위까지 경찰한다.

〔67〕 술자의 좌우 두 손바닥을 상대의 옆머리 부위에 두고, 여기에서 귀 앞을 거쳐, 아래 턱 부위 까지 안면동정맥의 경로를 따라 경찰한다.

〔68〕 술자의 한쪽 손으로 가볍게 상대의 머리를 받히고, 다른 한 손의 모지로 머리 정중선을 이마에서 뒷 머리 까지 수레바퀴모양 으로 주물인다.

〔69〕 다음에 전두웅기(이마 모서리의 뼈의 높아진 곳)에서 頭頂部의 隆起까지의 경로를 우측은 좌수의 모지로, 좌측은 우수의 모지로 가볍게 윤상(⌣) 으로 유날한다.

〔70〕 측두근부를 술자의 손바닥 또는 四指로, 때로는 手根으로 잘 주물인다.

〔71〕 후경부의 승모근의 부착부에서 귀 뒤의 유양돌기(乳樣突起)까지의 경로를, 上項線을 따라서 모지로 유날하고 압박한다.

〔72〕 머리 전체를 가볍게 구타한다. 일본에서 안마는 독특하게도 「곡수(曲手)」라는 수기가 있다.

〔73〕 마지막으로 머리 전체를 다시 한번, 두 손바닥으로 경찰하고
그친다.

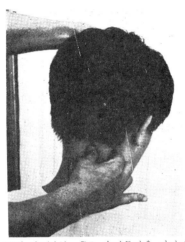

(75)의 수기(A), B로 수기동작을 나타냄.

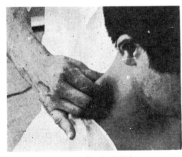

(75)의 수기(B)

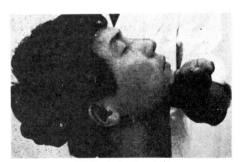

(76)의 수기, 仰首法

(四) 경부(頸部)의 맛사-지

상대가 앉아 있을 때는, 술자는 그 뒷쪽에 자리한다. 옆으로 누워
있을 때는, 우이면 우쪽 만을 다음에 좌측이라고 하듯이 한쪽씩 처치
를 한다.

〔74〕 귀 뒤의 유양돌기에서 가슴 앞의 흉쇄관절에 향하는 흉쇄유돌

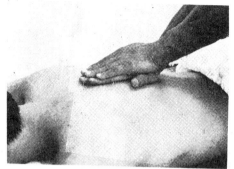

(78)의 수기. 척주의 손바닥압박

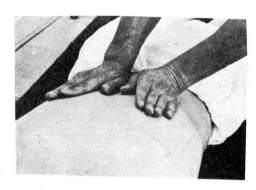

(79) A의 수기 (수장경찰)

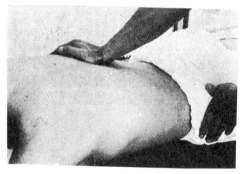

(79) B의 수기. (수장유날)

기근의 경로를 술자의 四指腹으로 좌우를 함께 경찰하고, 다시 술자의 모지복으로 경찰한다. 다음에 사지두로 이 근육을 가볍게 윤상으로 주물고, 다시 二指로 이 근육을 끼우는 것 처럼하여 유날한다.

체간(體幹)에서 두부로 가는 동맥관, 머리에서 심장으로 돌아가는

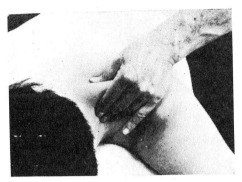

(80)의 수기, 二指유날 승모근군의
맛사지

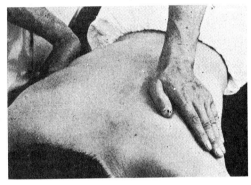

(81)의 수기, 제 1 ~제 6 흉추
양측에서 건봉을 향해서

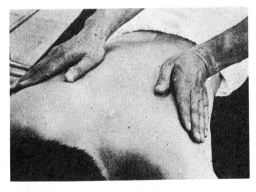

(82)의 수기, 수기의
동작을 나타냄

정맥관, 또 가슴이나 복부의 내장을 돌아 그 기능을 조절하고 있는
중요한 신경(미도신경＝부교감신경)이나, 머리와 체간과의 피의 흐름
을 조절하고 있는 대동맥구 등, 인간의 생명활동으로 가장 중요한 혈

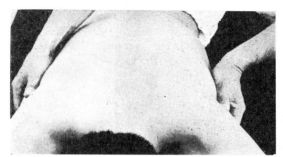

(83)의 수기. 광배근부의 맛사지

관이나 신경, 기관이나 조직이 이 근육의 안쪽을 통한다. 따라서 이 근육은 끊임없이 이들 기능을 반사하여 「凝」이 나타나기 쉬우며, 또 근자신도 크고 무거운 머리를 받히고 그 운동을 함으로 피로도 생긴 다. 경의 맛사-지의 주안은 「이 흉쇄유돌근의 긴장을 늦추기 위해」서 라고 하더라도 지나친 말은 아니다.

〔75〕 후경부의 외측하부에서 경추의 양쪽에 세로로 굵은 근육의 높 은데가 있다. 이 근 뒤에서 머리를 받혀 머리의 운동을 담당하고 있 으며 어깨까지 한 줄기이다(승모근군). 이 굵은 근육을 손 바닥으로

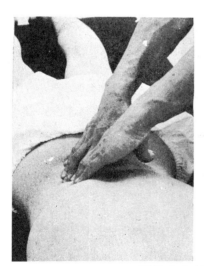
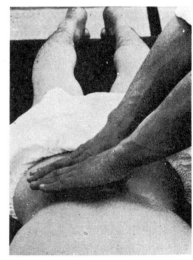

(84)의 수기. (수기의 동작을 나타냄)

잘 쓰다듬고, 다음에 이지로 크게 잡는 듯이 하여 머리 위에서 부터 어깨 끝을 향해 유날한다.

〔76〕 마지막으로 술자의 한손으로 상대의 뒤머리에 또 다른 한손은 턱에 대어 얼굴은 천정을 향하도록 하여, 두 손으로, 턱을 펼수 있는 데 까지 위로 치켜 올린다. 목이 펴지고, 기울어진 목의 흉쇄난돌기가 똑 바르게 펴지고, 그에 따라서 머리와 胴을 잇고 있는 혈관도 바로 서고, 머리에서 심장에로의 정맥혈의 환류가 촉진한다(仰首法).

〔77〕 머리와 목의 전굴, 후굴, 좌우측굴, 회전운동 등을 행한다.

(五) 배부의 맛사-지

상대를 복와시키고, 술자는 그 우측에 자리 잡는다.

〔78〕 양 어깨 높이의 등뼈「제7 경추골」에서 선골, 미골까지, 바른쪽 손바닥을 밑으로 하고, 그 뒤에 왼쪽 손바닥을 포개어 조용히 한군데 를 3~4초간 쯤 천천히 눌러간다(척주 전체를 손바닥으로 압박)

A 척주근군(仙棘筋群)의 맛사-지

〔79〕 양쪽 어깨 높이의 등뼈 양쪽의 굵고 단단한 근육군-복와하여 가슴을 재끼면, 등뼈의 양쪽에는 뚜렷하게 파여지게 된-을, 등뼈를 따라서 위에서 아래로 강하게 손바닥의 경찰, 지과의 경찰, 수근으로 의 유날을 행한다. 그리고 모지로의 유날도 행한다. 이 근육은 등뼈를

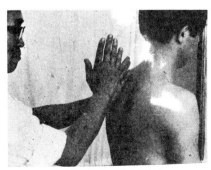

(85)의 수기, 절타법 (A)

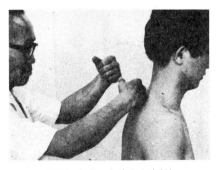

(85)의 수기, 수권구타법 (B)

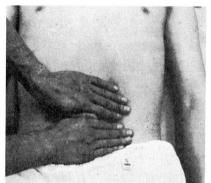
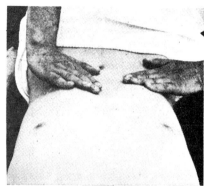

(91)의 수기, 복부의 맛사지　　　(92)의 수기, 심하부에서 계측간에 걸쳐서

똑 바로 세워서 운동시키는 중요한 근육이며, 똑 바로 선 사람으로는 특히 잘 발달되어 있으므로 예컨대, 흉복부의 내장에 변화가 있으면, 곧 반응하여 「압통」이나, 「응어리」, 「응고」가 나타나는 근육이다. 언제나 부드럽게 하여 두지 않으면 안된다.

B 승모근군의 맛사-지

상·중·하의 3부로 나누어서 행한다.

〔80〕 후경부에서 견상부를 거쳐 견봉으로 향하는 손바닥의 경찰과 사지의 유날, 다시 좌우 양쪽 손의 이지로 동시에 이 근육을 잡고, 좌

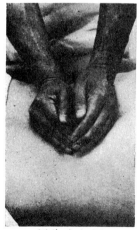
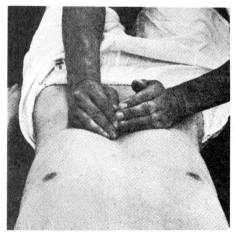

(93)의 수기 (B)　　　(93)의 수기 (A), 수기의 동작을 나타냄 (위부분)

우 교대로 이 근육을 톱으로 끊듯이 주물러 판다(鑛狀揉捏).

〔81〕 제1~제6추의 양쪽에서 견봉으로 향하는 경로를 손바닥으로 경찰과 유날을 한다.

(제6추는 좌우의 견갑골의 하단을 옆으로 이은 선이 척주와 만나는 곳)

〔82〕 제12 흉추의 양쪽에서 견봉으로 향해, 손바닥으로 경찰 및 유날을 한다.

C 광배근의 맛사-지

〔83〕 요추하부(허리띠 높이 보다 조금 밑쪽)에서 비스듬히 바깥 상방으로 향하여, 제12 흉추의 높이에서 겨드랑 밑의 뒷 벽, 상완이 붙은 자리로 향해서 손바닥으로 경찰, 유날을 한다. 특히 겨드랑 밑의 뒷쪽으로는 크게 이 근육을 잡는 것 처럼하여 유날한다. 이 근육은 상완을 뒤로 돌리는 근육으로 오십견 등일 때는 많은 긴장을 일으킨다. 허리에서 겨드랑 밑까지 충분히 맛사-지하면 효력이 높다.

D 요부, 입간근(立幹筋)의 맛사-지

〔84〕 요추양쪽의 단단하고 큰 근육군을 손바닥이나 모지로 유날하고 압박한다. 이 부위의 근육은 요근통의 바탕이 되며, 스포-츠의 달리기, 뛰기 경기의 기본체위의 바탕이 된다.

〔85〕 마지막으로 배부 전체의 구타법(수권타, 절타, 지배타, 박타 등)을 행한다.

(六) 흉부의 맛사-지

상대를 바르게 눕히고 술자는 그 옆에 자리 잡는다.

〔86〕 대흉근군의 맛사-지.

상하 2부로 나누어 행한다.

상부는 쇄골 아랫쪽의 안쪽에서 하와를 향하는 경로를, 하부는 흉골의 가장자리에서 비스듬히 외상방으로 향하는 경로를 맛사-지한다.

〔87〕 이 경로를 손바닥으로 마찰하고, 사지로 유날한다.

118

〔88〕대흉근의 바깥 가장자리를 따라서 손바닥으로 경찰하고 유날한다.

〔89〕측흉부의 외측근이나 늑간근을 대상으로 하여, 흉골쪽의 가장 자리에 수기를 시작하여, 가슴쪽부위를 가볍게 손바닥으로 경찰한다.

〔90〕대흉근부를 대상으로 가볍게 구타한다. (박타, 가벼운 절타 또는 지두 구타 등)

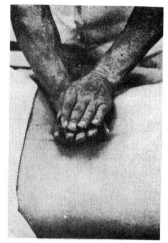

(94)의 수기, 배꼽을 중심으로

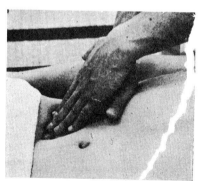

(95)의 수기(A), 이하 B, C, D의 순으로

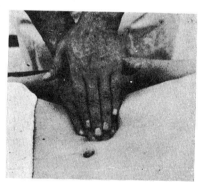

(95)의 수기(B)

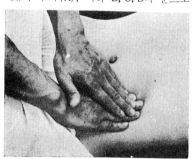

(95)의 수기(C)

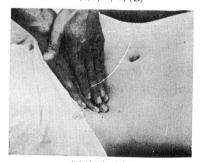

(95)의 수기(D)

(七) 복부의 맛사-지

상대를 침대에 무릎을 굽혀 앙와시키고, 술자는 그 옆에 자리잡는다.

〔91〕 복부전체를 가볍게 손바닥으로 크게 윤상으로 맛사-지한다.

〔92〕 심하부에서 계늑간에 걸쳐 좌우를 교대교대로 손바닥으로 경찰한다.

〔93〕 상복부 특히 위(胃)의 부분을 위를 끼우는 것 처럼하여, 좌우 두손의 손바닥으로 유날하고, 다시 파상(〰)으로 유날한다.

〔94〕 배꼽을 중심으로 하는 소장부를 좌우 두손의 손바닥으로 물결모양으로 유날한다. 바른 손바닥을 밑에 하고 왼 손바닥을 위에 포개어 배의 노를 젓듯이 두손을 물결모양으로 움직여서 가볍게 리드미칼하게 주무른다.

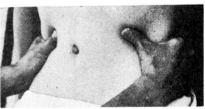

(96)의 수기(B), 左上(A에서 B로)

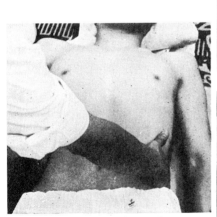

(96)의 수기(A), 수기의 동작을 나타냄

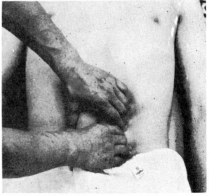

(97)의 수기, 복부의 압박

〔95〕 바른쪽 하복부에서 우계늑부로, 배꼽 윗쪽을 왼쪽 계늑부에, 왼쪽 하복부에서 서경부로 ⌒모양으로 술자의 두손의 손바닥을 포개어 유날하고, 다시 좌우 두손의 사지를 포개어 대장의 경로를 따라서 유날한다.

〔96〕 좌우측 복부를, 술자의 두 손바닥을 잡는 것 처럼하여, 요방형근과 내외복사근을 함께하여 좌우를 교대로 유날한다. 이어서 허리에서 좌우 옆의 복부를 밀어 올리는 것 처럼, 술자의 두 손바닥으로 조르는 것 처럼 주물러 제부(臍部)의 복벽을 양손으로 크게 잡는 것 처럼 쳐 올려 진동을 준다.

〔97〕 복부의 압박법, 구미(鳩尾)에서 배꼽, 배꼽에서 치골결합까지, 다시 계늑부를 제12 늑골까지, 복직근의 내연과 외연, 내외복사근의 내연을 따라서 술자의 모지의 지복으로 조용히, 천천히 압박한다.

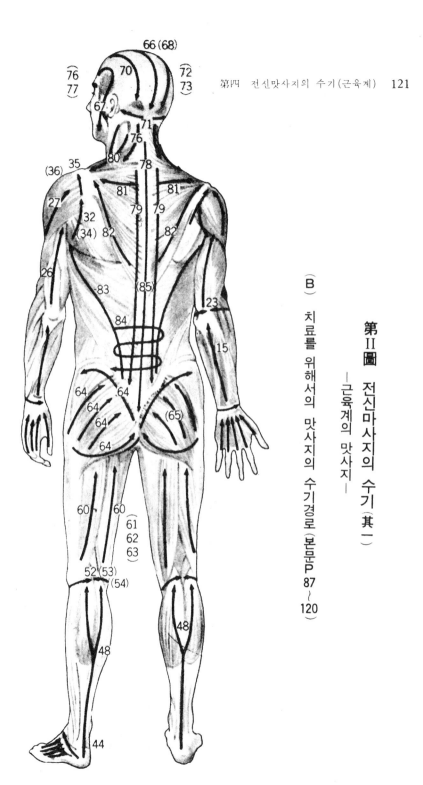

第Ⅱ圖 전신마사지의 수기(其一)
—근육계의 맛사지—

(B) 치료를 위해서의 맛사지의 수기경로 (본문P 87~120)

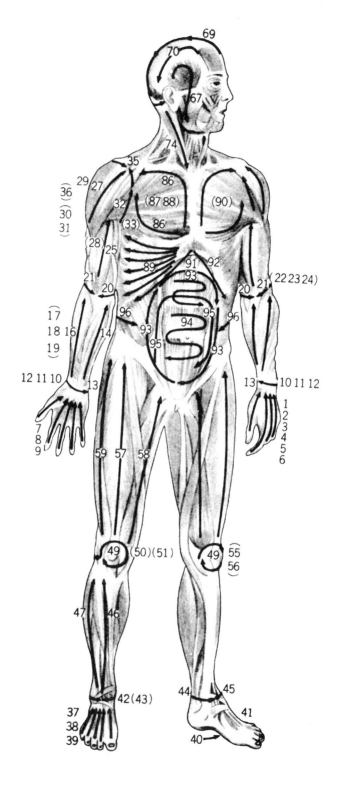

第五 전신맛사-지의 수기(其二)

결합직 맛사-지

(一) 결합직 맛사-지란

결합직맛사-지는 독일의 엘리쟈베-드 · 테이크 여사(1900~1958)가 처음으로 시작한 새로운 맛사-지의 방법이다.

종래의 맛사-지가 근육을 대상으로 하여, 이것을 「쓰다듬고」「주물이고」「이기고」하는 것에 대하여, 결합직맛사-지로는 피하결합직에 잡아당기는 것 같은 자극을 주기 위해, 피부를 비틀어 놓은 것 처럼 하는 수기(일종의 강찰법)만을 하는 것이 특색이라 한다.

결합직맛사-지는 테이크여사가 자신의 병을 이와 같은 특수한 맛사-지로 고쳤다는 귀중한 경험에서 생겨, 다시 베일(Veil), 골라우슈(Kohlrausch), 로이버(Leabe)등의 전면적인 협력에 의해 이론적인 체계가 확립된 것이다. 최초로 출판된 책은 결합직에 있어서의 반사대 맛사-지라고 이름이 지어졌으나, 1952년, 데이크가 죽기 직전에 출간된 책에서는 「결합직 맛사-지」라는 실제적인 이름이 쓰여져, 그 다음 부터는 결합직 맛사-지라고 부르게 되었다.

(二) 결합직 맛사-지의 기초

결합직(결합조직)은 글자 그대로, 몸의 모든 세포, 조직, 장기를 결합하여 기능적으로 연락하는 조직으로, 머리의 천변에서 발 손톱 끝까지 온몸의 곳곳에 있다. 발생학적으로는, 지방조직이나 골조직과 같이 중배엽에서 발달된 것으로서, 근육조직이 되는 과정으로서의 작은 근속의 사이나 근육의 표면이나 근육이 뼈에 붙는 부분의 건이나, 관절을 고정시키는 인대 등을 만들어, 혈관의 벽, 신경의 소, 내장의 표면을 덮는 막(내막랑) 등도 모두 결합직으로 되어 있다.

결합직은 다만 단지 결합되든지, 몸의 운동을 원활하게 하는 것 뿐이 아니라, 생명을 유지하기 위해서도 밀접한 관계가 있다. 모든 세포는 결합직에서 영양을 받아 들여, 대사를 영위하고 있으며, 혈액이나 임파액의 순환이나, 홀몬의 조절에도 빼 놓을 수 없는 존재이다. 결합직은 생체의 일대 영양계이며, 염증일 때의 방위반응에도 적극적으로 참가한다. 따라서 결합직의 활동이 약해지면, 여러가지의 질병, 예컨데 동맥경화증, 류-마치-, 강피증, 홍반성량창, 다발성 동맥염 등의 膠原病이 일어나게 되는 것이, 미국의 그랜베라-의 연구결과에서 판명되게 되었다.

결합직맛사-지를 행하는데 중요한 기초지식은 「반사대」이다.

반사대라는 것은 내장과 체표(피부나 결합직, 근육의 모임)의 사이는 신경에 의한 관련이 있어서, 내장에 질병이 있으며, 체표부에 여러가지 병적인 변화가 대상으로 나타나는 것을 말하며, 이 내장과 체표와의 관련을 이용한 치료법이 반사대맛사-지라고 하지 마는, 반사대의 대표적인 것이 헷트대와 맛켄지-대이다. 헷드대는, 내장의 병에 의해 피부에 지각의 과민한 상태(따끔따끔하거나 저리는 느낌)가 나타나는 것을 말한다.

맛켄지-대는 더욱 깊은 근육에 나타난 긴장이 높아진 것의 과민한 대를 말함.

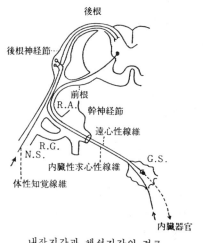

後根
後根神経節
前根
R.A.
幹神経節
遠心性線維
R.G.
N.S.
内臓性求心性線維
体性知覚線維
G.S.
内臓器官

내장지각과 체성지각의 경로

그런데 다시 이 헷트대(피부의 과민)과 맛켄지-대(근의 과민)와의 사이에 있는 결합직에도 같은 변화가 일어나는 것이 테이케에 의해 발견된 이래, 결합직대라고 하는 반사대가 있다는 것을 알게 되었다. 이 대에 나타나는 변화는 피부를 손가락으로, 비틀어 놓는 것 처럼하여, 특수한 진단방법을 하지 않으면 알 수 없게 된다. 결합직대에 나타나는 변화는 주로 피하결합직 긴장변화이며, 피부에 손가락을 눌러 붙여서 손가락 끝에 피부의 주름을 만들면서, 비틀어 가면, 건강한 부분과 병적인 부분이 구별된다. 건강한 결합직은 손가락으로 눌리면, 탄력적이여서 주름이 되기 쉽지 마는, 병적인 결합직은 손가락으로 문질러 올리더라도 주름이 되기 어려우며, 더구나 까끌까끌한 느낌을 손가락 끝에 느낀다. 흔히 말하는 「뻐근」한 현상과 비슷한 느낌이다. 테이케는 결합직대의 변화속에 조직의 수축·긴장·痛 등 헷트가 말하는 최고점과 같은 반응을 발견하고 있다. 만성병 환자의 뻐근함의 분포를 많이 취해 쌓아보면, 어떤 병이라도 척추뼈를 중심으로 허리 밑에서 엉덩이에 걸쳐서($L_2 \sim S_4$) 그 부근(C8)에 뻐근함이 집중하는 것도 알았다. 따라서 결합직 맛사-지는 원칙으로 치료를 요선부에서 시작한다.

그러면, 그와 같은 장소를 맛사-지하면 어떻게 병이 낫는 것일까. 이 이유를 설명하기에 앞서 가까운 예를 들어 보기로 하자. 목이 메일 때, 견갑골 사이를 두들기 든지, 쓰다듬든지 하면 편안하게 된다.라고 하는 것은 누구든지 알고있다. 목이 메인다는 것은 기관지가 일시적인 경련을 하였기 때문에 일어난 증상이며, 편안하게 된 것은 기관지와 신경적인 관련이 있는 견갑골 사이를 자극한 까닭으로, 신경반사를 중개하여 기관지의 경련이 부드러워지게 되었다고 생각할 수 있다.

이 경우, 자극할 장소를 머리나 엉덩이 부위에 하면 효과가 없다는 사실은 내장과 특정한 체표와의 사이에 관련이 있다는 것을 이해하는 데 충분한 증거이다. 결합직 맛사-지의 효과는, 병변이 있는 내장과

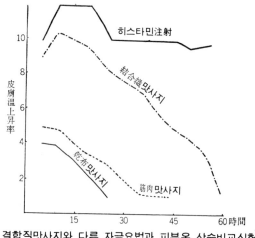

결합직맛사지와 다른 자극요법과 피부온 상승비교실험

관련을 가진 피하결합직의 반응부위에 강하게 맛사 - 지하므로써, 그 자극이 복잡한 경로를 거쳐, 내장의 출점인 척수에 일하기 시작하여, 그 부위의 홍분을 가라앉힘으로 순환장해를 회복시켜, 통이나 뻐근함을 부드럽게 하여, 내장의 기능을 조절하는데 있다. 또 자극된 국소의 결합직의 강한 긴장이 완화되어 반랑(瘢痕)이 작게 된다. 켓진켄 대학이나 하이델벨크 대학의 연구에 의하면, 치료후 아드레날인의 분비량이 늘어 피부온은 상승하여 여러가지 홀몬의 분비나 뇌척수 등의 고위 중추로의 효과적인 활동 등 여러가지 작용이 보여진다고 한다.

(三) 결합직 맛사 - 지의 기본수기

결합직 맛사 - 지의 기본수기는 찰과경찰과 건형경찰(鍵形輕擦)의 두 가지이다. 어느 것이나 피하가 간질의 결합직에 대하여 색인자극을 주기 위해서 고안된 특별한 수단이다. 찰과경찰은 중지의 지선을 꺾어 굽혀, 피부에 조금 힘을 가하여 눌리고 그것에 사지를 덧붙여 가한다. 그대로 중지끝에 피부의 주름을 만들면서 맛사 - 지 하고, 마지막에 힘을 빼 지선으로 실금히 피부에 당기는 듯한 느낌으로 들어 눌리고 그친다. 이 최후의 동작이 건형경찰이다. 이러한 수기는 일정

불변이라는 것이 아니고, 병인의
상태나 자극장소에 따라서 손끝
의 각도나 늘려 가는 빠르기를
바꾸는 것으로, 깊이나 자극의 강
도를 조절할 수가 있다.

　치료를 받는 사람의 위치는 보
통 좌위 (어린이는 누운 자세)로
행하게 된다. 치료를 받는 사람
은 엉덩이 밑에 까지 발가벗고
조그마한 둥근 의자에 앉는다.
술자는 환자의 등쪽에 위치하여
치료를 받는 사람과 같은 방향으
로 향한다. 치료를 받는 사람이
좌위를 취하지 못할때는, 옆으로
누운 자세, 또는 엎드려 누운

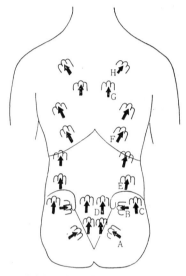

결합직의 가동성을 보는 진단수기
(A에서 시작하여 H에서 끝난다)

자세를 하여도 좋다. 하지를 치료할 경우는, 원칙적으로 바르게 누운
자세로 행한다. 술자는 환자 몸의 위치가 치료할 장소에 따라서 가장
알 맞는 몸의 위치를 결정하지 않으면 안된다.

치료에 앞서 진단을 행한다.

　진단의 기초지식으로서, 동측지배(同側支配)의 법칙(이상한 증상이
나타난 측에 병이 있다)과 분절지배(分節支配)의 법칙(혹은 장기가
병적이 되면 그 장기에 관계가 있는 일정한 체표부에 반응이 나타난
다)을 언제나 염두에 두고 있지 않으면 안된다. 결합직대는 이미 기
술한 것 처럼 변화가 분명한 증상이 나타나기 어려우므로 다음 두 가
지 방법중 하나는 결합직의 긴장상태를 조사하는 수기로 앞 전혈의
그림 처럼 몸의 뒷면 전체를 요선부에서 아랫 쪽으로 향해 화살표 방
향으로 사지를 갖추어서 피부를 비트는 기분으로 눌러 피부가 피하조
직에 대해서 어느 정도 움직이는가를 본다. 그 결과 다음 ·그림과 같

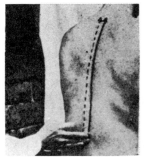

결합직 맛사-지의 진단수기

은 장소의 가동성이 나쁠때라 든지, 지압으로 강하게 통하는 곳(최강점)을 발견하면 그것에 대응한 내장이나 조직에 이상이 있다고 판단한다.

　다른 하나는 가장 확실한 진단법으로서 체표 혈관의 이상을 보기위해서 척추뼈의 바로 양쪽을 요추 하부에서 경추까지 찰과경찰한다(위의사진 참조). 혈관의　반사를 지배하고 있는 자율신경은 혈관 뿐이 아닌 모든 생체기능에 깊은 관계를 가지고 있다. 척골 양쪽을 강하게 문지른 뒤에 그 선에 일치되어 빨갛게 되든지 희게 되든지 하는 반응이 보인다. 이것은 텔모크라피-(피부描記症)라 하여, 피부의 기계적 자극에 대한 혈관반사로서 빈혈(백색묘기증)이나 선혈(홍색묘기증)이 일어난 것으로서, 보통 자율신경의 긴장상태를 조사하는 검사로서 행해지고 있다. 과민한 결합직대는 찰과경찰의 뒤에 빨갛게 되므로 잘 알 수 있다.

결합직 맛사-지의 진단도

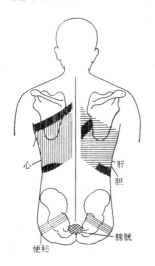

心
肝
胆
膀胱
便秘

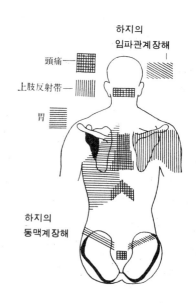

하지의
임파관계장해

頭痛
上肢反射帶
胃

하지의
동맥계장해

(四) 결합직 맛사 - 지의 수기

결합직 맛사 - 지의 수기는 「기본 맛사 - 지」와 「응용 맛사 - 지」와의 두 가지로 크게 나눌 수 있게 된다. 모든 내장질환일 때, 허리밑에서 선골부에 걸쳐 특별한 장소의 결합직에 변화가 나타난다고 하는 사실에 기인하여 어떤 병에 대해서도 기본 맛사 - 지는 행하고, 응용 맛사 - 지는 기본 맛사 - 지가 끝나고 조금 시간이 경과한 다음에 등, 목, 어깨, 겨드랑, 상지, 하지, 머리, 배 등을 나누어 행한다.

보통 행할 경우는, 테이케의 경험에서 말했듯이 기본 맛사 - 지로서 충분하다고 생각되므로, 여기서는 기본 맛사 - 지의 수기를 기술한다.

기본 맛사 - 지

〔1〕 **선골부**(엉덩이 한 가운데 있는 약간 기형을 이룬 뼈)

① 선골 밑에서 더듬어 가면 좌우로 가장 퍼져 있는 부분이 있다. 이 좌우의 튀어나온 모서리에서 선골의 가장자리를 따라 엉덩이의 갈라진 쯤을 향해 중지의 끝으로 찰과경찰을 행한다. 우측은 바른 손으로, 좌측은 왼 손으로 좌우를 각각 삼회씩 행한다.

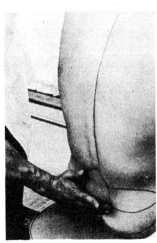

선골부 ①의 수기

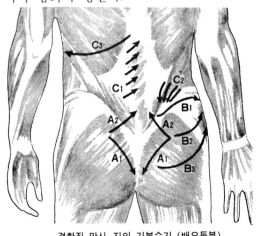

결합직 맛사-지의 기본수기 (배요둔부)
A-선골부, B-장골익부, C-요부

② 선골의 좌우에 튀어나온 모서리에서 요골이 붙어 있는 뿌리 쪽으로 향해 안쪽 상방에 중지로 찰과경찰하여 최후에는 건힝경찰로 끝나는 맛사-지를 좌우 각각 삼회씩 행한다.

〔2〕 **장골익부**(선골부를 제외한 엉덩이 뼈 전체를 나비가 나래를 편 느낌을 하고 있다)

① 장골능(요골이 붙은 쯤에서 위로 크게 부채 모양으로 복부에서 날카롭게 튀어나와있는 부분)에 따라 요골이 붙은 쯤에 중지를 두고, 튀어나온 뼈의 선단부까지 찰과경찰을 하고 건형경찰로 끝나는 맛사-지를 좌우 각각 삼회씩한다.

② 선골부의 좌우에 벌어진 모서리에서 복부의 튀어나온 골부를 향해 찰과경찰을 행하고 건형경찰로 끝나는 맛사-지를, 좌우 각각 삼회씩 행한다.

③ 엉덩이의 갈라진 부분에서 시작하여 같은 골부로 향하는 찰과경

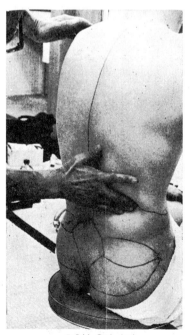

요추부 ③의 수기

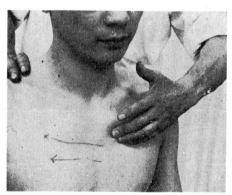

흉부의 수기

찰과 건형경찰을 좌우로 각각 삼회씩 행한다. 여기에서 요령은, 앞으
로 당긴 손가락을 앞으로 밀어내는 느낌으로 매끄럽게 맛사 - 지하는
것이다.

〔3〕 요추부

① 요골이 붙은 쯤에서 가장 밑의 늑골에 붙은 흉추부까지, 하나하
나의 요추마다에서 부터 시작하여, 비스듬히 상방으로 향하여 짧은
찰과경찰을 행하여, 건형경찰로 끝나는 맛사 - 지를 좌우 삼회씩 행한
다.

② 요삼각(腰三角)이라고 하여 세개의 근육으로 둘러쌓인 삼각형의
구역이 요골이 붙은 쯤에 있다. 이 부위를 장골능의 곁에서 요골이
붙은 쯤으로 향해 네번 쓰다듬어 끝나도록 부채모양의 맛사 - 지를 한
다. 맛사 - 지의 가장 처음은 중지끝을 평평하게 하여 모서리로 가까
워질수록 손가락을 세워서 맨 끝에는 건형경찰로 끝나도록 한다. 좌
우 삼회씩 행한다.

③ 제일 밑의 늑골(제 12 늑골)의 밑 가장자리를 늑골궁에 따라서
유선(乳腺, 젖꼭지를 가슴 한가운데 선에 따라 위에서 밑에 까지 수
직으로 내린 선)의 위치까지, 뒤에서 앞으로 찰과경찰을 한다. 좌우
삼회씩, 이 맛사 - 지는 진정하는 효과가 있다.

〔4〕 흉부

술자는 치료를 받는 사람의 등 뒤에 서서 치료하는 곁에 자리 잡는
다. 맛사 - 지는 좌우의 젖 꼭지를 이은 선이 가슴 한가운데를 내리는
선에 교차되는 부분에서 시작하므로서, 손을 뒤에서 앞으로 돌려 앞
으로 당기는 느낌으로 맛사 - 지한다. 처음은 흉골의 가운데에서 출발
하여 제4 늑골 사이를 돌아 어깨가 붙은 쯤까지 맛사 - 지 한다. 늑간
은 위에서 세어서 네개가 있으므로 네번 행하지만, 그때 손가락은
피부에 평평하게 붙여, 늑골의 커 - 브를 따라서 부드럽고 매끄럽게
맛사 - 지 한다.

〔付記〕

결합직 맛사-지는, 요컨데 피부를 비틀어 피하 결합직에 기계적 자극을 주게 되면 좋기 때문에 하는 방법에 불구하고 수세미, 수건, 솔, 끈(줄) 등을 이용한 건포마찰을 행하여도 좋다.

사진　흉부의 수기경로

(五) 결합직 맛사-지의 임상응용

Ⅰ. 결합직 맛사-지의 전신수기

〔1〕기본수기 (앞 절에서 기록한 바와 같다)

〔2〕체간하부 (제 12 흉추에서 제 7 흉추까지)

① 제 12 흉추에서 제7 흉추의 바로 곁을, 하나하나의 흉추마다에 사하방(斜下方)에서 추골의 극돌기로 향하는 다섯 개의 건형경찰을 한다.

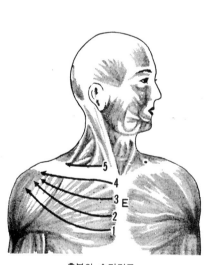

흉부의 수기경로

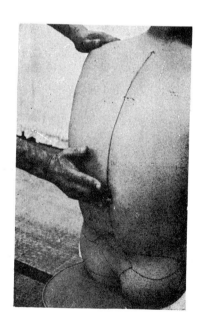

② 전액부선(前腋萵線)에서 시작하여, 각 늑간을 통해 각각의 흉추 극돌기에 끝나는 다섯개의 경찰법.

③ ②의 경로와는 반대의 방향으로 각 흉추극돌기에서 시작하여, 늑간을 통해 전액와선에 끝나는 찰과법.

〔3〕 **체간상부**(제6 흉추에서 제7 경추까지)

① 제6 흉추에서 제7 경추의 바로 곁을, 하나하나의 흉추마다에 사 하방에서 추골의 극돌기로 향하는 일곱개의 견형경찰을 행한다.

② 각추골의 극돌기의 곁에서 견갑골의 안쪽 가장자리에 이르는 찰 과를 하여 견형경찰로 끝나는 맛사 - 지(술자는 치료를 받는 사람의 쪽에 서서 우측은 바른 손으로, 좌측은 좌수로 찰과한다).

③ 견갑골 안쪽 가장자리를 하단부에서 상단부로 향하는 찰과법(손 가락 끝의 각도를 매우 급하게 하여 깊은 맛사 - 지를 한다).

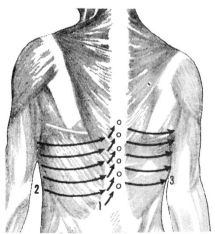

체간하부 (배부)의 수기경로

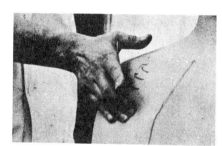

체간상부 ③의 수기

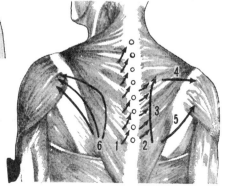

체간상부 (배부)의 수기경로

④ 견갑골의 외연은 소원근(小圓筋)을 넘어 어깨 끝을 향하는 찰과법.

⑤ 견갑골의 하각에서 어깨의 관절로 향하는 찰과법.

⑥ 견갑골의 내하의 모서리에서 어깨 끝으로 향하는 세개의 찰과법 (손가락에 힘을 지나치게 들이지 않는 것이 좋다).

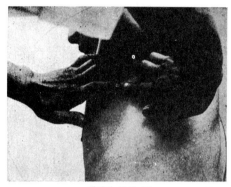 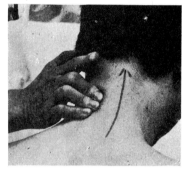

액와의 맛사-지　　　　　　　　경부 ③의 수기

〔4〕 경부(頸部)

① 제7 경추로 향하여 다섯개의 짧은 경찰을 방사상(放射狀)으로 한다.

② 목이 붙은 쯤의 전방에서 어깨위를 통하는 제7 경추까지의 찰과법을 행한다(소지구를 어깨끝에 고정하고, 중지와 약지를 사용하여 향한다).

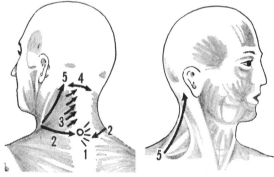

경부수기의 경로

③ 제7 경추에서 항인대(項靭帶, 머리 바로 뒤에 있는 목덜미)로 향하여 경추의 바로 곁을 다섯 개의 건형경찰을 행한다.

④ 목덜미를 우에서 좌, 좌에서 우로 가로 자른 찰과법을 행한다.

⑤ 승모근의 상부선유의 앞 가장자리에서 유양돌기까지에 찰과법을 행한다.

〔5〕 **상완부(上腕部)**

술자는 치료를 받는 사람의 한쪽에 선다.

① 삼각근의 맛사 – 지

　(一) 쇄골의 외단에서 삼각근의 전연을 따라 삼각근 정지부 까지를 반원형으로 찰과한다.

　(二) 견갑자외단부(어깨 끝의 등쪽)에서 삼각근 후연에 따라 삼각근 정지부까지를 찰과한다.

　(三) 삼각근의 전연과 후연을 근선유의 주행에 직각이 되는 것처럼 짧은 찰과법을 행한다.

　(四) 삼각근의 정지부를 좌에서 우로, 우에서 좌로 근육을 가로 자른 방향으로 짧은 경찰법을 행한다(우방향은 좌수로, 좌방향은 우수를 써서 행한다).

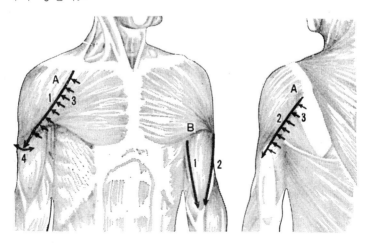

상완의 수기경로

② 상완이두근의 맛사 – 지

（一） 상완이두근(주먹을 잡고 팔을 굽히면 알통이 생기는 근육)
의 소지측의 가장자리를 따라 상완이두근건의 정지부까지의 찰과를
행한다.

（二） 상완이두근의 모지쪽의 가장자리를 따라, 삼각근 정지부에
서 상완이두근건까지의 찰과를 행한다.

〔6〕 전완부(前腕部)

① 전완의 손바닥 쪽으로 위로 삼분의 일인 곳에서 요측수근굴근의
모지쪽의 가장자리를 따라 손의 관절까지의 주내측골까지의 찰과를
행하고, 이어서 완요골근의 소지쪽의 가장자리를 따라 팔뚝의 외측골
까지의 찰과를 행한다.

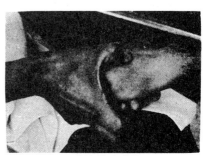

수부 ①의 수기

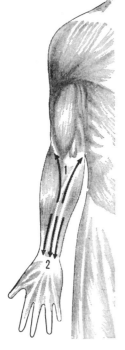

전완부의 수기경로

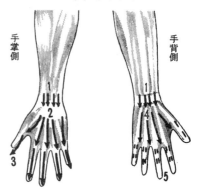

手掌側   手背側

수부의 수기경로

② 전완의 손바닥 쪽의 밑 삼분의 일인 곳에서 요측수근굴근의 모지쪽의 가장자리를 따라, 손의 관절까지의 찰과를 행하고 이어서 완요골근의 모지쪽의 가장자리를 따라, 손의 관절까지의 찰과를 행한다.

〔7〕 **수부(手部)**

① 손목 관절부의 손바닥 쪽 굴근지대를 손가락 끝의 방향으로 짧게 찰과하고 손등 쪽으로도 같은 방향으로 짧게 찰과를 행한다.

② 손바닥은 모지구인 안쪽의 가장자리에 따라 모지와 인지의 고인 곳까지를 찰과하고, 손바닥의 지골과 뼈사이를 찰과하며, 마지막으로 소지구의 외연을 따라 소지의 뿌리까지 찰과한다.

③ 모지에서 소지까지를, 손바닥 쪽의 각지의 뿌리에서 손가락 끝까지를 찰과한다.

④ 모지의 외연과 손 등의 각지골과의 뼈사이인 곳을 손가락의 뿌리까지 찰과 한다.

⑤ 모지에서 소지까지의 손등 쪽의 관절부를 찰과한다.

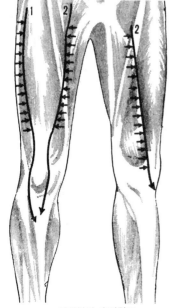

대퇴부의 수기경로

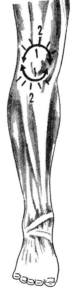

슬개부의 수기경로

〔8〕 대퇴부(大腿部)

치료를 받는 사람은 앙향으로 눕는다.

① 외측광근의 외연에 따라서 슬두(膝頭)의 바깥쪽을 통해 경골조 면까지의 긴 찰과를 하고, 다음 근선유의 정하는 쪽으로 직각방향의 짧은 찰과를 같은 경로에 행한다.

〔9〕 슬개골부(膝蓋骨部)

① 슬두의 상연에 따라 한가운데에서 우측과 좌측으로 찰과하고, 이어서 하연에도 같은 방법으로 맛사-지한다.

② 슬두의 주위를 방사모양으로 짧게 찰과를 행한다.

〔10〕 하퇴부

① 전경골부의 외연을 족관절 전면까지 찰과하고, 같은 경로를 근 선유의 정하는 방향에 대하여 직각의 방향으로 짧은 찰과를 행한다.

② 대퇴 이두근의 내연과 반건반막양근의 내연에 따라 슬와(膝窩) 까지의 찰과를 한다.

③ 비복근(腓腹筋)의 중앙부 부근에서 대퇴골 내측과와, 대퇴 외측 과로 향하는 이두건의 내연을 두 방향으로 찰과한다.

④ 아킬레스건의 내연에 따라 내과까지 찰과하고, 다시 외연에 따 라 외과까지 찰과한다.

〔11〕 족부

① 발목 앞을 위에서 밑으로 향하는 짧은 찰과를 행한다.

② 발등 부위에 각지골의 사이를 지고(指股)까지 짧은 찰과를 한다.

③ 발바닥에 가까운 내연과 외연을 발바닥 으로 향해 짧은 찰과 를 행한다.

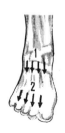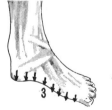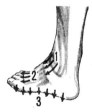

족부의 수기경로

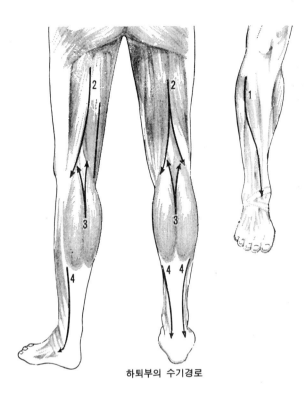

하퇴부의 수기경로

〔12〕 **복부**

① 좌우의 늑골의 하연에 따라 전액와선에서 검상돌기로 향하는 찰과를 행한다. 이어서 같은 경로를 계늑부에 대하여 직각방향이 되는 것 같은 찰과를 행한다.

② 좌우의 전장골극에 서경인대(鼠徑靭帶)를 거쳐 치골상제부(恥骨上際部) 까지를 찰과하고, 다음에 같은 경로로 ①과 같은 방법으로 짧은 찰과를 한다.

③ 복직근의 외연부를 근선유의 주행에 대하여 직각방향이 되는 짧은 찰과를 행한다.

〔13〕 **두부(안면)**

술자는 치료를 받는 사람의 뒤에 선다.

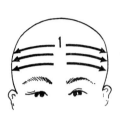

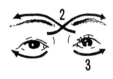

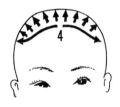

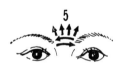

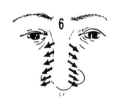

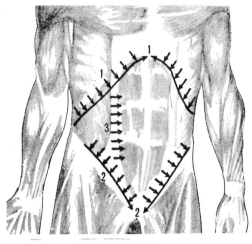

·두부 · 안면의 수기경로

복부의 수기경로

① 이마의 한가운데서 좌우, 상하, 등간격 으로 세개의 찰과를 행한다.

② 왼편 미모(眉毛)의 내단에서, 바른편 미모의 상연을 통해 눈썹 외부까지의 찰 과를 행하고 이어서 반대쪽에 같은 맛사 - 지를 한다(우는 우수, 좌는 좌수로).

③ 안와(眼窩)의 하연에 따라 안쪽 눈 끝에서 바깥쪽 눈끝 까지를 찰과한다.

④ 이마의 머리털이 난 쯤을 한가운데에 서 좌우로 관자놀이까지 찰과한다.

⑤ 미간(眉間)을 우에서 좌로, 좌에서 우로 찰과하고, 코의 뿌리 부위를 이마쪽 으로 향해 찰과한다.

⑥ 코의 한가운데서 좌우로 가장자리를 향해 두손의 손 끝으로 동시에 찰과를 한다(술자는 자신의 가슴으로 치료를 받는

사람을 껴 안는듯한 느낌으로 한다).

Ⅱ. 결합직 맛사 - 지의 적응증과 금기증

적응증 - 습진, 아토비성피부염, 욕창, 반은(瘢痕), 오십견(五十肩), 관절염, 근육통, 요통, 신경통, 정맥류, 치질, 레이노 - 증, 동맥경화증, 동상, 고혈압, 협심증, 천식, 위궤양, 위아토니 -, 변비, 담석증, 신염, 야뇨증, 부인의 만성질환, 비만증, 두통, 각종알레르 - 기 질환 등.

금기증 - 결핵, 악성종양, 자궁내막염, 노이로 - 제, 정신병 등.

Ⅲ. 결합직 맛사 - 지의 진료도보

평소 흔히 당하기 쉬운 내장의 이상과 결합직에 나타나는 반응대와의 관계를 테이케의 원서에서 그 몇 가지를 빌려서 도표(142~150 참조)하여 보았다. 이것을 보면, 동양고래 경락계 또는 억안조마(抑按調摩)의 술로써 치료에 응용하여 온 옛날 안마의 시술법, 특히 중점적으로 하는 위치와 매우 일치되어 있다. 동서를 막론하고, 피부면에서 맨손으로 가하는 자극치료는 그것이 경험적으로 발전된 것이며, 인체구조상의 문리적인 약점으로서 합리적으로 시작된 치료이므로, 큰 차이는 없이 결과적으로는 대동소이하니, 합리적인 효과를 기대할 수 있다는 것이 실정되어 있다.

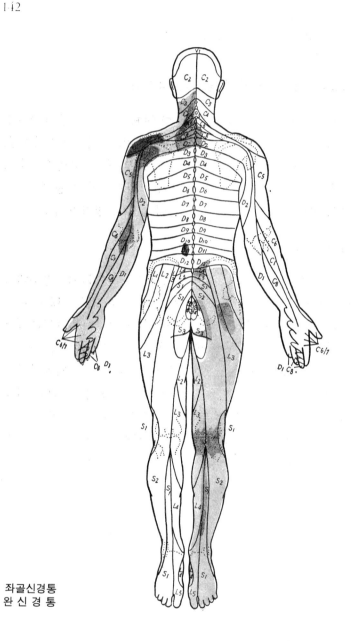

좌골신경통
완 신 경 통

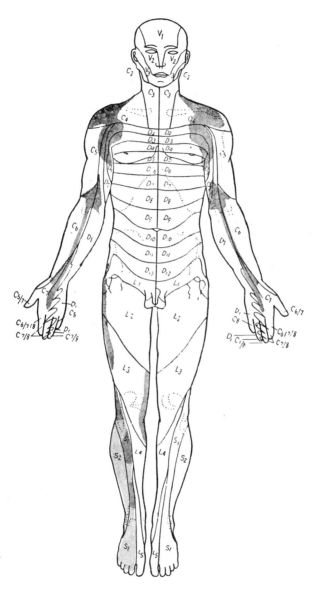

동맥계질환
（전　면）

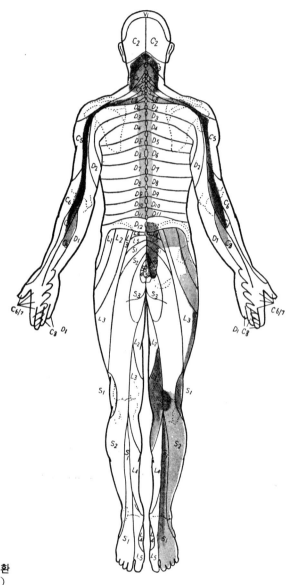

동맥계질환
(배 면)

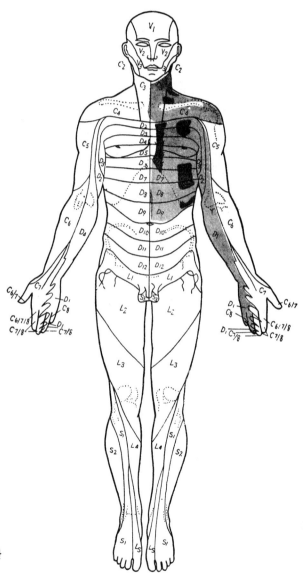

심장질환
(전 면)

146

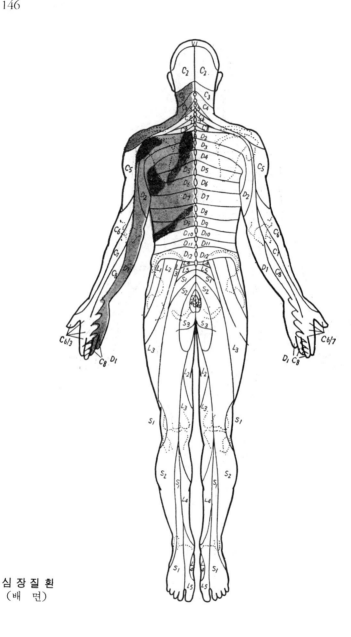

심장질환
(배 면)

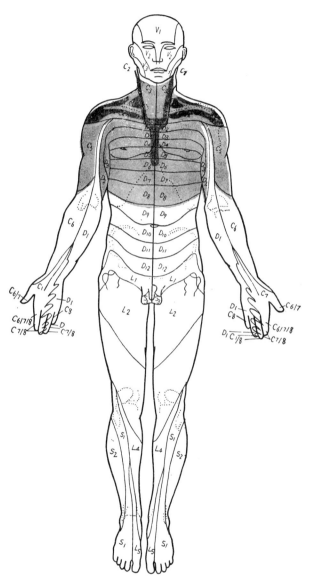

폐 질 환
(전 면)

148

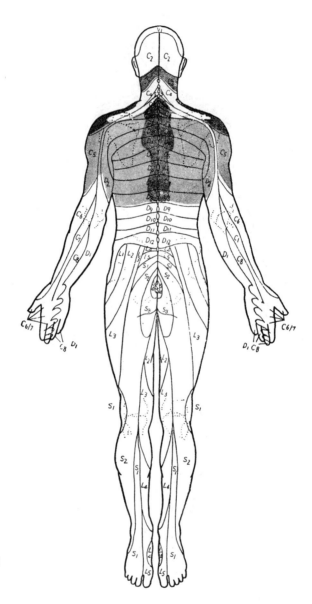

폐 질 환
(배 면)

변 비
(전 면)

150

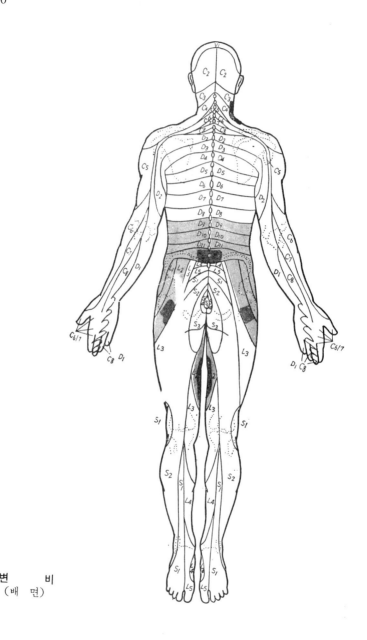

변   비
(배 면)

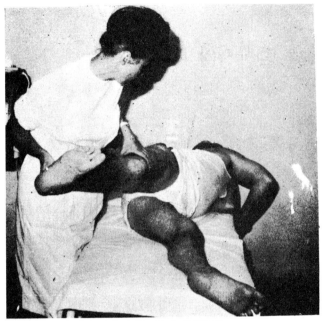

독일식 결합직 맛사-지의 임상(스포-츠 장해응용)

서독 류치트킬드의 맛사-지 · 크리뉴
크로

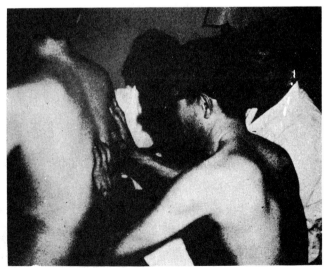

결합직 맛사-지를 연수하는 광경

지도자는 서독의 맛사-지의 권위자 「케-스 · 베-커」씨

第六 전신지압법의 수기

(一) 복와위의 수기(본문의 수기번호는 삽입 제Ⅲ도의 수기경로의 번호에 비춘다)

I. 배부(背部)의 지압

위치는 상대를 엎드려 눕게하고, 술자는 그 좌측에 앉고, 왼 무릎을 세운다.

〔1〕 척주의 지압법

바른 손의 손가락끝을 상대의 머리로 향해 등뼈에 닿게하고, 왼 손을 그 위에 가로로 포겐다. 목 뿌리에서 흉추, 요추, 선추를 거쳐 미골까지 손바닥으로 가볍게 눌린다.

〔2〕 척주교정

이상이 있는 척추뼈를 잘 더듬어 눌리면서 조사하여 이에 대하여 교정을 한다. 교정 방법은, 바른 손의 인지와 중지로 극돌기를 끼워 왼손바닥으로서 충격압법을 바른 손의 인지와 중지의 중근으로 극돌기를 끼우고, 주먹으로 행하는 충격압법을 좌우 두손의 모지로 극돌기를 끼워서 교정하는법, 손바닥 뿌리로서의 충격압법 등,「뫼(歪)」의 상태에서 적당히 골라 치료한다.

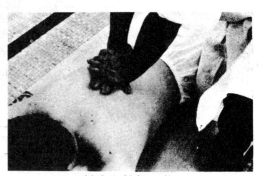

(2)의 수기(척주교정)

〔3〕 척주 제일측선(척추의 양쪽 목 뿌리에서 선골까지)를 모지로 눌러간다.

〔4〕 척주 제이측선〔선극근(仙棘筋)-척주 양쪽에 볼록하게 튀어오른 근육-의 융기상을 목뿌리에서 장골능상연-허리띠를 걸친 부위의 뼈인 곳까지〕를 모지로 눌러간다.

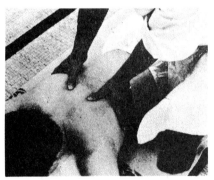
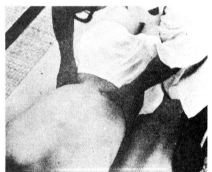

(3)의 수기　척주제일측선(A)　　　　　　(3)의 수기　좌 상(B)

〔5〕 척주 제삼측선(선극근의 외연, 견갑골의 내연을 따라서 늑골의 모서리를 통해 장골능상연까지)를 모지로 눌러간다.

〔6〕 극하부(견갑극하연을 따라서, 기근부에서 어깨 끝으로 향한다)를 모지로 눌리고, 또 손바닥으로 조용히 눌러간다.

〔7〕 광배근부(허리에서 견갑골의 바깥쪽을 거쳐 겨드랑밑의 뒷쪽으로 향하는 부분)인 곳을 손바닥으로 잡고 압박한다. 다음에 술자는 체위를 바꾸어 상대의 발쪽으로 향한다.

〔8〕 장골능의 상연(제5 요추-요골의 가장 밑-의 바로 곁에서 전장골극-요골 양측으로 앞에 돌출한 뼈-까지)를 모지로 눌러 간다.

Ⅱ. 둔부(臀部)의 지압

술자의 위치는 다시 상대의 머리쪽으로 향하고 무릎을 세워서 앉는다.

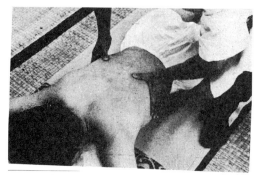

(5)의 수기 척주제삼측선

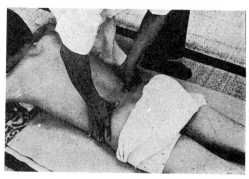

(8)의 수기 장골능상연

〔9〕 미골에서 선골의 측연과 장골능의 상연을 따라 전장골극으로 향해 모지로 눌린다.

〔10〕 둔부압점부(장골능의 상연을 따른 압점)의 후·중·전의 세 부위를 모지로 눌린다.

Ⅲ. 대퇴의 지압

술자의 위치는 둔부와 같다.

〔11〕 둔구(臀溝)에 있는 내·중·외의 세 부위를 모지로 눌린다.

〔12〕 대퇴 뒷쪽의 한 가운데를 슬와 쪽으로 모지로 눌러간다(八점압).

〔13〕 대퇴 외측을 모지로 눌러간다(대전자에서 무릎관절 까지 八점압).

〔14〕슬와를 모지로 지압한다(모지를 八점압으로 나란히 하여, 중앙정점에서 좌우로 천천히 벌리는 것처럼 눌린다).

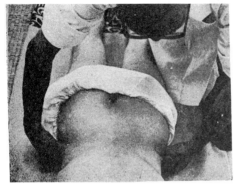

(9)의 수기　선골의 축선

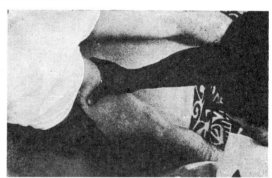

(12)의 수기　대퇴의 후측

Ⅳ. 하퇴의 지압

술자의 위치는 상대의 하퇴를 향해 정좌한다(술자와 상대의 체위는 직각이 된다).

〔15〕하퇴 뒷쪽의 한가운데를 슬와에서 발목을 향해 모지로 눌러간다(발목까지 六점).

〔16〕하퇴 뒷쪽(비복부)을 두 손으로 잡고 조용히 압박한다(발목까지 六점).

다음에 술자는 상대의 발 쪽으로 향해 정좌한다.

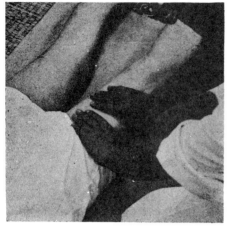

(13)의 수기 대퇴의 외측

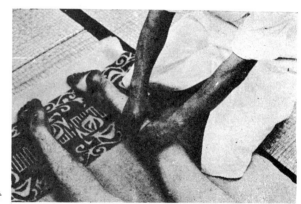

(16)의 수기 하퇴의 후측

〔17〕 아킬레스건부를 모지로 눌린다.

V. 족의 지압

술자의 위치는 상대의 머리로 향해 정좌한다.

〔18〕 족리의 안쪽과 바깥쪽을 모지로 눌린다(五점).

〔19〕 족리의 한가운데를 주먹으로 두들긴다.

운동조작

〔20〕 발가락과 발의 관절의 굴신 또는 회전운동을 한다.

〔21〕 무릎관절의 굴신과 회전운동을 한다.

〔22〕 대퇴 앞쪽의 신전법을 행한다.

〔23〕 요부신전법을 행한다.

〔24〕-〔22〕〔23〕의 조작은 바른 손을 대퇴 안쪽에서 무릎의 상부에 끼워 넣고, 왼손을 왼쪽 허리에 대어 바른 손으로 하지를 위로 든다.

〔25〕 하지 전체의 색인법-술자는 한쪽 발로 상대의 한쪽 족리를 밟고 두 손으로 상대의 발을 잡아 당기는 것 처럼 한다.

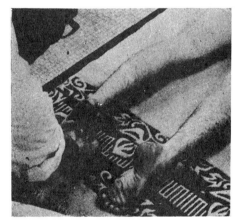

(18)의 수기
족의 리

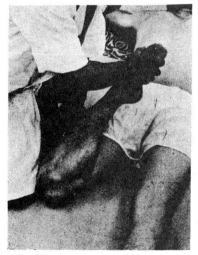

(22)의 수기 대퇴전측의 신전

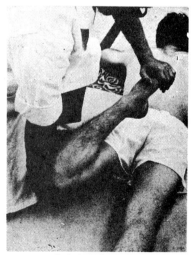

(22)의 수기 同 左

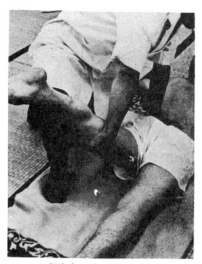
(23)의 수기 요부의 신전

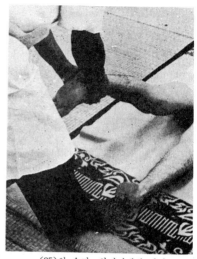
(25)의 수기 하지전체의 색인

Ⅵ. 후두부의 지압

술자와 상대의 위치는 배부와 같다.

〔26〕 후두부정중선의 양쪽을 양쪽 모지로 눌린다. 두정에서 항와까지 五점압.

〔27〕 후두부제일측선(두정부에 튀어 나온 부위에서 후경의 외후두융기의 양쪽 승모근의 끝-천주혈까지)를 모지로 눌린다(五점압).

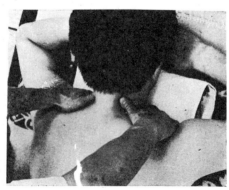
(27)의 수기 후두부제일측선

〔28〕 후두부제이측선－두정부의 튀어 나온 부위의 외측에서 승모근
이 시작하는 부분의 외측(풍지혈)까지－를 모지로 눌러 간다(四점압).

Ⅶ. 후경부의 지압

술자의 위치는 후두부와 같다.

〔29〕 경부정중선을 모지로 눌린다(四점압).

〔30〕 경부제일측선(승모근의 융기부위를 따라 있다)을 모지로 눌린
다(四점압).

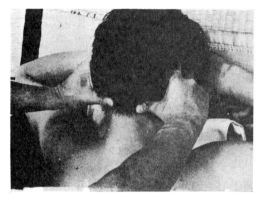

(28)의 수기, 후두부 제이측선

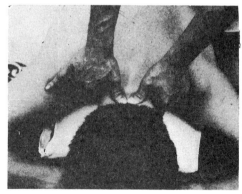

(30)의 수기 경부제일측선

〔31〕 경부제이측선(승모근융기의 외측 근육과 근육 사이에 연해 있
다)을 모지로 눌린다(四점압).

160

〔32〕 분계항선─후두부의 융기(가장 높게 튀어나온 뼈)에서 좌우 귀 뒤에 튀어 나온 곳을 따라서 모지로 압한다(외후두융기하에서 좌우의 유양돌기부로 향하는 경로를 九점압).

〔33〕 도표 33의 경로를 따라서, 후경부를 두 손바닥으로 잡는 것처럼하여 조용히 압한다(두손의 모지의 사지(四指)를 후두부의 승모근 바깥쪽의 위에 놓고 잡는 것처럼 하여 눌린다).

Ⅷ. 견갑상부의 지압

술자의 위치는 상대 머리쪽에 앉아 상대와 마주 본다. 무릎을 벌려 체위를 낮춰서 무릎을 크게 좌우로 벌리도록 하여 지압한다.

〔34〕 견갑상부를 모지로 눌린다(목 뿌리 바로 곁에서 어깨 끝까지 五점압).

(二) 앙와위의 수기

Ⅰ. 전두부의 치압

술자의 위치는, 상대의 머리쪽으로 향해 마주 앉는다.

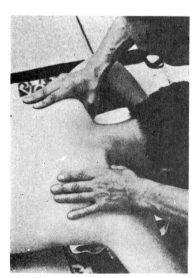

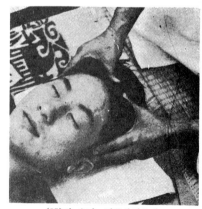

(35)의 수기 전두부정중선

(34)의 수기 견갑상부

〔35〕 전두부정중선의 두정부의 한가운데(백회혈)에서 신정혈까지-를 모지로 눌린다(五점압).

〔36〕 전두제일측선-두정결절에서 미모의 외단(자죽혈)까지-를 모지로 눌린다(五점압).

〔37〕 전두부제이측선-두정결절에서 눈썹의 외단(자죽공혈)까지-를 모지로 눌린다.

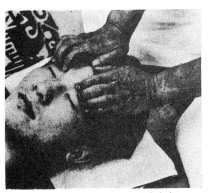

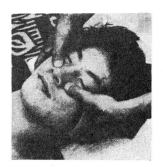

(43)의 수기 상안와의 가장자리

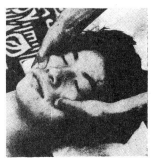

(46)의 수기(상하) 내안구의 하부에서
비골양측을 비익까지

II. 측두부의 지압

술자의 위치는 전두부의 경우와 같다.

〔38〕 측두와(머리의 횡측, 귀의 높은 곳)을 모지로 눌리든지, 사지로(五점압) 눌린다.

〔39〕 측두와의 중앙을 손목으로 조용히 가볍게 눌린다.

〔40〕 협골궁상연(볼 뼈)을 귀 쪽에서 코 쪽을 걸쳐서 사지(四指)로 눌린다.

〔41〕 귀의 주위 - 귀앞의 머리가 난 곳에서 귀 뒤를 거쳐 유양돌기에 이르기 까지 - 를 모지와 사지로 눌린다.

Ⅲ. 안(顏)의 지압

술자의 위치는 전과 같다.

〔42〕 눈썹 바로 위로 연해 미간의 바깥쪽으로 향해 모지로 가볍게 눌린다(五점압).

〔43〕 상안와(上眼窩)의 가장자리를 사지로 눌린다.

〔44〕 하안험(下眼瞼, 아랫 눈시울)의 가장 자리를 모지로 눌린다.

〔45〕 안구를 조용히 가볍게 사지 안쪽으로 천천히 눌린다.

〔46〕 내안고(內眼尻, 눈의 안쪽 끝)의 하부에서 비골의 양쪽을 내려 비익까지 모지로 눌린다(三점압).

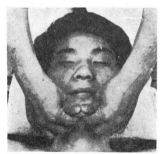

(50)의 수기(A)
하악의 하연

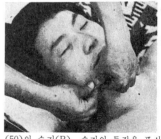

(50)의 수기(B) 수기의 동작을 표시

〔47〕 윗쪽 입술을 모지로 눌린다

〔48〕 아래쪽 입술을 모지로 눌린다(아래턱과 입술 사이의 홈을 연(沿)하여 五점압).

〔49〕 협골의 하연에서 하악의 모서리 까지의 경로를 사지로 눌린다(四점압).

〔50〕 하악의 하연의 중앙에서 귀의 하부까지를, 모지와 사지로써 눌린다(五점압).

Ⅳ. 전경부(前頸部)의 지압

술자의 위치는 전과 같다. 상대는 치료하는 쪽을 위로하고 목을 조

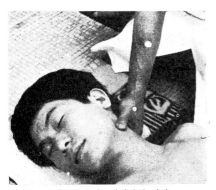

(51)의 수기　전경부의 지압

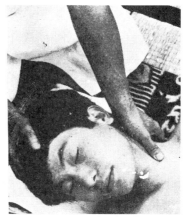

(52)의 수기　경동맥부

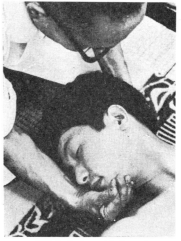

(53)의 수기　경추의 조정

금 옆으로 기울인 자세를 취한다.

〔51〕흉쇄유돌근전연(얼굴을 옆으로 향했을 때에 목 뿌리에서 귀에 걸쳐서 비스듬히 융기된 근육)을 모지의 안쪽으로 압박한다(사지를 후두에 대어 모지의 안쪽으로 조용히 가볍게 행한다).

〔52〕경동맥부를 모지의 안쪽으로 눌린다(四점압).

〔53〕경추의 조정－술자는 한쪽 손을 상대의 후두부에 대어서, 한쪽 손을 턱에 걸쳐 경추를 잡아당기면서 충격적으로 회전한다.

V. 전흉부(前胸部)의 지압

술자의 위치는 前과 같다.

〔54〕대흉삼각근구부－팔 뿌리의 근육의 우묵한 곳(베낭의 밑 끈이 닿는 곳)－을 손바닥으로 압박한다(좌우 교대로 행한다).

〔55〕쇄골의 하연을 연하여 모지로 눌린다(五점압).

〔56〕흉골(가슴 한가운데의 뼈)의 정중선-흉골의 상연에서 하연의 검첨부(劍尖部)까지 - 를 양손의 모지로 눌린다(五점압).

〔57〕늑간을 모지로 눌러간다. 제一늑간에서 제七늑간 까지는 좌우를 각각 四점압, 제七늑간 이하는 사지로 각각의 늑간에, 인지, 중지, 약지, 소지의 지복으로 눌린다.

〔58〕대흉근의 하연을 손바닥으로 쥐는 것처럼 하여 잡아 눌린다(三점압).

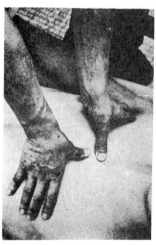

(56)의 수기 흉골정중선

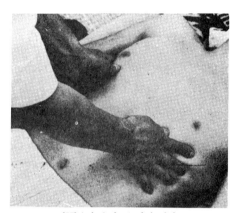

(57)A의 수기 늑간의 지압

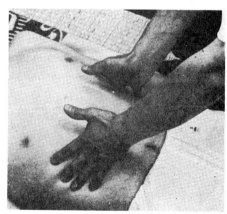

(57)B의 수기 同上(수기의 동작을 표시)

Ⅵ. 복부(腹部)의 지압

술자의 위치는 전과 같다. 상대의 양쪽 무릎을 굽혀서 다리를 세운다.

〔59〕심하부(鳩尾)를 양쪽 모지를 포개어 눌린다(三단압법).

〔60〕늑골궁으로 따라서 모지로 눌린다. 구미에서 계늑부에 연하여, 좌우 각각 七점압.

〔61〕복부정중선을 모지로 눌러간다.

〔62〕복부제일측선-복직근의 융기상을 모지로 압박한다(五점압).

〔63〕복부제이측선(복직근외연의 경로)를 모지로 압박한다(특히 눌리면서 가볍게 흔든다).

〔64〕서경인대내연(股의 뿌리의 홈)에 연하여 모지로 압박한다(전장골극에서 치골결합까지 五점압).

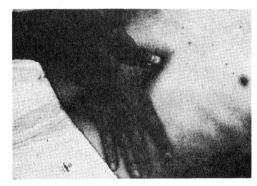

(59)의 수기 심하부

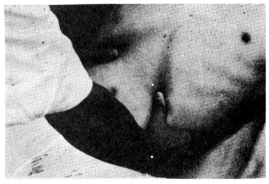

(60)의 수기 늑골궁으로 따라서

166

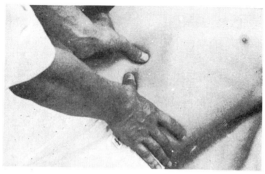

(61)의 수기
복부정중선

다음에 술자는 직각으로 상대를 향해 정좌한다.

〔65〕복부전체를 손바닥으로 유압한다. 양손의 모지와 사지를 마주 맞추어 서로가 배의 노를 젓듯이 한다.

〔66〕측복부의 사지거상압박 - 두 손을 허리에 대어 양쪽 지선으로 요추의 양쪽을 압박하여 그 대로 측복부를 들어 올리며, 이어서 측복 부를 끼우듯이 하여 손바닥으로 눌린다.

〔67〕배꼽 주위의 장단압법(掌丹壓法) - 배꼽을 중심으로 하여, 크 게 윤상으로 손바닥으로 눌리면서 단운동을 한다.

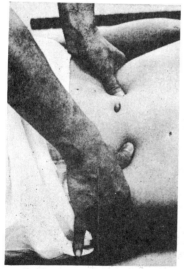

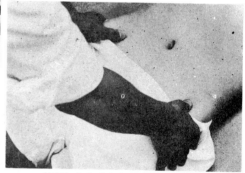

(64)의 수기 다리의 뿌리의 홈을 따라서

(63)의 수기 복부제이측선

〔68〕 제부(臍部)의 진동법 — 두 손을 세로로 나란히 하여 진동을 준다.

Ⅶ. 상지(上指)의 지압

술자는 상대의 머리쪽으로 향해 치료하는 쪽에 위치한다.

〔69〕 어깨 관절을 모지나 사지로 눌린다(모지관절선의 앞, 사지는 뒤에 닿게 한다).

〔70〕 삼각근을 손바닥으로 잡는 것처럼 하여 눌린다.

〔71〕 상완을 두 손으로 잡는 것처럼 하여 지압한다(양쪽 사지의 지선은 척측상완이두근구에, 양쪽 모지는 모지쪽의 상완이두근구에 따라서 눌러간다. 四점압).

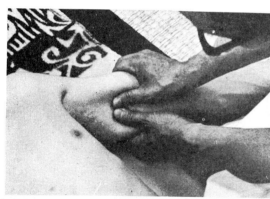

(71)의 수기 상완의 지압

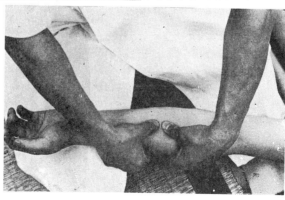

(74)의 수기 전완정중선

〔72〕 상완의 이두근, 삼두근의 근복(筋服)을 모지와 사지로 눌린다. 모지는 상완이두근에, 사지는 삼두근에 대어 한쪽 손으로 행한다. 五점압.

〔73〕 주관절(肘關節)의 모지 및 사지압법-모지를 주관절 앞에, 사지를 주두(肘頭)에 대어 양손으로 행하여 정중에서 좌우 밖으로 벌려 압박한다(六점압).

〔74〕 전완정중선을 모지 또는 사지로 압박한다. 양쪽 모지는 전완 전측정중선에 연하여 두 손으로 압박한다(六점압).

〔75〕 전완요측(前腕橈側)의 모지와 사지에 의한 압박-모지측에 사지를 두고 양손으로 눌린다(六점압).

〔76〕 수관절(手關節)의 모지와 사지에 의한 압박-완관절전면에 두 손의 모지, 뒤에 두 손의 사지를 둔다(三점압).

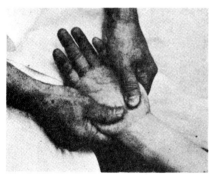

(77)의 수기 손바닥의 지압

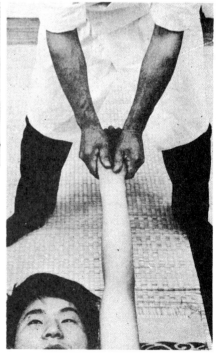

(81)의 수기 주관절의 신전

VIII. 수(手)의 지압

〔77〕 손바닥을 모지로 압박한다. 수관절의 중앙에서 중지의 뿌리로 향해 모지로 눌린다. 수관절의 중앙에서, 한쪽은 모지구, 한쪽은 소지구를 따라서 모지로 압박(三점압).

〔78〕 각 손가락의 사이를 모지로 눌린다(각각 三점압).

운동조작

〔79〕 사지의 굴신운동

〔80〕 손관절의 굴신, 내외전 운동.

〔81〕 주관절의 굴신운동 - 손목을 쥐고, 상대의 상지를 잡아 당기면서 일어 서서, 상대의 두부를 돌아 진동하면서 펴고, 다시 상대의 몸 쪽으로 되돌아 상지를 놓는다.

IX. 하지(下肢)의 지압

상대의 무릎을 굽혀, 대퇴를 60°로 외전(外轉)한다.

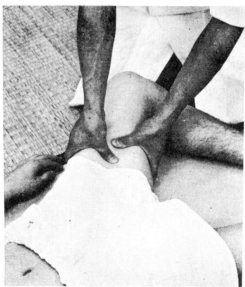

(83)의 수기
대퇴의 내측

〔82〕 서경부를 모지로 눌린다.

〔83〕 대퇴의 안쪽을 모지로 눌린다. 내전근구(대퇴 안쪽 근육사이 의 홈)를 따라서 무릎까지(八점압).

운동조작

〔84〕 서경부의 신전법 – 외전한 다리의 발목을 한쪽 무릎의 외상부에 두고, 술자는 한쪽 손을 전장골극에 두고, 전장골극을 고정하면서 무 릎을 눌린다(점증가압)

다음에 상대의 하지를 뻗는다.

〔85〕 대퇴 앞쪽을 모지로 눌린다. 전장골극하부에서 무릎까지(八점 압).

〔86〕 슬개주변(슬개 둘레의 가장자리)를 모지로 눌린다. 좌우 각 六점압.

〔87〕 하퇴의 앞쪽, 다시 안쪽을 모지 및 사지로 눌린다. 두 손의 모

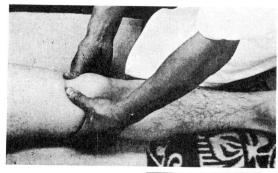

(85)의 수기 대퇴의 전측

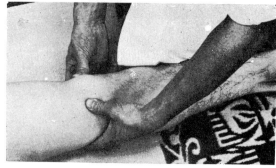

(86)의 수기 슬개주변

지를 앞쪽으로, 사지를 경골내연에 따라서 잡는 것처럼 눌린다(六점압).

〔88〕 족관절을 모지 또는 사지로 눌린다(三점압). 양쪽 사지를 발목의 앞면에 닿게한다. 두 손의 사지를 외과와 내과의 뒤에 대고, 양쪽 모지를 족관절의 앞에서 각각 내과와 외과로 향해 눌리고, 양과를 모지 또는 사지로 눌린다.

〔89〕 발등과 뼈 사이를 모지로 눌린다(四점압).

〔90〕 발가락의 앞뒤와 안밖을 이지로 눌린다(각 三점압).

운동조작

〔91〕 발가락의 굴신과 회전운동.

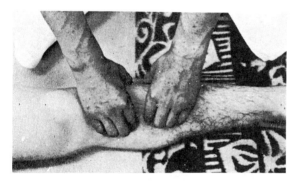

(87)의 수기 하퇴의 전측

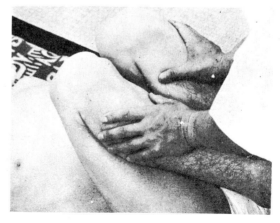

(93)의 수기 슬관절의 굴신

〔92〕 족관절의 굴신, 내외전, 회전운동.

〔93〕 무릎관절의 굴신운동, 무릎을 굽혀서 대퇴를 복벽전면에 눌러 가도록 하여 두 발을 동시에 굽힌다.

〔94〕 하지후측신전법 - 한쪽 손을 발 뒤꿈치에 대어, 그 전완의 전면으로 족선(足先)을 잡고 한 손을 슬개위에 고정하고 발등의 굴신을 행한다.

〔95〕 대퇴후측신전법 - 맛사 - 지 치료와 같다. 좌골신경 신전법과 같은 방법으로 행한다.

〔96〕 하지의 진동법 - 상대의 두발의 모지를 술자가 잡고 하지를 조금 들어 올려 전체에 진동을 준다.

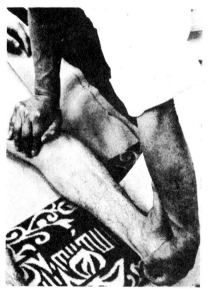

(94)의 수기 하지후측신전

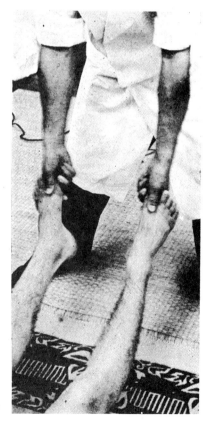

(96)의 수기 하지의 진동

(三) 측위(옆쪽)의 수기

상대의 치료하는 쪽을 위로 하여 옆으로 눕혀, 술자는 그 뒷 쪽에 위치한다.

〔97〕 상지대(어깨의 관절)의 회전법 — 어깨부위의 전후면에 양쪽 손 바닥을 합장하듯이 대고 그대로 상지대를 크게 돌린다.

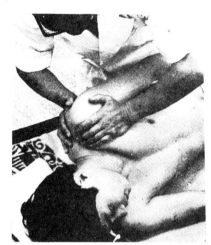

(97)의 수기 견관절의 회전

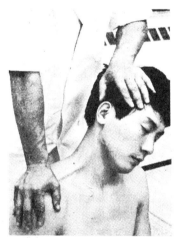

(100)의 수기 경부의 운동조작

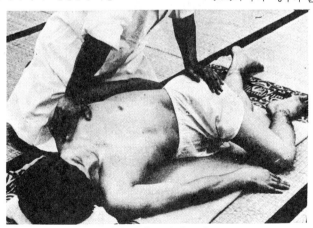

(99)의 수기 요추의 교정

〔98〕견갑골거상법 – 한쪽 손의 사지의 끝을 견갑골 내연에 걸고, 다른 한 손을 어깨 관절 앞에 되어, 견갑골을 뒤로 보내는 것처럼 하면서 압박한다.

〔99〕요추교정법 – 상대의 치료하는 쪽의 하지를 뻗게 하여, 윗쪽 하지를 가볍게 굽혀 무릎, 발목을 무릎 내면에 닿도록 굽힌다. 상지는 조금 뒤로 돌리고, 술자는 한쪽 손을 어깨 관절 앞에, 다른 손을 장골 능밑에 대어 요추를 회전하는 것처럼 충격을 가한다.

(四) 좌위(坐位)의 수기

상대는 정좌하고, 술자는 그 뒷 쪽에 선다.

〔100〕경부의 전굴, 후굴, 회선(回旋), 회전의 운동을 조작한다.

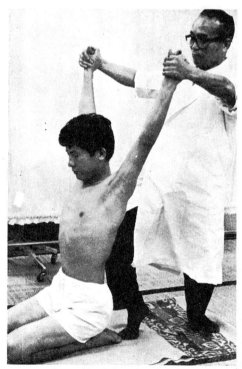

운동조작(104)의 수기　흉곽확장

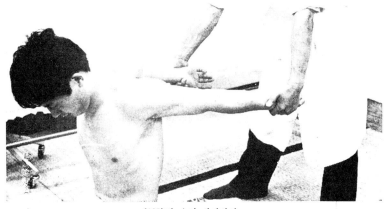

(105)의 수기 상지반전

〔101〕 상체회선법 - 한쪽 손을 같은 쪽 극하부, 다른 한쪽 손을 같은쪽 어깨 관절전면에 대어 회선한다.

〔102〕 상부흉추교정법 - 상대의 두 손을 후두부에 껴 안는다. 술자는 손바닥을 앞을 향하게 하고, 밑에서 환자의 앞 팔을 받쳐 가슴을 벌리면서 척주에 충격을 가한다.

〔103〕 중부흉추교정법 - 상대의 두 손으로 가슴을 교차(交叉)시켜, 술자는 그 손목을 흔들어, 양쪽 무릎을 척주 양쪽에 대어 가볍게 충격을 가한다.

〔104〕 흉부확장법 - 상대의 상지를 들어 올리게 하여 그 모지를 잡고 들어 올리면서 뒤로 제치게 한다. 그 때, 술자의 무릎을 상대의 척주에 닿게 한다.

〔105〕 상지반전법 - 상대의 양쪽 손목을 잡고, 그대로 뒤로 들어 올린다.

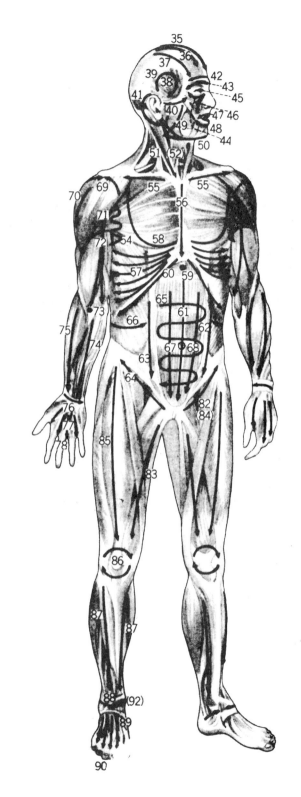

제Ⅲ도 전신의 지압법의 수기 (본문P 152∼175)

항의 수기경로

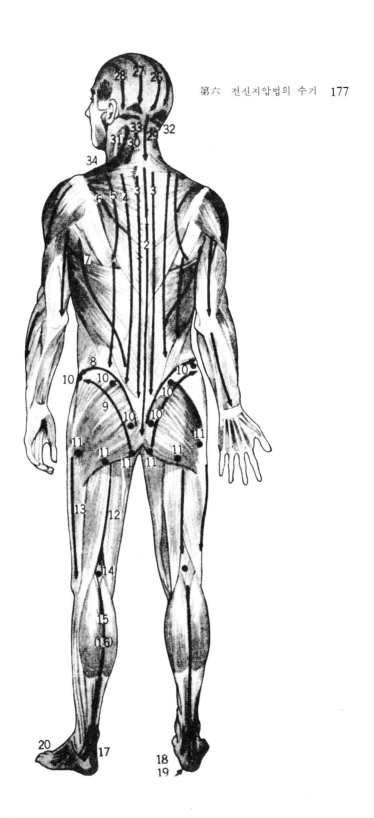

第七 맛사-지와 지압법에 병용되는 주요 물리요법

맛사-지와 지압법의 촛점은, 맨손으로 기계적인 촉압자극을 생체에 가하여 순환기능을 왕성하게 하거나, 신경이나 근의 활동을 조정하는데 있다. 그러나 치료의 수단이 「도수(徒手)」뿐이므로 생체작용에 한계가 있다. 거기서 치료효과를 한층 잘하기 위해 여러가지의 물리요법맛사-지와 지압법을 병용하여, 다시 한층 효과를 기대할수가 있게 된다.

물리요법에는 광의와 협의의 두 가지기 있다.

광의의 물리요법은, 자연의 물리적 에네루기-(일광·물·온도·공기 등)나 인공에 의한 물리적 에네루기-(전기, 인공광선, 기계적 진동 등)을 응용하여 생체기능을 조절하거나, 건강증진을 도모 하든지 한다.

협의의 물리요법은, 기능요법이라고도 하여 주로 신체의 운동을 치료의 수단에 써서 신체의 언바란스를 개선하거나, 동작을 원활하도록 기능을 훈련하는 치료를 말한다.

광의의 물리요법이 병의 예방, 치료, 리히피리테이션, 건강증진이라는 의학의 네분야에 걸친데 대하여, 협의의 물리요법에는 의학적이 리히피리테이션의 일익을 담당하는 치료법으로서 최근 급속하게 발전하고 있다.

물리요법에는 맛사-지의 지압법을 포함시켜 많은 종류가 있다. 그 분류의 방법에는, 일정한 학문적 기준이 없으므로 비교적 새로운 분류를 표에 의해 소개하기로 한다.

물리요법의 분류

A. 현대물리요법 (서구계물리요법)

Ⅰ 온열요법

　(a)전도열·대류열을 이용한 치료

　　①욕요법, ②열기법, ③증기욕, ④엄법, ⑤압주요법,

　　⑥기포욕·진탕욕·와류욕, ⑦온천요법

　(b)복사열을 이용한 치료

　　①적외선치료, ②전광욕, ③초단파요법, ④극초단파요법

Ⅱ 전기요법

　　①평유전기요법 : 지속평유요법, 단속평유요법(저주파요법)

　　②감전전기요법, ③이온도입법, ④고주파전기요법 (온열의

　　요법의 항에 든다)

Ⅲ 광선요법

　　①자외선요법, ②일광욕, ③청색광선요법, 적색광선요법

　　④적외선요법, 전광욕 (온열요법의 항에 든다)

Ⅳ 기계적요법(메가노제라비)

　　①수동적요법 : 맛사-지, 마니퓨레이션, 색인요법

　　②능동적요법 : 치료체조

Ⅴ 특수효과에 기대하는 치료

　　①초음파치료, ②사우나, ③인공발열치료, ④공기욕, 기후요법

B. 동양계물리요법

Ⅰ 전류적치료법(침, 뜸)

Ⅱ 현대물리요법응용의 치료법

　　①침전극발스요법, ②사목크스, ③스뻐드, 마이크로파요법,

　　④스포트자외선요법, ⑤미니스포트적외선요법

A 현대물리요법

(一) 온열요법(溫熱療法)

온열요법이란, 온열자극이나 한냉자극을 인체에 작용시키는 치료방법을 말한다. 온자극과 냉자극의 기준은 건강인의 피부의 평균온도(34°~35°)로, 이것을 경계로 상이 온, 하가 냉이 되어 이 상하의 간격이 크면 클 수록 자극효과도 크다.

치료에 이용되는 열은 열의 전하여지는 방법에 따라 전도열(傳導熱), 대류열(對流熱), 복사열(輻射熱)로 나눌 수 있다. 전도열은 탕파(湯婆), 카이로, 습포(濕布) 등 처럼 직접 물건에서 물건으로 접촉에 의해 열이 전해지는 형식이며, 대류열은 입욕(入浴)이나 열기욕(熱氣浴) 처럼 액체나 공기가 대류를 일으켜서 열을 전하는 형식이다. 복사열은 광선이나 전파등의 복사에네루기-가 생체내에서 열에네루기-로 바꾸어지는 것을 말한다. 온열요법은 이 세가지 열의 전하는 방법을 억제하거나, 촉진하는 것에 의해 혈행의 개선, 소염, 진통, 진경(鎭痙), 대사의 항진 등의 생체 반응을 일으키려 하는 것이다.

Ⅰ 전도열·대류열에 의한 온열요법

〔1〕 욕요법(浴療法)

욕요법(입욕)이란 몸 표면에 온도자극, 기계적자극, 화학적자극을 단일 또는 혼합하여 주는 치료방법을 말한다. 입욕온도에 의해 냉욕(20°~30℃), 미온욕(30°~36℃), 불감욕(36°~36.5℃), 온욕(37°~40℃), 열욕(40°~41℃)으로 나눌 수 있다. 또 장소에 따라 전신욕, 반신욕, 좌욕, 수욕, 족욕 등의 구별이 있으며, 특수한 효과가 가해진 것으로 약욕, 쇄수욕(刷手浴), 탄산욕(炭酸浴), 전기수욕, 운동욕 등이 있다.

(a) 미온전신욕

34°~37°C의 체온에 가까운 물에 15~30분간 입욕하는 것으로서, 전신이 미완하여 수기(睡氣)를 촉구하는 효과가 있고, 정신의 흥분을 부드럽게 하든지, 불면이 있는데 이용한다. 입욕시간은 온욕은 잠자기 전이 가장 좋으며 욕후에 보온에 조심한다. 미온욕을 여러 시간, 여러 날 계속하는 것을 지속욕이라 하여 이전에는 정신과 방면에서 많이 이용되었다.

(b) 전신온욕(全身溫浴)

체온이상의 온욕으로 온욕과 열욕이 있다. 온도는 38°~44.5°C, 입욕시간은 온욕 10분~20분, 열욕은 3~8분, 어느 것이나 머리를 식히면서 이것을 행한다. 특히 열전신욕은 일종의 강장법으로서 행해지고 있다. 입욕시의 주의로서는 식후나 공복시를 피하고, 욕후에 갑자기 식히지 않도록 건포(乾布)로 온 몸을 싸고 30분~60분간 침대에서 쉬게 한다.

중증인 심장병, 고혈압증, 동맥경화증 등이나 전신쇠약이 심할 때는 입욕을 피해야 한다.

(c) 한냉욕(寒冷浴)

10°~20°C의 수중에 30초~2분간 입욕하는 것으로서, 한냉자극을 위해서 신진대사가 성하게 되어 심신은 상쾌하게 된다. 욕후는 마른 타올로 잘 닦고 마찰하여 따뜻하게 온 몸을 싸서 보온한다.

(d) 병상욕(病床浴)

혼자서 입욕할 수 없을 경우에는 병자는 침대위에서 전신의 피부를 깨끗이 닦는 방법으로, 종전에는 탕과 비누를 사용하였지만 현재는 편리한 세제가 나와 있으므로 이것을 사용하면 좋다.

(e) 족욕·수욕·좌욕

[족욕] 발에 충혈을 일으키게 하는 것으로 인해 머리의 충혈을 제거하는 방법으로 열족욕, 냉족욕, 하지변온욕 등이 있다. 의자에 걸터앉아 작은 욕조에 온탕 또는 냉수를 넣어 발을 담근다. 열욕(36°~45°

C), 온욕(33°~35℃)은 5~20분간, 냉욕(8°~12℃)은 10초~2분간, 변온욕으로는 냉과 온의 두 가지를 준비하여 30초~2분마다 교대로 발을 담근다. 옛 부터 「頭寒足溫」을 목표로 두통, 불면, 뇌충혈, 눈·귀·코의 염증일 때 등에 행해져 왔다.

〔수욕〕손에 온열자극을 주어 반사적으로 흉부의 내장에 효과적인 영향을 미치게 하려는 방법으로, 열수욕, 점온부분욕이 있다. 열수욕은 36°~45℃의 욕조에 15~20분 손을 담근다. 점온부분욕은 양 팔과 양 다리를 함께 행한다. 물통에 대롱을 달아 붙여 35°~37℃에서 시작하여 1분간에 한번 꼴로 수온을 높여 43°~45℃까지로 한다. 수욕은 기관지 카달, 단식, 협십증, 고혈압 등에 응용하면 효과가 있다.

〔좌욕〕흔히 요탕(腰湯)이라하여 허리에서 엉덩이까지를 탕에 담그고, 상반신과 하지는 욕조 밖으로 내어 냉하지 않도록 잘 싼다. 탕의 온도는 점점 뜨겁게 하여 견딜 수 있을 정도로 한다. 입욕시간은 3~10분, 전신에 땀이 나올 정도에서 그친다. 골반과 내장의 충혈을 제거하고 통이나 경련을 부드럽게 하며, 염증의 산물인 흡수를 잘하는 효과가 있으므로 골반내장의 만성염증, 월경불순, 월경통, 치질 등에 좋다.

(f) 냉온교대욕(변온욕)

전신 또는 국소(전완, 하퇴)를 온수(40℃ 전후)와 냉수(12°~18℃)에 교대교대로 담그는 것으로 인해, 혈관의 자동적인 수축이나 확장운동을 일으켜 혈유량을 붓게 하려는 치료이다. 전신욕의 경우에는 온욕 5분, 냉욕 5분을 여러차례 반복한다. 국소욕(전완, 하퇴)은 온욕 10분에 냉욕 1분(1회), 온욕 4분에 냉욕 1분(3회), 온욕 5분의 순서로 행한다. 전신욕은 신경쇠약, 신생아 가사(假死)에, 국소욕은 레-노-병, 특발성탈저, 불면, 골절·탈구·염좌 등의 후유증에 이용한다.

(g) 약욕(藥浴)

욕조속에 여러가지 약을 넣어, 온열작용과 화학적작용(약물효과)을 동시에 피부에 주는 치료로, 이것에 약욕(유황, 오스반, 리졸-무도-

하프의 약제) 개자욕(芥子浴, 탕 1 ℓ 에 1 g 꼴), 방향욕(가미즈레 꽃), 염수욕(塩水浴, 탕 1 ℓ 에 1 g 꼴), 우유욕(우유1 g 에 물3의 비율), 당욕(미당 1승을 자루에 넣어 3~5배의 물로 30분간 자출하여 욕중에 넣는다) 등이 있다. 또 창포탕, 송엽탕, 유탕 등의 옛부터 민간에서 널리 이용되어 온 입욕도 약욕의 일종이다.

(h) 탄산욕(炭酸浴)

탄산가스 본베를 사용하여 생긴 탄산수를 40℃ 전후의 탕을 가한 욕으로, 탄산까스의 기포로 맛사 - 지 효과(기조,적 작용)가 온열작용에 가해져 기능을 항진 진정시키는 효과가 있다.

(i) 쇄모욕(刷毛浴)

39°~40℃의 온욕을 하면서 대형 솔로 전신을 마찰하여 혈관반응을 왕성하게 하여 내장이나 자율신경에 좋은 영향을 준다.

(j) 전기수욕(電氣水浴)

이것은 온탕을 가득하게 한 절연성인 욕조에 전극을 넣어 평류·감전전기를 욕조속의 몸에 통전하는 방법이다. 전신전기욕과 국소 전기욕이 있다. 입욕의 효과는 통전에 의한 전기 자극효과가 가해져 노이로 - 제, 불안, 지각과민, 레 - 노 - 병, 관절질환 등에 이용된다.

(k) 운동욕

주로 물리요법 영역으로 사용되는 수치요법(水治療法)이다. 마비된 수족이나, 관절이나 근육의 병으로 수족이 움직이기 어려운 환자를 36°~38℃의 온수 풀 - 속에 넣어 근육의 재교육, 관절가동역의 증가, 근이완의 촉진, 호흡, 순환계의 강화 등을 목적으로 기능훈련을 행하게 된다. 온수중으로는 알키메테스의 원리에 의해, 거의 인체의 무게를 느끼지 않는 상태가 되어 대기중으로는 움직이지 못하였던 환부도 약으로 움직일 수 있으며 온열작용도 가해지므로 痛이 부드러워져 경련도 없어져, 환자는 자신을 가지고 운동에 부지런할 수 있다.

중증인 환자는 하바 - 트 탱크 속에서 맛사 - 지나 여러가지 운동을 시킨다. 환자는 누운 상태로 하바 - 트 탱크용의 침대에 옮겨져 크렌

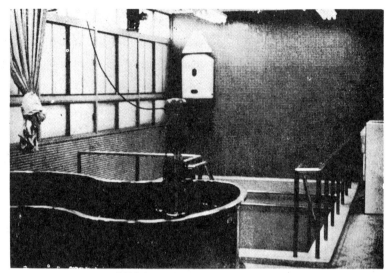

운동욕용 풀(바로 앞은 하바-트 텡크)

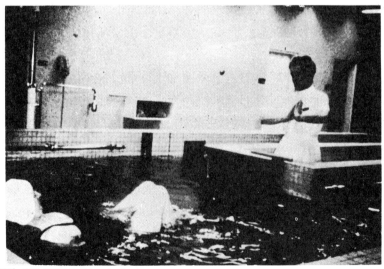

서독의 바트난하임에 있는 키-세대학의 물리치료·센타-의 운동욕(좌는 류-마치-환자, 우는 지도하고 있는 PT. 풀이 E형인 것이 특징

에 의해 탱크 속에 내려지게 되는 장치가 되어 있다.

〔2〕 열기욕(熱氣浴)

건열된 공기를 열원으로 한 온열요법으로 전신 또는 국소를 욕장치에 넣어 80°~90°의 온도로 20분 열기를 가한다. 이어 대표적인 것은 로-미 목욕이다. 보통 행해지는 열기욕장치는 목에서 밑을 함(函)속에 넣어 두부를 식히면서 상당한 습도의 높은 열기를 순환시키는 방식이다. 충혈·소염·진통·발한작용 등이 있으므로 여러가지 만성병에 이용 된다.

가정에서 할 수 있는 손 쉬운 국소용 열기욕(로-칼 사우나)으로서 트라이야-를 이용한 방법을 권장한다. 신경통이나 근육통 등, 통이나 딱딱한 곳이 있는 부분을 대상으로 본인이 기분에 맞는 온도를 느낄 정도의 거리를 유지하고 5~10분간 열풍을 보내면 된다. 치료중에 에야사론 파스나 멘탁라브등을 도포하고, 맛사-지 하면서 로-칼 사우나를 행하면 한층 효과가 높아진다.

〔3〕 증기욕(蒸氣浴)

고온의 포화증기를 응용한 온열요법으로, 체온의 울적이 고도로 일어나 강하게 발한하므로 열기욕과 합쳐서 한욕이라고도 한다. 대표적인 것에 러시아 목욕과 증기함욕이 있다. 욕장치에 43°~55℃까지의 포화증기를 넣어 욕시간은 5~10분에 시작하여 익숙하여 짐에 따라 최고 20분 까지로 한다. 대부분의 경우 목에서 밑을 욕장치에 넣어 두부를 욕하게 하는 증기함욕이 행해진다. 가마솥 목욕이나, 풀목욕 등의 찜 목욕은 증기욕의 일종이며, 근육통, 관절류-마치-, 신경통, 만성위장병, 비만증 등에 좋다.

〔4〕 엄법(罨法)

국소를 덮고 따뜻하게 하거나 차게 하는 것 등에 의하여, 혈관반사를 일으키게하여 치료에 도움되게하는 방법을 엄법이라 한다. 엄법에는 물을 써 습포(불투과성엄법), 프리스닉엄법, 페로이드(광니), 최근 보급하기 시작한 핫빽 등이 있다.

(a) 습포(불투과성엄법)

가정적인 요법으로서도 가장 일반적인 것이다. 냉엄법($10°\sim15℃$의 냉수에 담근다). 빙엄법(얼음주머니, 얼음 벼개, 아이스눈을 쓴다), 온엄법($55℃$의 탕에 담근다) 등의 종류가 있으며 모두 국소를 덮는데 충분한 크기의 포를 담구어 짤아, 피부에 대어 방수포(비닐·유지 등)로 덮고 다시 작은 모포로 싼다. 실내 온도나 덮는 방법에 따라서 시행시간이 다르지 마는 몇분 마다 바꾸어 $20\sim30$분간 행한다.

(b) 프리-스 닛쯔 엄법(투과성엄법)

냉수($15°\sim20℃$)로 단단히 짠 냉습포를 국소에 대어, 그 위에 열의 불량도체인 모포나 후란넬 등으로 덮어 피하혈관의 반사에 의한 충혈의 지속을 목적으로 행하는 온습포의 일종이다. 최초는 냉습포이지 마는 열의 발산이 방채되어 있으므로 피부의 온도가 점점 상승하여 저절로 온습포로 바꾸어진다. $2\sim3$시간으로 바꾸어지지 마는, 이 경우 방수포를 덧붙이면 피부가 거칠어지므로 사용해서는 안된다.

냉엄법은 통이나 종창의 강한 급성염증, 화상, 타박상, 각혈, 토혈시의 지혈에 이용된다. 온엄법은 경부·흉부의 질환(디프테리아, 인두카달 폐염, 기관지염, 늑간신경통, 천식 등) 염증을 수반하지 않는 복통 등에 좋다.

엄법을 행할 때의 주의는, 원칙적으로 급성의 염증은 냉하고, 아급성 및 만성염증은 온하게 할것, 병자가 불쾌감을 갖는 방법은 그치고 기분 좋아하는 방법을 취해야 한다.

(c) 베로이트(鑛泥)

베로이트(광니)를 증기솥에 자(煮)해 포상에 칠하여 $40°\sim50℃$에 냉하거든 환부에 댄다. 30분에서 한시간 동안 하지만은 물을 사용한 엄법에 비하여 냉하기 어려운 특징이 있다.

(d) 핫빽

물에 의한 습포는 오래가지 않는 결점이 있다. 페로이트 습포는 취급하기가 구차스럽고 비위생적이다. 이와 같은 결점을 보완하여 장시간, 더구나 깊은곳까지 따뜻하게 하는 방법으로서 최근에 등장하기 시작한 엄법에 핫빽이 있다. 규산염인 겔을 면대에 넣은 것으로서, 열탕에 담그면 탕을 흡수하여 부드럽고 큰 저열의 덩어리가 된다. 빽을 따뜻하게 하는 방법은 병원용에는 하이트로크레ー다ー(전기자동가온장치)가 있으나, 가정에서는 대형세면기나 찜통을 이용하여 온하게 하면 좋다. 약 80℃의 열탕에 몇 시간 담근 뒤에 들어내어 물을 잘 짠다음 미리 비닐 위에 타올ー을 한장 깐 뒤에 두고, 그 위에 다시 후지(厚地)인 파스타올ー두장을 네번 접은 것을 얹어, 환부에 파스타올 부분을 작은 모포로 덮고 20~30분간 치료한다. 국소의 크기에 따라서, 대형・중형・소형・수용의 네종류가 있다. 경완증후군, 오십견, 충돌로 인한 타박상, 신경통, 류ー마치, 변형성관절염 등, 근・관절・신경 등의 통이나 강창에 좋다.

(e) 파라핀파스

저온(42°~46℃)으로 녹는 고형 파라핀을 열원에 이용한 특수한 건열요법이다. 파라핀을 녹히기 위해서의 전기자동가온장치가 있으며,

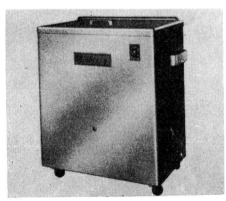

하이트로크레-다-(병원용)
핫빽을 가온하여 그의 알맞는 온도를 보지 하는 자동온도 조절의 가온기
(전원 100V 1.5KW 아-스부)

파스 속에서 액상으로된 파라핀이 50°~55℃의 범위에 주저앉으면 그 속에 전완이나 하퇴를 5~6초간 대었다가 조용히 들어 내어 파라핀의 엷은 막이 크로ー프(手) 또는 솟크스상(足)으로 피부를 덮었으면 파스에 다시 대는 동작을 10~20회 행하고, 최후에 비닐ー자루를 덮어 그 위를 작은 모포로 싸서 15~20분간 보온한다.

파라핀의 막은 쉽게 뗄 수 있으므로, 사용후의 막은 원래의 파스로 되돌리면 액상으로 된다.

188

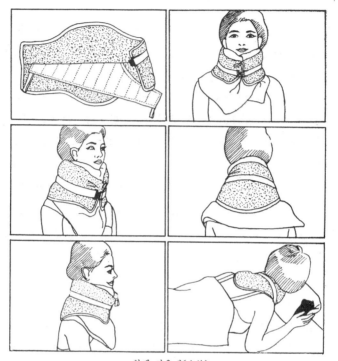

핫빽 사용예(수부)

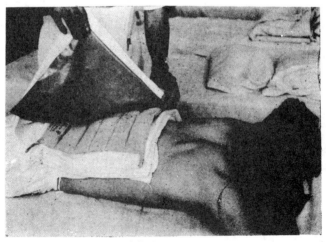

핫빽 사용예(요부)

가정용 소형파스도 있으나, 손 쉬운 방법으로 이중의 탕기를

가정에서 할 수 있는 핫빽

(1)

세면기, 찜통 기타 적당한
그릇에 핫빽을 넣어 충분히
담기도록 물을 주입시켜
그대로 약 12시간 방치한다.

(2)

그 대로, 까스, 전기, 그 밖의
방법으로 가열하여, 물이 끓
으면 화력을 약하게 하고,
20분 지나면 불을 끈다.

(3)

방수포(고무 또는 비닐)위에
타올—을 깔고, 빽을 들어내어
물기를 없애고 얹는다.
이 때, 화상하지 않게 빽의
귀인 곳을 적당한 것으로
걸어서 행한다.

(4)

두터운, 파스 · 타올—을 사절
로하여 2교(팔절)빽의 위에
얹는다.

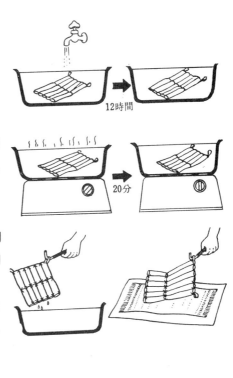

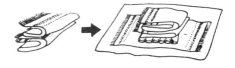

(5)

치료 받는 환자에 파스 · 타올
-면을 대어 빽을 단단히 고무
포와의 사이로 끼워, 빽이 벗
겨지지 않게 한다.

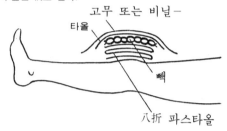

무릎을 例로 한다.

고무 또는 비닐－

타올

빽

八折 파스타올

(6)

등, 허리, 엉덩이 등 가운데는
빽을 까는 것처럼 하고, 손 발
은 잡는 것 처럼, 어깨와 등은
짊어 지는 것처럼 대고 그 위
에 모포를 걸친다.

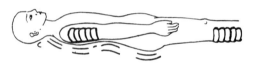

(7)

지나치게 열하든지, 미지근하든지 하면 다른 타올－을 끼우든지, 엷게 하든지
하여 두께를 조절한다.

(8)

약 30분이 지나면 남은 열기가 식으므로 빽을 떼고 원래의 탕으로 되돌아 간다.

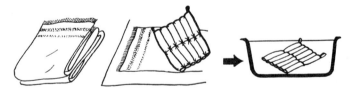

(9)

연일 사용할 때는 (2)의 조작을 반복한다.

(10)

어느 기간동안 사용하지 못할때는 통 등에 넣어 물에 담구어 두었다가 다음
사용할 때는 (2)에서 부터 행한다.

써서 위의 솥에 파라핀을 넣어 쪄서 녹히고, 다음에 아래 솥에 온수를 넣어 치료중 파라핀이 냉하지 않게하면 된다. 파라핀은 응고 하더라도 따뜻하게 하면 바로 녹기 때문에 반복하여 이용할 수 있게 된다.

적응은 핫빽과 같지 만은, 특히 관절 류 – 마치 – 나, 수족통저림, 냉 등에 좋다.

(f) 약엄법(藥罨法)

약액을 이용하는 습포, 예컨데 1~2%의 붕산수와 1%의 알미늄수, 프 – 로 – 액 등을 물 대신으로 이용한다.

개자니엄법 – 개자분 20~40 g 에 40℃ 전후의 온탕을 천천히 가해 가면서 죽 모양으로 하여 국소에 발라 붙인다.

핫프 – 대맥분에 물을 부어 저으면서 자불하여 죽 모양으로 하여 국부에 발라 붙인다. 에게호스 등 그 밖의 편리한 제품을 이용하면 좋다.

〔5〕 압주요법(壓注療法)

온도적 자극과 기계적 자극을 동시에 생체에 주는 치료법이다.

(a) 욕중압주법

40℃ 전후의 온수를 가득 체운 욕조에 환자를 넣어 호 – 스 끝에서 강압의 온수를 분출시킨다. 분출 구멍과 몸의 표면과의 거리를 10~20 cm 로 하여 15~20분간 치료한다. 이와 같은 방법이지만은, 탕수의 온도를 바꾸어 고온과 저온을 교대로 압주하는 온수엄주법도 있다.

(b) 증기압주법

증기에 일정한 압력(1.5~2.5 기압)을 가하여 분출시켜 그것을 환부에 압주하는 방법이다. 이 즈음의 증기압은 6~8뻔드, 분출구멍과 몸 표면의 거리를 약 30 cm 로 유지하여 10~20분간 행한다. 실시에 있어서 술자는 자신의 손에 증기를 대어, 압력·온도·거리 등의 조건을 충분히 조정하고 압주한다.

파라핀 · 파스사용의 순서

(1) 먼저 환부를 비누로 깨끗이 씻고 완전하게 말린다.

(2) 손이면 손가락을 조금 벌려, 약간 굴곡시켜(야구공을 가볍게 잡는 정도로)조용히 파리핀 속에 담근다.

(3) 5~6초되면 뜨겁게 느껴지므로 조용히 파라핀 속에서 들어 올린다. 파라핀외의 물방울이 다 떨어지면, 파라핀의 엷은 막이 그라-프 모양으로 피부에 접착한다. 다음 이 동작을 10회 반복한다.

(4) 이 동작중에는 손가락을 움직여서는 안된다. 10회 반복이 끝나면 비닐-자루를 덮어, 그 위에서 부터 파스 타올-을 감아 보온한다.

(5) 30분이 지나면 타올을 벗기고 비닐-자루를 빼고, 파라핀의 응고막을 덮고 욕조로 되돌린다.

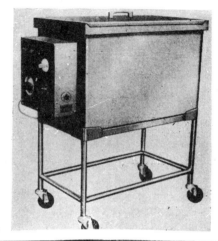

파라핀 파스(병원용)

파라핀·파스의 사용법

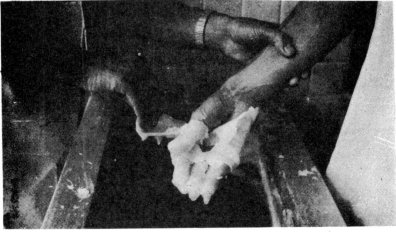

(6) 욕조속에 담구지 못할 부위의 치료에는, 다른 부분이 더럽히지 않도록 고무포 등을 깔고 작은 표자로 파라핀의 욕해액을 빨아 들여, 쇠모로 환부에 칠하여 바른다. 막상이 되면 다시 바른다. 칠하는 회수라든지 보온의 요령은 손의 경우와 같다.

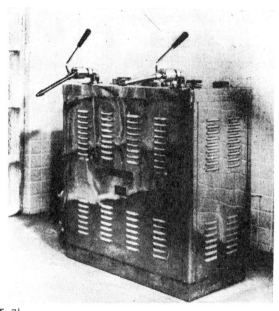

만 능 압 주 기

증기, 온수, 냉수를 두 개의 노줄에서 압력의 강약을 자유롭게 조절하면서 분출시킬 수가 있다. 노줄은 상하좌우로 회전하며 생각되는 위치에 고정하여 국부에 십자포화식으로 압주하거나, 2개소에 동시에 압주할 수도 있다.

외상후유증(골절, 탈구, 염좌, 타박 등), 신경통, 오십견, 요통, 관절염 등에 효과가 있으며 또 온수와 냉수를 교대로 관주하므로서, 신경, 근육, 혈관 아토니-증에 자극적으로 응용한다.

(c) 압주 맛사 - 지

이것은 압주법과 맨손 맛사 - 지와를 동시에 사용하는 방법으로 이것에 온수압법 맛사 - 지 등이 있다.

〔주〕 압주법은 신경, 근육류 - 마치, 관절류 - 마치, 오십견 관절강직, 창상등에 이용하면 효과가 있다.

〔6〕 기포욕(氣泡浴)·진탕욕(振盪浴)·와류욕(渦流浴)

어느 것이나 온열작용에 기계적자극 작용이 가해진 치료이다.

(a) 욕조바닥에 수 없이 뚫린 구멍에 파이프를 깔고, 이것을 송풍기에 연결하여 모-타-로 기포를 발생시키는 것으로서, 온열자극에 가해 기포에 의해 맛사-지 효과가 있으며 기능의 항진을 진정시키는 효과가 있다.

이 밖에 영양용 및 가정용의 초음파 파스 등이 있다.

(b) 진탕욕·와류욕

진탕욕은 욕조속에 진동판을 두어, 모타-를 이용하여 탕수를 요동시키는 방법이다. 즉 홍분적으로 일하는 효과가 있다.

이 밖에 영양용 및 가정용의 초음파 파스 등이 있다.

〔7〕 온천요법(溫泉療法)

온천이란, 온도가 25℃이상 광천을 말한다. 요양천은 34℃이상으로 그 함유성분(1㎏중에 고유성분의 100g 이상을 함유하는 경우)에 따라, 단순천, 탄산천, 알카리천, 식염천, 중탄산토류천, 고미천(苦味泉), 실천(鉄泉), 유황천, 방사능천, 명반천(明礬泉) 등이 있다.

온천의 효과는, 천질에 따라 특유한 화학성분에 의한 효과와, 몸의 반응의 상태를 바꾸어 병을 낫게 하는 힘을 높이는 효과 밖에도 탕의 따뜻함, 탕수에 의한 상쾌한 수압, 그 토질의 기후풍토 등 전지요법으로서의 작용도 가해져 이런 것이 혼연일체가 되어 작용하는데 있다.

온천요법에는 욕요법, 음천요법, 흡입 또는 수요법이 있다(요양). 병의 예방 또는 건강을 증진하거나(보양), 피로를 풀거나, 기능에 결함이 있는 사람의 기능훈련 등에 효과를 기대할 수 있다.

온천요법상으로 기대할 수 있느 점은 입욕회수(1일 1~2회, 많아도 3회), 입욕시간(5~15분), 미온욕은(30~40분), 탕욕기간(평균 2주 필요) 등이다. 공복시와 식사후에는 입욕을 피하고 욕후에는 따뜻하게 하여, 한 시간 정도 안정하는 것은 일반적 입욕 요법과 동일하다. 일주일 전후에 탕중독을 일으키는 사람이 있으나, 이것은 온천에 몸이 크게 반응하여 한 때 균형이 무너진 상태이나, 대체로 2~3일에 회복되며, 그 뒤 부위는 정말 치료효과가 나타나게 되므로 걱정할 필요는 없다.

온천요법을 행할 경우는 온천 의학전문 의사 또는 온천병원에서 상담하여 자신의 병에는 온천요법이 과연 적합한지, 또 어떤 온질이 좋은지 등에 대하여 지시를 받아, 온천요양 뿐만 아니라 다른 물리요법이나, 약물요법 등도 가한 종합적 치료를 할 수 있도록 마음가짐을 해야 할 것이다. 대개의 경우 위안의 대상으로서 온천욕이 행해지고 있으나, 병자는 이와 같은 생각을 삼가하지 않으면 안된다.

Ⅱ. 복사열에 의한 온열요법

전기 에네루기-를 복사에네루기-(전자파)에 바꾸어 놓고 생체를 따뜻하게 하는 치료법으로서, 적외선욕, 전광욕(광선요법)과 초단파요법(고주파전기요법)이 있다.

〔1〕 적외선욕(赤外線)

적외선이란 파장 $1mm \sim 760\,m\mu$까지의 전자파를 말하며, 생체내에 흡수되면 속에서 분자운동을 일으켜 열을 발생한다. 피부 밑의 $10mm$쯤

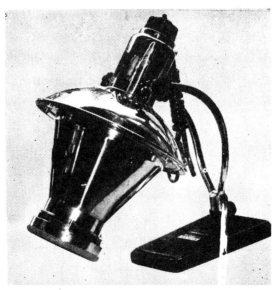

가정용 적외선
치료기

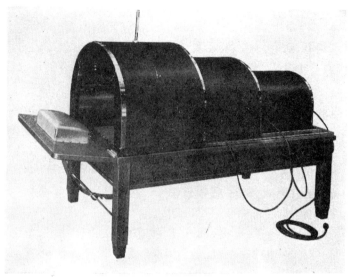

양와용의 전신 전기열기욕 장치

레-루식의 삼단으로 되어 있어서 사용할때는 침대에 누워서 열기조를 목 부위까지 끌어 올린다.
스위치는 각조가 모두 한쪽에·붙어 조작 여하에 따라 흉부·족부만을 치료할 수 있다.

까지 따뜻하게 하는 효과가 있다.

적외선 발생장치에는 300~500W의 소 - 락크스·램프, 조 - 라이트
등(灯)이 이용된다. 가정용 적외선의 램프(150W)도 각 메이커-에서
팔고 있으며, 손 쉽고 안전하게 가정용 요법으로 권유하고 싶다.

치료방법은 먼저 전원 스위치를 넣어 조사등을 환부에 직각으로 향
하게 하여 대형(300W)은 30~50㎝, 소형(150W)은 10~20㎝의 거리
로 5~20분간 비춘다. 비추는 시간은 점점 길게하지 마는, 대체로 피
부에 땀을 내고 발적하기 시작하면 그것이 한도이다. 지나치면 못이
생기므로 주의 할 필요가 있다. 허리와 어깨의 통, 근위, 류 - 마치, 신
경통, 미용등에 이용하면 효과가 있다.

〔2〕 전기욕(電氣浴)

전기열기욕 장치 속에 텅스텐 전등알을 26개(전신용)에서 6~8개
(국부용) 사용한 것으로서 효과는 열기욕과 거의 같다. 발한작용이

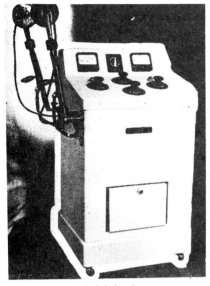 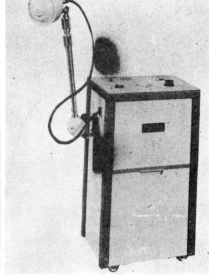

초단파치료기   극초단파(마이크로파) 치료기

빨리 일어나는데 특색이 있다. 가정용에는 응용범위가 넓다는 의미로
체간용전광욕 장치를 권장한다.

〔3〕 초단파요법(超短波療法)

초단파요법은 주파수 50메가 사이클·파장 6m의 전자파를 응용하
여, 전극과 전극사이에 있는 전계 속에 넣어 심부를 따뜻하게 하는
치료로서 온열작용 뿐이 아니고 살균작용, 항독작용 등도 있으며, 지
금까지의 온열치료중에서는 적응범위가 가장 넓다. 가정용의 소형장
치도 팔고 있으나 사용에 있어서는, 부근 의사나 이학요법사 또는 맛
사-지사의 지시를 반드시 받을 필요가 있다.

〔4〕 극초단파요법(極超短波療法)

극초단파요법은, 전자파 조사요법 또는 마이크로파 요법이라고도
불리워, 주파수 2450 메가사이클, 파장 12.5cm의 전자파를 이용하여
적외선욕과 같은 방법(照射方式)으로 치료한다. 마이크로파를 발생하
는 특수한 진공관(마그네도론)이 필요하며, 발생된 마이크로파는 도
파관(導波管)으로 안테나까지 유도하여 안테나(丸型, 角垂)에서 환부

에 비춘다. 안테나와 환부사이는 5에서 10 cm, 비추는 시간은 초단파요법의 반(약 10분)으로, 초단파에 비교하여 깊은 곳을 고르게 따뜻하게 하며, 그 지속시간도 길므로 병원에서는 극초단파요법이 보급되어 있다.

〔주〕 초단파와 극초단파요법 모두가 급만성 염증·근과 신경의 염증, 오십견, 만성위장병 등에 이용되고 있다.

(二) 전기요법

전기요법에는, 여러가지의 종류가 있지마는, 보통 직접 전류를 생체에 통하여 자극하는 평류 전기요법과 감전전기요법을 1초 동안에 수만회 이상의 주파수를 생체내부에 통해 몸의 깊은 부위를 가온하는 고주파 전기요법(초단파요법·극초단파요법)의 두 가지로 구별할 수 있다. 좁은 의미로서의 전기요법이라는 것은 전류에 의한 자극작용을 중심으로한 평류나 감전전류에 의한 치료법을 가르치지 마는 고주파 전기요법에 대해서는 온열요법의 항에서 설명하였으므로, 여기서는 전기요법에 대해서 설명한다.

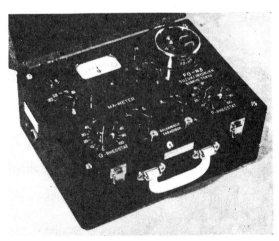

평류감전혼합
치료법

〔1〕 평류전기요법(平流電氣療法)

평류전기요법에는 지속평류전기요법과 단속평류전기요법의 두 가지가 있다. 지속평류전기요법은 전류변화가 전연 없는 직류를 이용하여, 전류를 흐르게 할 시초(스위치 ON)와 끊었을 때(스위치 OFF)만 근이나 신경에 자극작용이 나타나는 치료를 현재로는 그다지 쓰지 않고 있다.

단속평류전기요법은 보통 저주파요법이라고 불리워 지고 있으며, 직류를 진공관 회로에 넣어 단속시키 든지, 가정용 100V 전원의 교류를 말지파이프레－타－에 의해 일정한 주파수의 구형파(矩刑波)와 극파(棘波)를 발진시켜 생체로 흐르게 하는 방법으로, 그 주파수는 1500 사이클, 전압수는 10볼트가 쓰인다. 단속평류를 통전하면 신경이나 근육을 자극하여 마비를 일으키고 있는 근육을 수축시키든지, 반대로 중추신경이나 지각신경의 흥분을 진정시키거나, 또 혈액증가 작용이나 위장운동을 왕성하게 하는 작용 등이 보인다.

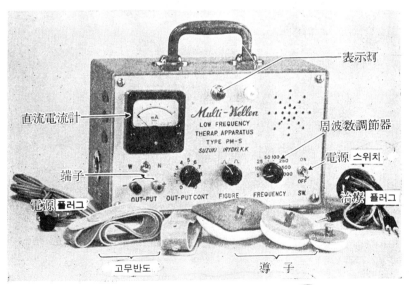

가정에서 손쉽게 취급할 수 있도록 설계되어 있다. 전류계부, 진공관4수, 주파수를 표시하는 스피－가 속에 있다.

　치료할때 진정을 목적으로 사용할 때는 치료 도자를 음주(마이너스), 불관도자(플라스)로 하고, 주파수를 많이 하여, 환자가 견딜 수 있는 전류량을 통전한다(음극통전). 흥분성을 높일 때는 치료도자를 양극, 불관도자를 음극으로 하여, 낮은 주파수로 환자가 견딜 수 있는 전류량을 통전(양극통전)하지마는 이 경우 1~2분이면 극을 전환하는 편이 좋다. 통전시간은 어느 것이나 20~30분, 환부에 따라서 여러가지로 도자를 놓는 방법이 있다.

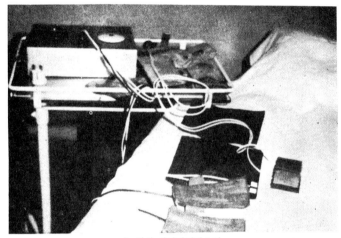

유-럽의 감전전기치료기

〔2〕유 - 럽의 감전전기치료법

　일종의 단속평류요법이라고 할 수 있다. 반대방향의 두 가지 전기의 흐름이 조금 간격을 두고 교대로 일어나는 것이므로, 감응(感應)코일을 이용하여 발생시킨다. 좁은 의미에서의 전기요법의 중심은 `저주파요법이므로 감전전기요법은 옛날 처럼 사용하지 않게 되었다. 그러나 유-럽의 맛사-지 치료에서는 형이 다른 도자를 써서 성행하고 있다. 지각둔마나 탈실, 부전마비로 비교적 근의 수축력이 남아 있는 환부에 사용하여 효과를 올리고 있다.

〔3〕이온도입법(이온드호레 - 제)

　물 속에서 녹은 이온은 전극을 통해 피부 속으로 도입될 수가 있다.

이것을 평류전기의 이온 도입작용이라고 말하며 이 원칙을 응용하여 이온 도입법이 행해진다.

사용하는 약제는(요-도카리수용액, 비타민제, 비스타민제, 버니시링)을 적당히 물게하여, 가-제나 누지에 담구어 국소에 두고, 그 위에서 치료 전극을 대어(양이온에 음극, 음이온에 양극을 둔다) 도자를 이어서 통전한다. 약제에 의한 화학적 작용과, 전기의 자극 작용이 동시에 가해지는 곳에 특색이 있어서 피부점막의 만성질환, 근육·관절·신경의 통 등 말초혈관의 경련 등에 사용된다.

(三) 광 선 요 법

광선은 파도와 같은 형을 하여 공간을 전하여 가는 에네루기-(전자파)이며, 파장에서 말하면 마이크로파(극초단파)와 렌도겐과의 중간이다.

광선요법이란, 자외선·적외선·태양광선(파장으로 말하면 13미리미크론에 1미리까지)를 인체에 비추는 치료법을 말한다. 유-럽에서 광선요법이라고 부를 경우에는 거의 자외선요법·일광요법을 의미하고, 적외선요법은 전광욕과 함께 온열요법(건열로서 표재열)의 일종으로서 행해지고 있다. 적외선, 적외선욕에 대해서는 이미 「온열요법」의 항에서 설명하였으므로, 여기서는 좁은 의미에서 광선요법(자외선요법·일광욕)을 취급한다.

〔1〕 자외선요법(紫外線療法)

가시광선(칠색의 무지개)의 자주 빛에서 파장의 짧은 광선(400~100미리미크론)을 자외선이라 하여, 피부에로 깊이 이르는 힘은 0.5~10㎜ 정도로 생물학적 작용(면역체 형식, 신진대사작용, 살균작용 등)이 강하다.

자외선을 인공적으로 발생시키는 장치로서 탄소호광등, 수은 증기등, 크로-마이엘 등이 있다.

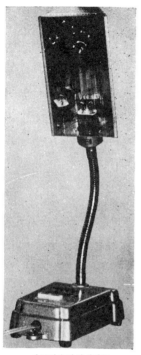

살균겸용탁상태양등

대형 태양등을 극히 간단하게 한 것으로 강력한 자외선을 충분히
방사하는 편리한 치료이다.
한편 살균등으로서도 응용되어, 공기중의 부유균에 의한 호흡기
병이나 전염병의 예방에 식물의 방부, 곰팡이 발생의 억제, 수세
장의 탈취에 속효가 있다.

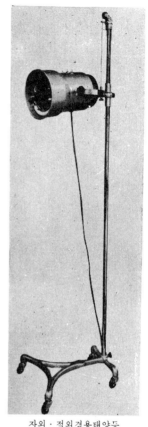

자외 · 적외겸용태양등

치료는 홍반량(자외선을 비춘뒤에 히스타민 모양의 물질이 발생하
여 피부에 홍반을 일으킨다. 비추는 시간에 따라 홍반의 정도가 달라
지므로 이것을 오단계로 나누어서 조사량이 결정되어 있다)을 눈짐작
으로 쉽게하며, 치료기간은 2~4일에 1회, 12~15회 비춘후에 2~3주
간 쉰다.

구(灸)와 비슷한 변조효과(생체의 반응)가 기대되어, 기관지천식,
습진,여드름, 강피증, 달진마, 빈혈, 원형탈모증 등에 응용한다.

〔2〕 일광욕

일광욕이란 태양광선(적외선 59%, 가시광선 40%, 자외선 1% 포함)

을 치료에 응용하는 방법으로, 일정한 처방과 치료방식의 바탕에서 행하게 된다.

　일광요법에는 여러가지의 방식이 있으나, 가장 유명한 것은 로리에 – 방식으로 전신을 여섯개로 나누어 천천히 일광욕을 할 수 있도록 되어 있다.

　태양광선이 풍부한 우리나라의 평지에서는, 엄밀한 치료방식에 구애 받지 말고, 공기욕도 포함하여 옥외에서의 일광욕에 가급적 가까이 하는 것이 좋다. 오염된 도시의 태양광선이 결핍된 비좁은 산간지대의 허약한 어린이에게는 인공태양등의 집단용 욕실을 설치하여, 만성병환자가 있는 가정에서는 간단한 선룸 – 을 만드는 것이 바람직스럽다.

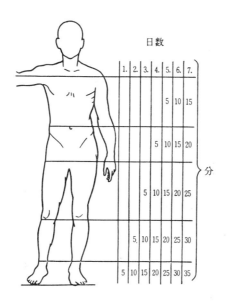

로리에 – 의 일광욕

맨 첫날에는 발목부터 발가락까지 5분, 다음날은 무릎 밑 부터 발목까지 5분, 발목 10분 이와같이 행한다.

(四) 특수효과를 기대하는 치료법

〔1〕 초음파요법

초음파란 사람의 귀에 들리지 않는 높은 진동수(이만사이클 이상)를 가진 음을 말한다. 의료용으로 쓰이는 음은 매초 백만회라고 하는 고속도의 진동이다. 초음파를 발생시키는데는, 먼저 처음에 장치속에서 고주파전류를 발생시켜, 이것을 수정 또는 지단산파륨으로 만든 진동판으로 끌어 전기진동 에네루기-, 즉 초음파로 바꾸는(압전효과라고도 한다)방법이 이용된다.

초음파는 광선처럼 똑 바로 나아가는 성질이 있으므로(파장을 고치면 1미리) 국소에 집중적으로 비추는 특징이 있으며, 심부조직에 순간적인 압변동을 주어 한 시간에 백만회의 고속도 맛사-지의 결과로서 온열효과를 보게 된다. 또 캬피테-손이라고 하는 일종의 조직 파괴작용도 있으며, 대사촉진, 살균작용, 소염작용, 병적산물의 분해 흡

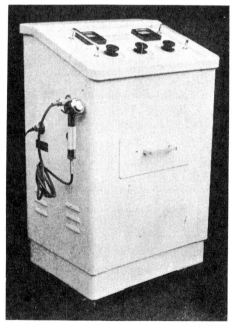

초음파치료기
(병원용)

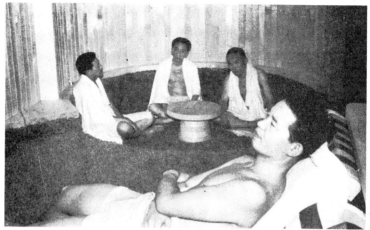

사우나 목욕, 열기욕실풍경

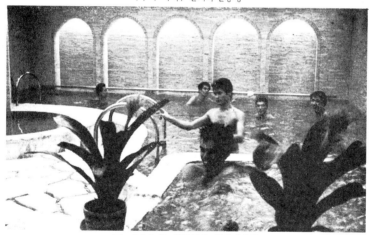

同, 냉수욕실, 右手前은 분류식온욕

수작용이 있다.

　초음파 치료기는 고주파를 발진하는 장치와 고주파 전기에네루기 -
로 변하는 전기음향변환소자(음도자)의 두 가지로 만들어져 있다. 치
료를 할 즈음에는 음도자를 피부에 대어서 맛사 - 지 한다.초음파는
공기중에서는 전하여지기 어려운 성질이 있으므로, 초음파가 잘 전하
는 유동파라핀 · 와세린, 올리 - 브유 등을 음도자의 표면에 치료하는

국소의 기에 발라, 음도자와 피부가 밀착되노록 주의하면서 치료한다. 또 유류 뿐만이 아니고, 물도 초음파를 잘 전하는 성질이 있으므로 물통 속에 한번 끓여서 까스를 뽑은 물을 넣고, 음도자를 수중에 집어 넣어 환부에서 2~3㎝ 간격을 두고 비추는 방법도 있다.

신경, 근, 관절의 강창(强脹)이나 통(痛)을 수반하는 증상군에 효과가 있으며, 내과 정형외과에서 산부인과, 이비과, 비뇨기과의 영역까지 적응범위가 넓다는 것에는 물리요법 중에서 으뜸이다.

〔2〕 사우나(필란드식 찜목욕)

온천이 거의 없는 북구에서 발달된 욕법이지 만은, 최근 레 - 즈붐 - 을 타서 우리나라에서도 널리 행해지고 있다.

사우나의 원조인 필란드에서는 목재로 지은 한쪽 모퉁이의 헛간에서 장작깨비를 피우고 돌을 구워서 실내의 공기를 $80°～100℃$로 높여, 적당한 곳에서 돌에 물을 부어 습도를 높여, 땀이 쏟아나올 무렵에 물에 담근 백화의 작은 가지로 몸을 쳐서 충분히 발한하였으면 밖으로 나와 호수에 뛰어드는 방법이 일반적으로 행해지고 있다. 현재 국내에서 행해지고 있는 사우나는, 특별설치의 열기욕실(적외선으로 실내의 공기를 $80°～100℃$로 뜨겁게 한다. 습도는 $10℃$)과, 냉수 풀 또는 샤워를 갖추어 전신열기욕과, 전신냉욕을 교대로 반복하는 것이 보통이다. 백화의 작은 가지로 몸을 치는 대신에 욕후 30~40분간 맛사 - 지가 행해진다.

입욕 방법은 $70°～80℃$의 사우나탕에는 20분간, $100℃$의 욕실이면 10분간이며, 입욕중에는 앉거나 옆으로 눕거나 하여 가급적 안정하고, 자신의 맥이 1분간에 100을 넘거던 시간에 구애 받지 말고 중지한다. 욕후의 건강인은 냉수에 뛰어 들어도 좋지 마는, 오히려 샤워를 하는 편이 안전하다. 욕후에는 몸을 깨끗이 닦고 맛사 - 지를 받아, 온도의 급격한 변화로 일어난 몸의 반응을 숙달되게 한다.

고혈압증, 심장병, 자율신경실조증, 임산부, 열이 있는 병자들은 입욕하지 않는 편이 좋다.

B 동양계물리요법

동양계 물리요법이란 본인이 부르짖고 있는 새로운 치료법이며, 현대의학과는 분명하게 차원을 달리한 진료체계를 가진 동양의학 일상체계중에 현대물리요법의 수법을 집어 넣어, 동양의학 본래의 전통적인 치료수단과 현대물리요법과를 통합할려는 것이 그의 촛점이다.

동양계 물리요법의 내용은, 침구 및 도인안교(치료체조와 맛사-지·지압법) 등의 전통 있는 치료와 현대 물리요법과를 응용한 특수한 치료법과의 두 가지 분야로 나눌 수 있으나, 여기서는 현대물리요법의 응용면에 대하여 설명하기로 한다.

(一) 현대물리요법응용의 치료법

〔1〕 빨스 제네레-터-(충격파 발진기)에 의한 전기요법

단속평류(저주파) 치료기의 원리를 이용하여, 구볼트(단일건전지 6개 사용)의 지속평류를 도란저스타-의 마이지 파이프레-타-(지속평류를 단속평류로 변환하는 회로)로 빨스(단속평류)를 발진하여, 그 출력을 가변저항기로 상세하게 조절할 수 있도록 설계한 콘파크트인 치료기이다.

빨스 제네레-타-의 특색은, 보통의 저주파 치료기의 전극을 치료에 쓰는 침에 바꾸어 두고, 침이 지닌 기계적 자극효과와 전기에 의한 약한 진동의 자극효과를 경혈에 주는 곳에 있다.

주파수는 매초 5사이클에서 5000사이클, 빨스의 간격은 0.1미리세칸트에서 100미리세칸트까지 마음대로 바꿀 수가 있으며 출력은 9V와 극히 미약한 전류로 되어 있다. 저주파 치료기로는, 전기를 통하기 어려운 성질의 피부 위에서 통전하기 때문에 제법 높은 출력(수십 V)이 필요하지 만은, 빨스 제네레-타-로는 저항의 높은 피부를 침의

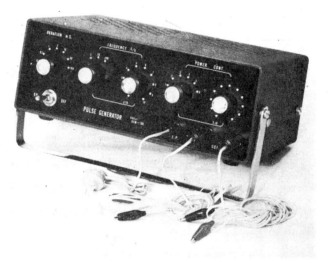

빨스 제네레-타-에 의한 치료의 실제

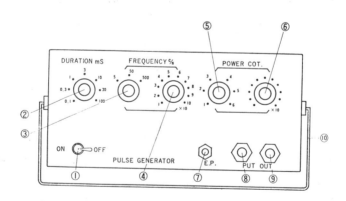

주파수 5cps~5000cps, 빨스폭 0.1~100ms 빨스전압
최대 qVpp 사용전지 단일건전지1.5V, 6개
①전원스위치   ⑥출력정밀저항기(0.1~1.0배)
②빨스건조절 (Duration)   ⑦야폰차입용 쟈크
　다이알   ⑧
③주파수절환기   　치료도자차입용 쟈크
④주파수배솔기(1~10배)   ⑨
⑤출력전압절환기   ⑩헨들겸 스텐드

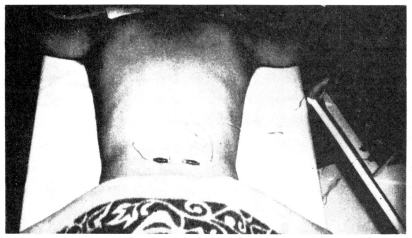

빨스 제네레-타-에 의한 치료의 실제

통에 대한 진정작용으로서는 2000c/s에서 5000c/s로, 빨스 폭은 0.1~0.3ms를 사용한다.

근에 운동을 행하기 위해서의 자극을 주는 경우에는 50c/s 이하이며, 빨스 폭은 10, 30, 100ms를 사용한다.

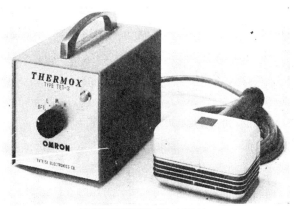

전자열냉자격장치 (사-모크스)

구 조

1. 전원부

정류회로, 온도선택회로, 그 밖으로 부터 되며, 온냉유니트에 전력을 공급한다. 탁상형으로 파넬 표결에 설정, 표시등이 이면에 전원코-드, 퓨-즈, 아-스안자, 온냉유니트 접속용 리세브라클이 설치되어 있다.

2. 온냉유니트

생체에 자극 맛사-지를 하는 것으로서, A형(상상丁형)과 B형(구상丁형)의 두 종류가 있으며, 어느 것이나 나사식의 자극 헤을 갖추어, 그 착탈에 의한 자극, 맛사-지에로 바꾸기도 한다. 손으로 하는 부분은 빽을 써서 열의 전도를 막고 있다.

전극이 절피(切皮)하고 있으므로 미약통전으로 된다. 더구나 치료의 촛점(혈)을 직접자극할 수 있는 이점이 있다. 통과 저림을 없애는데 는 가장 효과적이며 침구의 적응증에는 모두 사용한다.

〔2〕 사 – 모크스(전자열냉자극 장치)에 의한 전구요법

전자냉동의 원리는 1834년 파리 – 의 시계 기술자 뻴체에 의해 발견

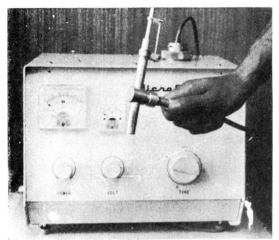

스포트 구초단파치료기

인력전력 100V 25VA, 출력전력 100W, 발진주파수 2450±30Mc/s, 크기 26×39×31㎝, 중량 28㎏s

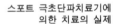

스포트 극초단파치료기에 의한 치료의 실제

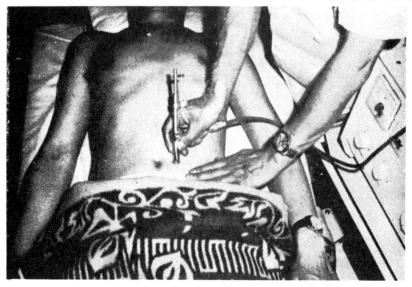

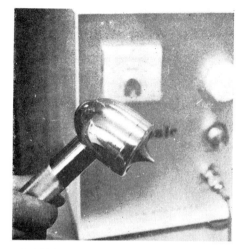

스포트초음파치료기의 음도자
전　원 100V 70VA 50∼60
발진주파수 1000Kc/s (ON I Mc/s)
출력전기 3W/㎠ max
촌　법 200×280×320㎜
중　량 12kg

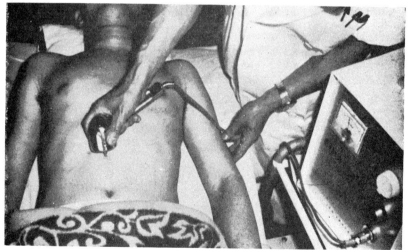

스포트초음파치료기에 의한 치료의 실제

되었다. 이것은 뻴체 효과라고 불러져 다른 종류의 금속을 접속시켜 두고 그기에 전류를 통하면 접속점에서 열의 발생과 흡수가 일어난다.
　사－모크스는 다른 종류의 금속 대신에 전자냉각소자를 이용하여 스위치를 넣으면 맛사－지용 헤트의 표리면의 한 쪽이 온, 다른 한 쪽이 냉이 되어 온열맛사－지용 헤트에는 다시 직경 5미리메－카의 포인트 자극 헤트를 붙일 수가 있으며, 구요법(炙療法)을 전자장치에 의해 뜨거운 구, 냉한 구라고 하듯이 과학화한 곳에 특징이 있다. 일반인들에게도 편리한 구치료용 셑이다.

〔3〕 스포트 극초음파치료

원리나, 치료의 구조 등의 효과는 극초음파요법과 같으며, 안테나 (治療照射頭)를 직경 1cm의 국소집속용 안테나로 바꾸어 놓은 것이다. 피하 4~5cm의 자극적응부위에 온열효과를 미칠 수 있게된다. 구두침 (침을 찔러두고 뜸쑥으로 그 침을 따뜻하게 하는 치료)을 에레크도로니크스화한 치료방법이다.

〔4〕 스포트 초음파요법

1메카사이클 2초 동안에 백만회의 진동의 고주파를 발진하고 코파크트인 발진장치도, 고주파의 전기 에네루기 - 를 기계적인 진동으로 변환하는 직경 3mm의 음사두(音射頭)의 두 가지에서 구성된 치료기이다. 경혈을 초음파 맛사 - 지를 하는 것에 따라서 지금까지의 동양의학의 치료법에 없는 특수한 자극효과를 기대할 수 있게된다. 특히 경혈의 압통이나, 근육의 뻐근함이나 응어리진것을 없애는데 좋다.

〔5〕 미니스포트 적외선요법

적외선의 조사범위를 직경 5mm로 졸라놓은 치료기로서, 그 원리는 특수합금 히 - 터로 약간의 공간을 두고 닉켈 박판의 커버 - 를 덮어, 히 - 터의 열로 끝쪽의 니켈을 열하는 간접 복사열의 방법이 사용되고 있다. 치료에 즈음하여서는 직경 5mm의 헤트를 피부에 눌러댄다. 온도는 출력조절 손잡이로 0°~70℃까지 아주 상세하게 조절되며, 파장은 일반의 치료기보다도 갈어 1500미리미크론이다.

〔6〕 스포트 자외선요법

특수구조의 자외선 발광관을 써서, 직경 5mm의 조사면에서 생물학적 작용인 강한 자외선(2500미리미크롬)이 발생한다. 치료할 때는 조사두를 피부에 대고 1분간 비춘다. 기본적인 효과는 구요법과 다름이 없다.

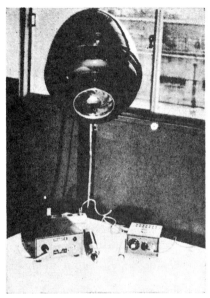

미니스포트 적외선 치료기

향해서 左는 스포트 적외선치료기, 중앙은적외선
·적외선병용치료기

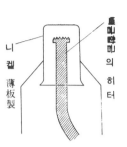

미니스포트 적외선 원 리 도

상도와 같이 특수합금에 약간의 공간을 두고
커버 를 덮어 백금, 합금, 히 터 의 열이 공
기를 모개로 하여 따뜻하게 한다는 간접 복
사열 방식을 취하고 있다. 전원은 2~3V, 온
도조절 손잡이로 아주 상세하게 온도조절이
되도록 되어 있다.

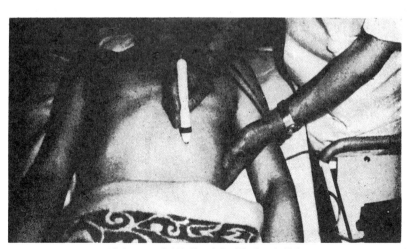

미니스포트 적외선 치료기에 의한 치료의 실제

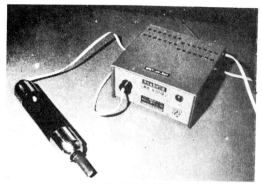

스포트 자외선치료기

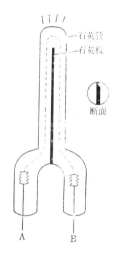

石英管
石英板

斷面

A   B

스포트 자외선 치료기 원리도

그림의 원리도와 같이 특수구조의 자외선 발광관으로 내부는 수은증기 및 알콜까스(미량)를 봉입하고 있다. 전극(A, B)에 500~700V의 전압을 가하면 방전을 개시하여 2537A(옹스트롬)의 단파자외선이 끝쪽 자외선(직 5㎜)에서 발생한다.

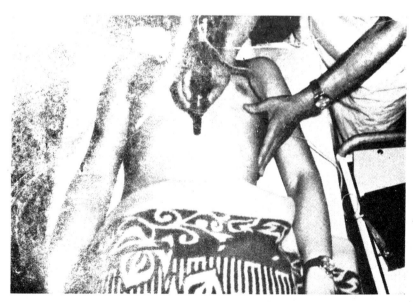

스포트 자외선에 의한 치료의 실제

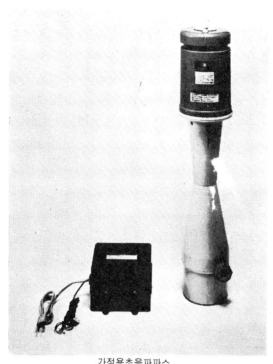

초음파의 분류
작용에 쓰이는
맛사-지의 효과,
세정효과,
온열효과를
믹스 한것

가정용초음파파스

(二) 가정에서 할 수 있는 물리요법

물리요법의 종류, 치료작용, 응용법에 대하여 설명하여 봤으나, 여기서는 가정에서 손쉽게 할 수 있는 물리요법으로서 어떤 것이 적절한가, 지금까지 설명한 치료법중에서 뽑아내어 설명 해 보기로 한다.

온열요법으로는, 여러가지 입욕법, 습포, 핫빽, 파라핀파스, 가정용초음파파스, 적외선욕, 드라이어-응용의 국소열기욕, 광선요법으로는 자외선욕, 일광욕, 동양계 물리요법으로는 사-모크스, 소아침(채어프라시 도는 성양개비를 손에 쥐고 어린이의 피부면 전체를 가볍게 리드미칼하게 두들긴다) 등을 들 수 있다.

이러한 것의 물리요법의 모든 것을 행할 필요는 없다. 필요최소한

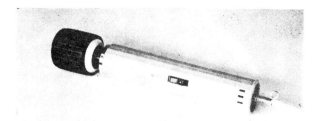

가정용전기 맛사-지기의 예

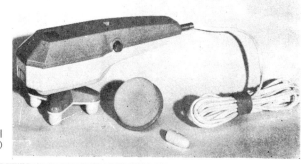

접촉도자부 맛사-지기
(가정용)

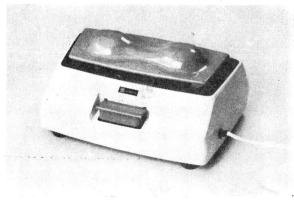

두부 맛사-지기(가정용)

진동부에 고성능의 강력한 진동을
주어 효과적인 足底의 맛사-지를
한다. 사용 방법으로 배부, 요부
에도 쓰인다.

의 치료법을 다시 고른다면 족욕, 좌욕, 냉온교대욕, 빙엄법, 프라스이
엄법, 약엄법, 핫빽, 적외선욕법, 소아침, 구요법등을 들수 있다. 이러
한 것에 맛사-지(가정안마), 지압, 치료체조, 간단한 색인법 등을 짜
맞추면, 부정수소나 반건강적인 증상군을 제외하고, 또 건강증진에도
도움되는 가벼운 의료, 그리고 가장 합리적이고 즉효적인 건강법이 된다.

第八 맛사 - 지에 병용할 수 있는 치료체조

종래의 맛사 - 지 · 운동법은 치료를 받는 사람으로서는 「받는 몸」의 방법이었다. 최근에 리히피리테이션 의료의 임상으로 커다란 비중을 차지하는 치료체조는, 종래의 맛사 - 지 운동법에 비해, 적극적이고 능동적인 기능훈련 체조법으로 맛사 - 지나 지압도 종합하여 활용하면 보다 많은 효과를 기대할 수 있다. 특히, 목 · 어깨에서 등, 허리의 피로나 팔 · 다리의 마비 또는 통(痛), 그 밖에 병의 치료에 있어서 회복을 촉진시킨다. 또 매일매일의 건강유지를 위해서도 좋다. 건강체육이나 생활체조에 있어서도 중요한 뜻을 갖는다.

현재 우리나라에서 뇌졸증을 비롯 의학치료를 필요로 하는 많은 환자가 있지마는, 그의 대부분의 사람들은 치료체조라는 것에 대해서 충분한 인식이 없이 오랜 병상생활을 계속하기 대문에, 가정에서도 구차하게 생각하고 있다. 또 얼핏 건강한것 같지마는, 머리가 무주룩하고, 어깨가 뻐근하며, 불면, 요통, 변비, 비대 등의 부정수소로 근심하고 있는 사람들도 결코 적지않다. 이와같은 사람에게, 증상에 응한 치료를 위해서의 맛사 - 지에 덧붙여 알맞는 치료체조를 처방하여 실제로 행한다면, 증상은 개선되어 밝고 건강한 생활로 회복될 수 있다.

(一) 치료체조의 종류와 효과

I 운동법의 종류

치료체조의 기본은, 타동운동, 자동운동, 교정운동의 三종이 있지마는 임상면으로는, 아래 설명하는 五종으로 나눌 수 있다.

〔1〕타동운동(他動運動)

마비된 근육에는 스스로 수축하는 힘이 전연 없으므로 치료하는 사람의 손이나 기구로 타동적으로 관절을 움직이게하는 방법으로서, 그 주된 목적은 관절의 뻐근함이나, 관절의 굳음이나 변형 등을 예방하여, 관절의 활동을 좋게하는 것이다. 운동의 대상이 되는 관절을 움직일 수 있는 힘의 한도까지 천천히 부드럽게, 그리고 주의 깊게 행한다.

〔2〕개조운동(介助運動)

치료하는 사람의 손이나 기구의 힘의 도움을 받아, 마비된 근육을 자신의 의지로 움직이게 하는 운동으로, 근육의 마비를 회복하는 가장 첫걸음이다. 환자로 하여금 힘을 내게하여 힘껏 행하게 하는 것이 요령으로서, 그러기 위해서는 운동을 시작하기에 앞서, 미리 어느 근육을 어떤 형식으로 움직이게 하는가를 잘 가르칠 것, 마비되어 있지 않는 건강한 근육의 운동에 의한 대상운동(代償運動, 엉터리 운동)을 일으키지 않도록 지도하는 것이 중요하다.

〔3〕자동운동(自動運動)

어떠한 도움도 빌리지 않고, 환자자신의 힘으로 운동하는 방법으로서, 그 목적은 자유로운 운동에 의해 근육의 힘을 붙여 운동기능 특히 그 협조성(여러가지 근육이 함께 일하여 매끄러운 운동을 할 수 있다)을 기를 수 있게 된다. 이러한 근육의 적극적인 운동은 혈액의 흐름을 잘 되게하여, 전신의 기능을 개선하는데도 역할을 하고 있다. 지나치게 어려운 운동을 시키려고 하면 대상운동을 일으키는 염려가 많으므로 주의를 요한다.

〔4〕저항운동(抵抗運動)

자동운동에 저항을 덧붙이는 것으로서 저항에는 치료하는 사람의 손이나 기구(중수, 모래주머니 등)나 수중 저항 등이 있다. 주요 목적은 근육의 힘을 증감하는 것과, 운동을 오래 지속하는 것 등이다. 자동운동 보다도 혈액순환을 잘되게 하여 전신기능의 조절로 체력증진을 위한 역할을 한다.

저항의 강도는, 근육의 힘을 검토하여 가장적당한 강도가 아니면 안된다. 지나치게 강하면 근육은 도리어 피로하여 약하게 되며 근육의 증강에는 보탬이 안된다.

〔5〕 신장운동(伸張運動)

관절이 뻣뻣하든지, 근육이 뻐근하든지 할 때에 치료하는 사람의 손이나 기구로 그것을 당겨 펴는 운동으로, 중요 목적은 구축이나 단축을 개선하여 근육의 움직임을 잘 되게 하는 것이다. 그러기 위해서는, 절대로 강한 힘으로 끌어 당기는 일이 없도록 주의하지 않으면 안된다. 痛하는 정도에 충분히 주의하면서 천천히, 조용히 행한다. 근육을 될 수 있는 대로 늦추어 두는 것이 그 요령이다. 당겨서 늘리게 한 뒤에 언제까지나 痛이 남는 것은 지나치게 잡아당긴 증거로 보인 것이다.

II. 치료체조의 효과

치료체조는 병자 스스로의 의지로, 적극적·능동적으로 행하는 방법이므로 맛사 - 지나 지압처럼 수동적·소극적인 효과가 아닌 병자 자기 자신이 얻을 수 있는 적극적인 효과인다.

직접적인 효과로서는, 근육의 위축을 막고 근력을 증강하여 그의 내구성을 길러, 관절의 움직임을 잘되게 하여 관절운동의 고정과 안정, 그리고 협조성과 속효성을 증강 시킬수 있게 된다. 동시에 전신의 혈액이나 임파의 흐름을 잘되게 하여, 심장의 힘을 증가하고, 호흡기능을 조절하여, 체력을 증강하여 전신적 기능을 개선 할 수 있게 된다. 또 기분이 상쾌하게 되어 병의 회복으로의 의욕이 용솟으니 일상생활에도 의욕이 넘쳐, 정신적인 면에도 효과가 눈부시다.

III. 운동으로의 동기마련

치료체조가 필요한 병자나 부정수소로 근심하는 사람들에 있어서

운동을 하면 좋다는 것을 알고 있어도, 실제로 몸을 움직여 **체조를** 한다는 것은 그림의 떡이다. 특히 뇌졸증 등의 후유증으로 **오래도록** 운동을 하지 않았던 환자로서는 그리 쉬운 일은 아니다.

이와 같이 모든 의욕을 잃고 있는 사람들에 어떠한 **방법으로 운동**을 할 수 있는 동기를 마련할 것인가, 치료할 경우에 어떤 부분에 신경을 써서 환자에로 접근하면 좋을까, 주의 해야 할 몇가지를 아래에 들어 보고자 한다.

〔1〕 병자의 현재 병의 상태나 건강상태를 본인에게 잘 이해시키고 납득시켜, 치료체조가 필요하다는 것을 충분히 이해시킨다.

〔2〕 치료체조에 흥미와 관심을 갖도록하는 연구를 한다. 특히 기능훈련은 대부분의 경우 만성병을 대상으로 행하는 것이므로 장기간 소요된다. 그러므로 같은 방법의 연속으로서는 흥미나 관심을 잃을 염려가 있어 일반에게 알맞는 기구 등을 이용하는 것이 유효하다. 특히 어린이의 경우는 장난감 등을 묘하게 이용하여 행하는 것도 필요하다.

〔3〕 환자에게 지시한 체조가 능숙하게 잘하게 되면 많이 칭찬하여 주고, 반대로 부지런히 하지 않을 때는 적당한 꾸지람도 필요하다.

〔4〕 환자들 끼리 경쟁 의욕을 갖게하는 것도 필요하다. 이것은 특히 병원 등에서 몇 사람의 비슷한 병자끼리 이야기를 주고 받는 사이에 저절로 「저 사람에게 지지 않도록 노력하지 않으면……」라는 마음가짐을 불러 일으키는 것이다.

〔5〕 가정에서 장기간에 걸쳐 요양생활하고 있으면, 왠지 기력을 잃게 되기 마련이다. 그러할때는 일정한 기간 병원에 입원시키거나, 온천지로 요양을 보내거나, 환경을 바꾸어 주는 것이 좋다. 이것으로 인해 새로운 기분이 되어 의욕을 갖게 하는데 성공하는 수도 있다.

가장 중요한 것은 본인이나 가족모두가 그 병의 장해를 충분히 이해하여 회복의 목표를 세워서, 가족은 특히 따뜻하게 병자를 대하여 서로 격려하면서 회복운동을 계속해야 한다.

치료하는 사람은 그런 의미에서도, 병자에게 신뢰를 받을 뿐 아니라, 가족으로 부터도 신뢰 받을 수 있는 인품과 훌륭한 기술을 몸에 지니고 있지 않으면 안된다.

(二) 치료체조의 실제

치료체조라고 하면 리히퍼리테이션 의료의 전문분야에 있어서 어려운 방법이라고 생각하기 쉬우나, 여기서는 손쉽게 할 수 있고, 경비도 들지 않는 가정에서 할 수 있는 몇가지의 방법을 소개하기로 한다.

바람직한 방법으로는 물리요법사나, 전문적인 맛사 – 지 요법사의 지도를 받는 것이 좋겠지만은 도해설명을 잘 읽고, 자신이 연구하여 실제로 해 보면 누구든지 충분히 할 수 있으며 효과도 기대 된다.

I. 도수체조(徒手體操)

인간이 자신의 몸이나 손발을 자유롭게 뜻 대로 움직일 수 있는 것은 이 이상 즐거움은 없다. 이것때문에 살고 있는 기쁨도 맛 볼 수 있으며, 병자라면 건강회복에로의 의욕이 용솟는다.

도수체조는, 건강운동이나 보조운동이 아니며 홀로 타인의 도움을 빌리지 않아도 자유롭게 운동을 할 수 있는 것은 아니다. 주요목적은 자유롭게 손발을 움직인다는 것에 의해 보다 바르게 바란스가 잡힌 운동이 되며, 그것을 일상생활에서의 여러가지 동작에 도움되게 할 수 있게 된다. 또 알맞게 짜 맞춰진 전신종합 운동에 의해, 팔·다리 체간의 바란스와 조화가 취해진 발달을 촉진하여, 전신의 종합적인 운동기능의 발달을 기대할 수가 있다.

도수체조는 어떤 장소에서도 손쉽게 시작할 수 있으며, 또 여러가지 시작하는 자세에서 할 수 있다.

〔1〕 일어선 자세로서의 도수체조

모든 운동은 선 자세로 행할 때, 가장 많은 종류의 운동이 되며 운동량도 많다. 일반체육이나 미용체조 등으로는 여러가지의 방법으로, 전신의 모든 부분의 운동을 목적에 따라서 행하고 있지마는 여기서는 목과 어깨의 피로나 뻐근함, 근육의 마비에 의한 운동장해, 팔과 다리의 신경통이나 근육의 마비 등으로 일어나는 운동장해에 대하여 자택에서 손쉽게 누구에게도 할 수 있는 체조법을 그림으로 설명하기로 한다.

(a) 목 운동(사진 225하 참조)

목에서 어깨에 걸쳐서의 피로나 어깨의 뻐근함, 머리가 흐릿하게 무겁고 기분이 깨운치 않을 때, 또는 뇌성소아마비인 어린이 등으로 목의 위치를 제대로 가늠하지를 못해 끊임없이 드리워져 그 때마다 손발의 움직임에 여분의 운동이 일어나 뜻대로 운동할 수 없을 때 효과가 있다. 목이나 어깨는 언제나 연하게 하여 두는 것이 중요하다.

(b) 견갑골과 팔의 운동(사진 226~227하 참조)

견갑골과 팔은 밀접하게 관련하면서 운동하므로, 오십견이나 견의 (肩擬)일 때, 팔의 움직임이 좋지 않아 어깨의 압박감이나 팔의 저림은 비교적 등뼈의 변형이나 견갑골을 감고 있는 근육의 움직임이 뻣뻣하여져 있는 것이 원인일 때가 많다. 그러할때는, 어깨나 손의 도수체조가 효과적이며, 근육이 마비 되었을 때의 운동연습으로서도 좋다.

(c) 발과 허리의 운동(사진 228하 참조)

인간은 직립한 동물이므로, 서고, 걷고, 달리고 하는 등의 동작은 모두 다리로써 행하고 있다. 만일 다리가 마비되든지, 상처를 입든지 하여, 움직일 수 없게 된다면, 얼마나 불행하게 될 것일까. 그런 의미에서 다리의 운동은 인간의 일상생활 동작의 근본이라고 해도 결코 지나친 말은 아닐 것이다.

다리의 근육이 전신의 근육에 차지하는 비중은 약 50%라고 하고 있다. 따라서 그 운동은 전신의 피의 순환을 잘 하고, 호흡작용을 촉진하여 전신을 강하게 하는데 크게 돕고 있다. 또 임상적으로는 다리와 허리의 신경통(좌골신경 등)이나 근육의 마비, 저림, 나른함 등의 치료체조로서의 의의도 크다.

(d) 전신 종합운동

팔, 다리, 체간 등의 균형을 지니게 되어 전신기능의 조정(발달 또는 회복)이 되면, 자세가 좋아지며 균형잡힌 아름다운 신체를 만들 수 있게 된다. 임상적으로는 반신불수인 사람이 어느 정도 마비된 쪽의 손발이 움직이게 되어도 반대쪽 좋은 쪽의 손발과의 균형이 맞지 않아 운동이 어색하여 보행하는 속도나, 바란스도 나쁠때가 되면 이 전신 종합운동은 효과가 있다.

〔2〕 와위로서의 운동

운동은 누운 자세로서도 할 수 있다. 병자가 일어설 수 없을 때의 치료체조로서, 가정에서 침대나 이불 위에서 손 쉽게 할 수 있는 보건체조로서 활용하면 좋다. 여기서는 누워 있는 그대로의 병자가 극히 가벼운 체조부터 시작하여, 차례로 돌아 눕기, 일어나기, 앉기, 그 다음에 일어서기까지의 훈련을 순서에 따라서 도시(232~236 항 참조)하였다. 이것은 반신불수나, 소아마비, 척수손상에 의한 양쪽 하지마비에도 활용할 수 있는 체조이다.

(A) 배와위→(B) 복와위→(C) 사지 기어가기에서 정좌위 – 무릎세우기 – 일어선 자세까지(232~236사진 참조).

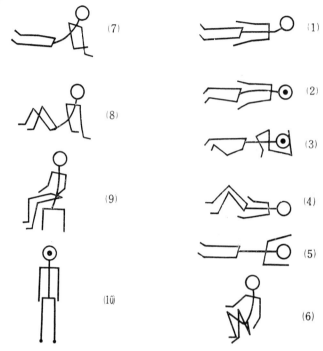

운동개시자세 (전면도)

(1) 배와위(바로 누운 자세)

(2) 복와위(엎드려 누운 자세)

(3) 횡와위(옆으로 누운 자세)

(4) 슬립와위(무릎을 세워서 누운 자세)

(5) 역정자와위(팔은 직각으로 굽히고 손은 머리를 향해 바로 누운
　　　자세)

(6) 책상다리로 앉은 자세

(7) 장좌위(다리를 뻗고 앉은 자세)

(8) 무릎세워서 앉은 자세

(9) 좌위(의자에 걸터 앉음)

(10) 입위(일어선 자세)

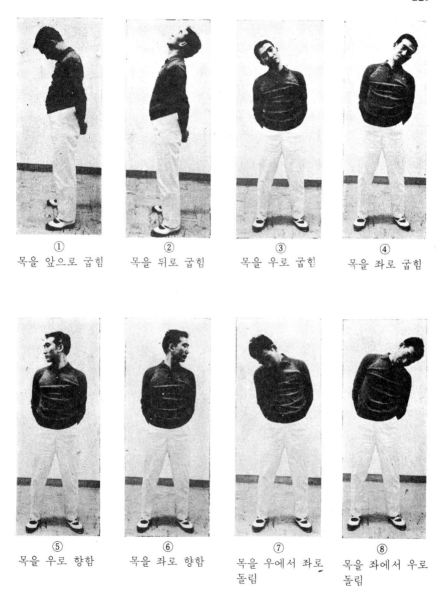

①	②	③	④
목을 앞으로 굽힘	목을 뒤로 굽힘	목을 우로 굽힘	목을 좌로 굽힘

⑤	⑥	⑦	⑧
목을 우로 향함	목을 좌로 향함	목을 우에서 좌로 돌림	목을 좌에서 우로 돌림

도수체조(일어선 자세) 목의 운동

226

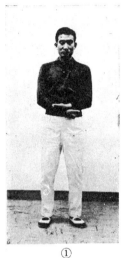
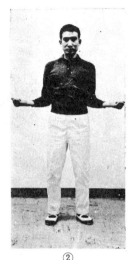
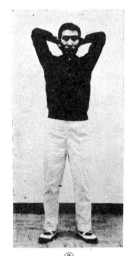

① 팔을 직각으로 굽혀서 몸 옆에 붙여 손을 안으로 돌림

② ①과 같은 동작으로 밖으로 돌림

③ 목 뒤에 두 손을 잡고 팔을 안으로 모우듯 한다.

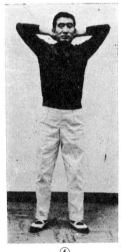
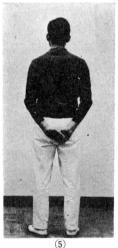
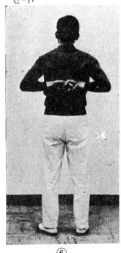

④ ③과 같은 동작으로 밖으로 벌린다

⑤ 등으로 두손을 잡고 등뼈를 위를 밑으로 미끄러지게 훑는다.

⑥ ⑤와 같은 동작으로 위를 훑어 올린다.

도수체조(일어선자세) 견갑골의 운동

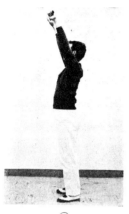

① 팔을 앞에서 위로 들어 올린다

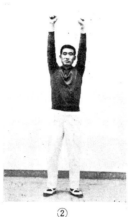

② ①과 같은 동작

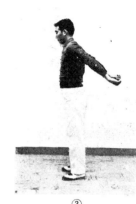

③ 팔을 내리면서 뒤로 올린다

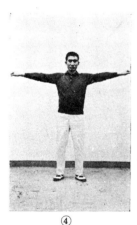

④ 팔을 옆으로 수평되게 올린다

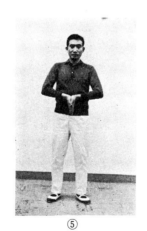

⑤ 두 손바닥을 모아 그것을 밑으로 향하게 한다 (전완의 내외)

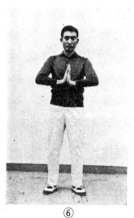

⑥ ⑤와 같은 동작으로 위로 향하게 한다.

〔주〕-⑤와 ⑥은 편 마비일 때의 전완의 회내구축의 교정에도 도움된다.

도수체조(일어선 자세) 팔운동

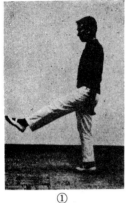

①

다리를 앞으로 곧게 들어
올린다.

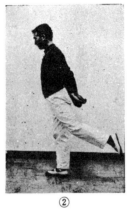

②

다리를 뒤로 곧게 들어 올
린다.

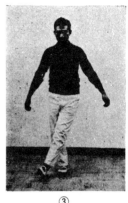

③

다리를 안쪽으로 곧게 올
린다

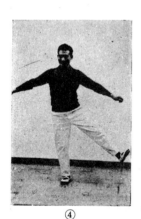

④

다리를 바깥쪽으로 곧게
든다

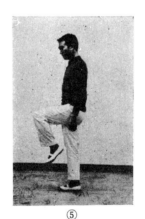

⑤

무릎을 굽히고 위로 든다

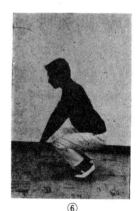

⑥

쪼그려 앉아 허리를 편다

〔주〕 이러한 다리 운동은 동시에 허리 운동도 된다.

도수체조(일어선 자세) 다리와 허리 운동

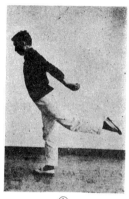

①
두 팔과 한 쪽 다리를 동
시에 뒤로 곧게 든다.

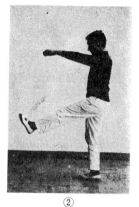

②
두 팔과 한 쪽 다리를 동
시에 앞으로 곧게 든다.

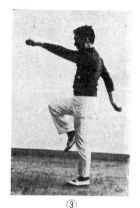

③
팔을 크게 흔들며 제자리
걸음

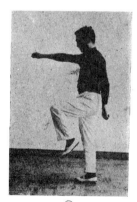

④
③과 같은 동작

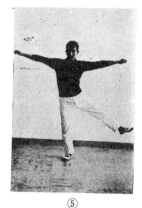

⑤
두 팔과 한쪽 발을 동시에
옆으로 든다

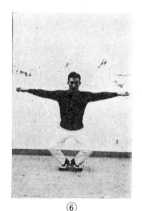

⑥
두 팔을 옆으로 벌리고
쪼그린다.

〔주〕①~⑥은 팔과 다리의 종합운동이다

도수체조(일어선 자세) 전신 종합운동(A)

230

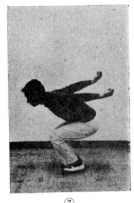

⑦

깊이 앞으로 쪼그리고 팔
을 뒤로 올린다

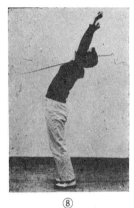

⑧

몸을 일으켜서 뒤로 제쳐
팔을 위에서 뒤로 제친다.

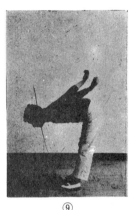

⑨

무릎을 편체로 앞으로
꾸부린체로 팔을 뒤로
올린다.

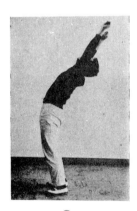

⑩

⑧과 같은 동작을 한다.

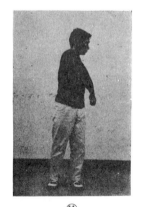

⑪

팔을 비틀 듯이 한다.

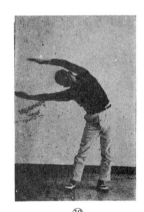

⑫

두 팔 올려서 몸을 옆으로
굽힌다

〔주〕⑦~⑫는 주로 체간운동으로서 특히 허리 체조가 된다. 팔, 다리, 체간의
종합운동이다.

도수체조(일어선 자세) 전신 종합운동(B)

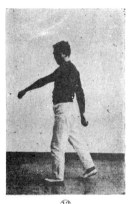

⑬
안정된 상태에서 앞으로
걷는다.

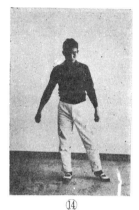

⑭
안정된 상태에서 옆으로
걷는다.

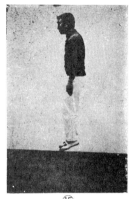

⑮
선 자세에서 위로 점프
한다

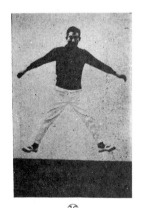

⑯
두 팔과 두 다리를 옆으
로 벌리면서 점프한다.

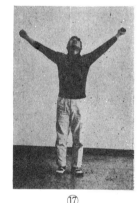

⑰
깊으게 숨을 들이킨다.

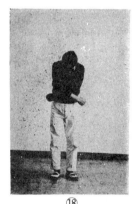

⑱
깊으게 숨을 토한다.

(주) ⑬⑭는 다리가 마비된 사람의 보행 연습의-예, ⑮⑯은 다리가 약한 사람에게
는 어렵다. ⑰⑱은 깊은 숨쉬기

도수체조(일어선 자세) 전신 종합운동(C)

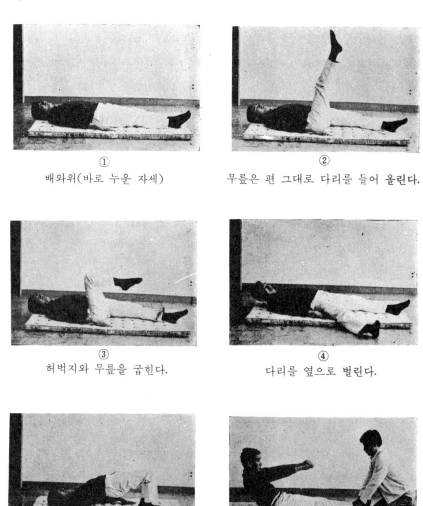

① 배와위(바로 누운 자세)

② 무릎은 편 그대로 다리를 들어 올린다.

③ 허벅지와 무릎을 굽힌다.

④ 다리를 옆으로 벌린다.

⑤ 허리를 들어 올린다(배근, 둔근의 운동)

⑥ 윗몸을 일으킨다(복근운동)

도수체조(누운자세) 배와위

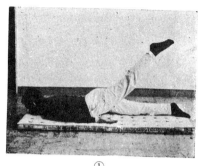

①

엎드린 상태에서 다리를 든다.

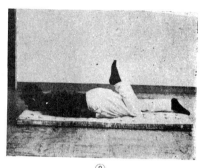

②

①에 이어서 무릎을 굽힌다.

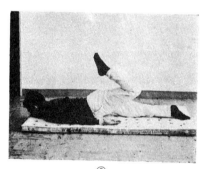

③

무릎을 굽인 그대로 고관절을 뒤로 굽힌다.

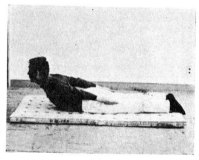

④

몸을 뒤로 일으킨다.

〔주〕 일으키지 못하는 환자에게도 할 수 있다.

도수체조(누운자세) 복와위

234

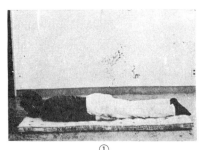

①
엎드리기 부터

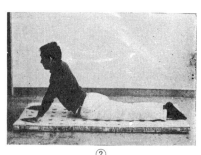

②
팔을 곧게 세운다.

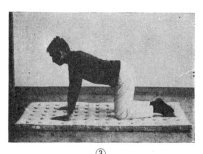

③
허리를 들고 사지기기의 자세로 한다

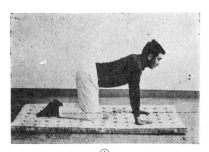

④
사지기기 부터

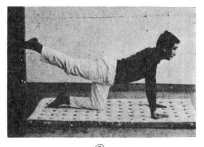

⑤
한쪽 다리를 뒤로 든다

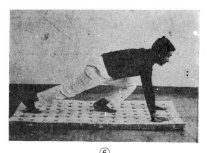

⑥
한쪽 다리를 뒤로 곧게 하고, 또 다른
한쪽 다리를 무릎을 굽혀서 앞으로
낸다.

도수체조(와위) 사지로기기, 정좌위, 무릎세우기, 입위(A)

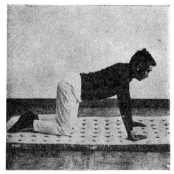

⑦ 사지로 기기 부터

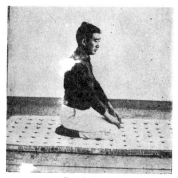

⑧ 정좌한다.

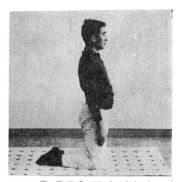

⑨ 무릎을 꿇어 세운다.

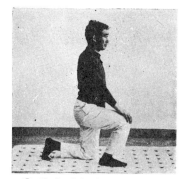

⑩ 꿇어 세운 우족을 일으킨다

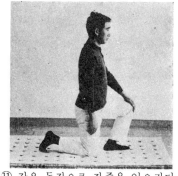

⑪ 같은 동작으로 좌족을 일으킨다

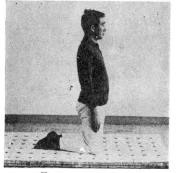

⑫ 무릎 세우기 부터

도수체조(와위) 사지로기기 정좌위, 무릎세우기, 입위(B)

236

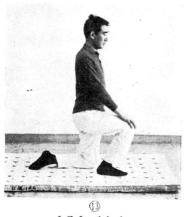
⑬
우족을 세운다

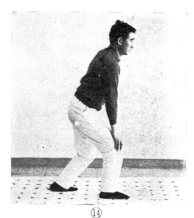
⑭
우수를 오른쪽무릎에 두고·우족에
힘을 넣어 일어선다

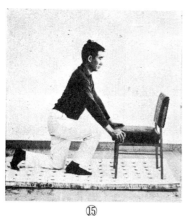
⑮
의자를 잡고

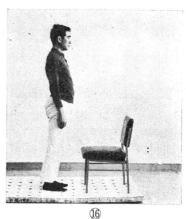
⑯
일어선다.

〔주〕 ①～⑯은 방에 누웠던 병자가 일어서는 연습을 순서 바르게 도해한 것.
처음의 순서가 틀리면 일어날 수 없다.

도수체조(와위) 사지로 기기, 정좌위, 무릎 세우기, 입위(C)

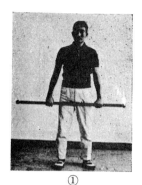 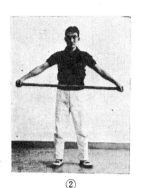 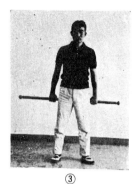

①	②	③
몸의 앞에서 어깨 넓이보다 조금 넓게 막대를 잡는다	몸의 앞으로 막대 양끝을 잡는다	몸의 뒤로 어깨 넓이 보다 약간 넓게 막대를 잡는다

〔주〕 입위로 행하는 막대체조는 ①~③의 어느 것이나 운동개시 자세가 된다

막대체조의 개시자세

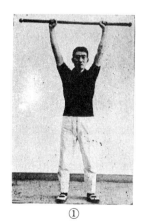 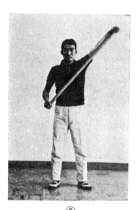 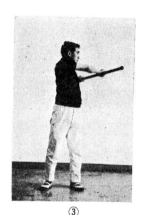

①	②	③
두 손으로 막대를 머리 위 에까지 들어 올린다 (어깨의 굴곡)	옆으로 올린다(어깨의 외전)	옆으로 돌린다(어깨의 분회)

막대체조의 실제(A)

238

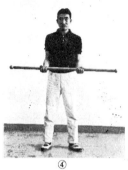
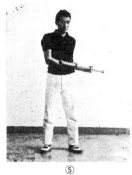
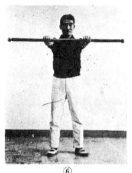

④
팔을 직각으로 굽혀서 몸옆에 붙여 팔을 좌우로 돌린다 (견갑골과 어깨의 회선)

⑤
④와 같은 동작

⑥
막대를 앞으로 올려 놓고 다음에 ⑦의 모양으로 이어진다 (견갑골과 전완의 회선)

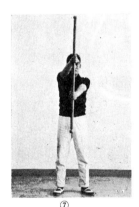
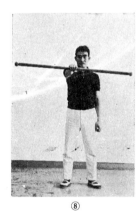
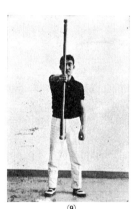

⑦
막대를 세로로 되는 것처럼 돌린다

⑧
막대를 한 손으로 잡고 돌린다 (전완의 회선)

⑨
⑧의 동작과 같다.

〔주〕 ④~⑨는 어느 것이나 상지의 회선운동이다.

막대체조의 실제(B)

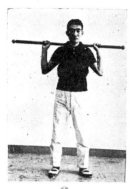

⑩
막대를 목 뒤로

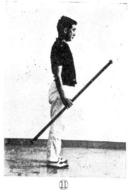

⑪
팔목의 요굴과 척굴

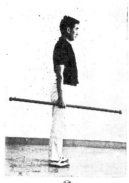

⑫
⑪과 같은 동작

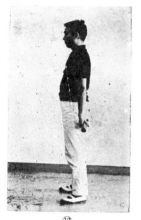

⑬
막대를 몸 뒤에서 잡는다

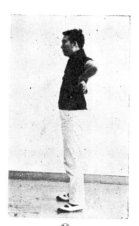

⑭
⑬에서 팔을 굽힌다

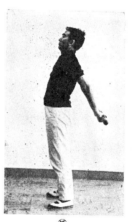

⑮
⑬에서 뒤로 올린다

막대체조의 실제(C)

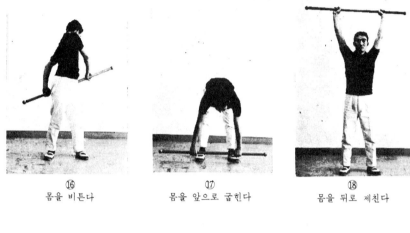

⑯
몸을 비튼다

⑰
몸을 앞으로 굽힌다

⑱
몸을 뒤로 제친다

〔주〕⑮~⑯는 허리의 운동에 좋다

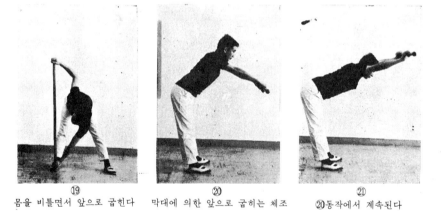

⑲
몸을 비틀면서 앞으로 굽힌다

⑳
막대에 의한 앞으로 굽히는 체조

㉑
⑳동작에서 계속된다

〔주〕⑲는 허리 운동과 다리의 안쪽 근육의 딱딱함을 빼는데 좋다. ⑳은 오십견의 환자에 좋다

막대체조의 실제(D)

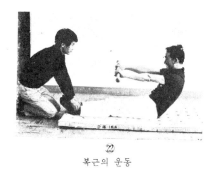
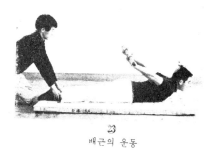

㉒
복근의 운동

㉓
배근의 운동

막대체조의 실제(E)

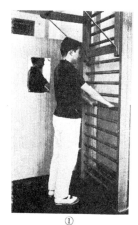
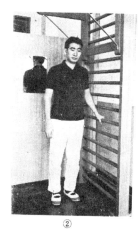
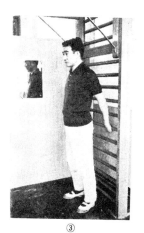

①
늑목을 마주서서 두손도 어깨 넓이보다 조금 넓게 벌려서 늑목을 잡는다

②
늑목으로 부터 옆으로 서서 한 손으로 잡는다

③
늑목을 뒤로 향하게 하고, 두 손은 어깨 넓이 보다 넓게 벌려서 늑막을 잡는다

늑목체조의 개시자세(立位)

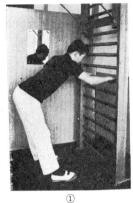
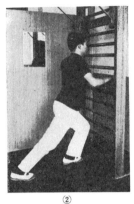
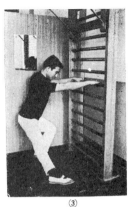

①
허리를 뒤로 밀고 몸을 앞으로 굽힌다

②
한쪽 다리를 뒤로내고 무릎을 굽혀, 다른 한쪽 다리를 뒤로 내어 밀어 무릎을 편다

③
두 다리를 넓게 벌리고 한쪽 다리식 허리를 내려 옆으로 편다

〔주〕②는 다리 뒷쪽에 굳어진 근을 펴는데 좋다. ③은 다리 안쪽의 딱딱함을 펴는데 좋다

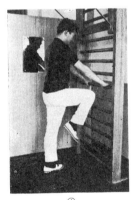
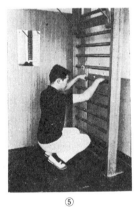
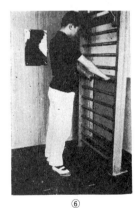

④
허벅지를 그대로 혹은 같은 쪽을 몇번 계속 들어 올린다

⑤
쪼그린다

⑥
좌우의 발가락을 동시에 종을 축으로 하여 밖으로 돌린다

늑목체조(A)

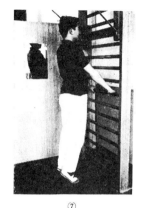

⑦
발가락 끝으로 서면서 뒤꿈치를
든다

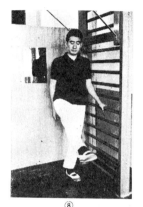

⑧
늑목을 옆으로 집고 다리를
들어 올린다

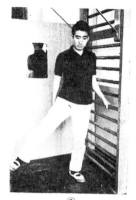

⑨
②와 같이 옆으로 든다

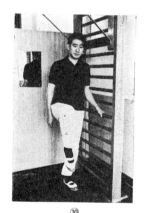

⑩
위와 같이 허벅지와 무릎을 든다

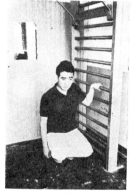

⑪
쪼그린다

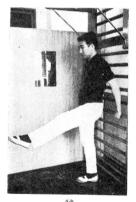

⑫
늑목을 뒤로 향해 잡고 다리를
앞으로 든다.

〔주〕다리 근육이 약한 사람은 ⑧~⑩으로는 상체를 움직임으로 주의해야 한다. 한쪽 마비인
병자들은 선 자세로서의 늑목체조는 뒤로 향하는 것이 하기 쉽다.

늑목체조(B)

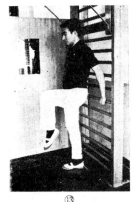
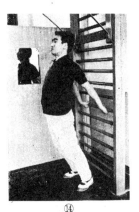
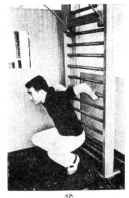

⑬
뒤로 향한 체로 무릎을 굽힌다

⑭
배를 앞으로 내어 밀어 등을
활모양으로 한다

⑮
뒤로 향하여 쪼그린다

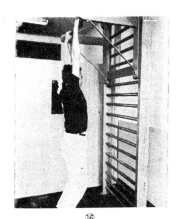
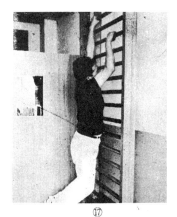

⑯
늑목에 두 팔을 잡고 매어 달린다

⑰
늑목에 두 팔로 단을 틀리게 잡고
매어 달린다

〔주〕 ⑯~⑰은 어느 것이나 척주의 측만증의 교정이나 어린이의 늑목체조에 좋다.

늑목체조(C)

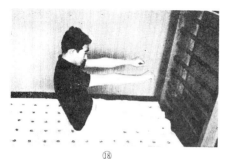

⑱ 늑목앞에 멧트를 깔고 배와위가 되어 발목을 늑목 밑에 걸고 상체를 일으킨다

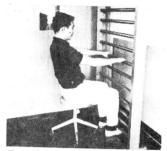

㉑ 의자에 앉아 늑목을 잡고 일어나는 연습

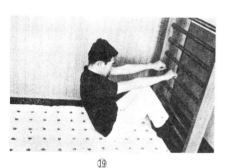

⑲

⑱을 무릎을 굽이면서 행한다

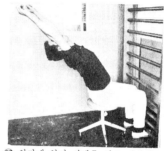

㉒ 의자에 앉아 상체를 뒤로 제친다

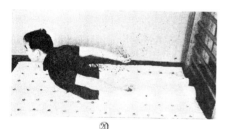

⑳

복와위가 되어 상체를 뒤로 제치면서 일으킨다

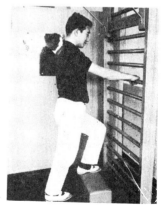

㉓ 늑목 앞에 디딤을 놓고 한쪽발씩 오른다

〔주〕㉓은 계단의 승강 연습의 시초 동작이다

늑목체조(D)

246

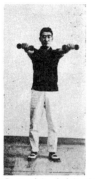
① 두 팔을 아령을 쥐고
앞에서 위로 올린다

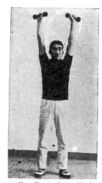
② ①과 같은 동작

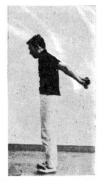
③ 두 팔을 뒤로 올린다

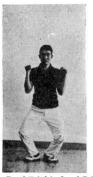
④ 천돌(하늘을 찌를듯한)
운동

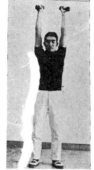
⑤ ④와 같다

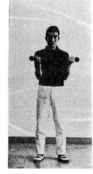
⑥ 두 팔의 팔꿈치를
굽힌다

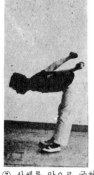
⑦ 상체를 앞으로 굽혀
팔을 뒤로 제쳐 올린다

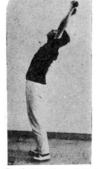
⑧ 상체를 뒤로 제쳐서
팔을 머리위에 올린다

〔주〕 ①~③은 어깨운동 ④⑤는
팔다리운동 ⑦⑧은 허리와
등근육 운동

아령체조(선 자세)

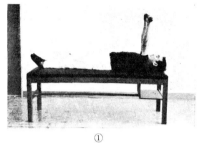

①
배와위는 팔을 앞으로 올린다

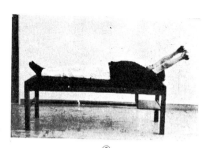

②
다시 위로 올린다

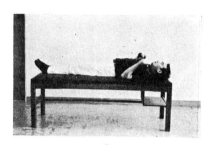

③
팔꿈치를 굽힌 위치에서

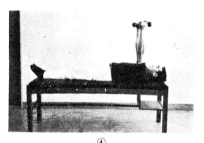

④
그것을 앞으로 불쑥 내어민다

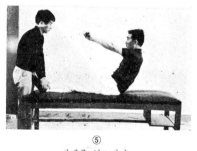

⑤
상체를 일으킨다

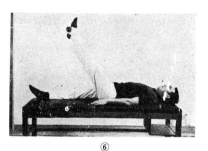

⑥
발목 또는 발바닥에 아령을 붙여서 무릎을 펴
서 다리를 들어 올린다

〔주〕 ①~④는 팔운동 ⑤는 배의 근육운동

아령체조(와위) (A)

248

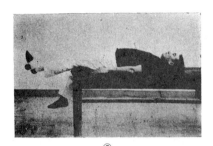

⑦

무릎에서 밑을 침대의 끝으로 내어 무릎을 편다

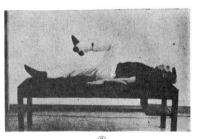

⑧

허벅지와 무릎을 굽힌다

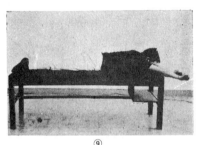

⑨

엎드려 누운자세로 팔을 머리 위로 편다

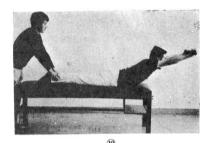

⑩

다시 등을 뒤로 강하게 제친다

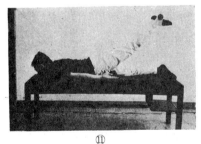

⑪

무릎을 편체로 다리를 뒤로 올린다

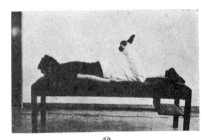

⑫

다시 무릎을 굽힌다

〔주〕 ④~⑧은 다리의 운동, 특히 ⑦은 대퇴 사두근을 강하게 하는데 좋다.

아령체조(와위) (B)

Ⅱ. 막대체조

〔1〕막대체조의 의의

① 가정에서 체조용 막대 또는 지팡이 등을 이용하여 손쉽게 할 수 있다.

② 비용이 들지 않고, 넓은 장소도 필요없다.

③ 무리 없이 병자 스스로 할 수 있다.

④ 특히 반신불수와 같이 마비된 팔에 대해서, 좋은 쪽의 팔의 도움을 빌려 운동할 수 있다.

⑤ 막대와 같이 간단한 기구를 병자에 주면 관심이 높아져 회복으로의 의욕이 솟아 난다.

⑥ 개인 훈련뿐이 아니고 그룹 훈련으로서도 활용된다.

〔2〕막대체조의 효과

① 자동개조운동·자동운동·저항운동 – 막대의 양쪽 끝에 추를 단 특수한 점증저항용훈련봉(253항 참조)을 사용하면 효과는 배증하는 – 의 어느 것이나 가능하다.

② 근육이나 관절의 구축과 변형의 교정을 예방한다.

③ 같은 운동을 반복하므로써, 협동운동의 양식을 만들 수 있게 된다.

④ 전신은 균형을 잘 되게 하여, 선자세, 보행자세를 잘 갖게하여, 그 밖에 일상생활 활동을 개선한다.

〔3〕막대체조를 함에 있어서의 주의

① 그 사람에 맞는 알맞는 거리의 막대를 준다.

② 처음에, 그 목적과 방법을 잘 가르쳐 둔다.

③ 대상운동을 시키지 않는다.

④ 하나의 운동은 10~20회로, 1일 1~2회 행한다.

⑤ 거울 앞에서 하면 더욱 좋다.

⑥ 처음에는 필요에 응하여 하는 방법을 익힐 때까지 치료자의 지

도를 받을 필요가 있다.

〔사진〕 237~241항 참조

Ⅲ. 늑목체조(肋木體操)

〔1〕 늑목체조의 의의와 효과

① 늑목체조는 다리의 기능회복을 주로한 전신 종합운동이다.

② 주된 효과는 보행기능의 회복에 결부되는 수가 많다. 체력과 뇌구력의 증진, 근육의 강화, 관절의 가동성의 개선, 운동의 속도를 더하고 전신의 균형을 잘 되게하는 등의 효과가 있다.

③ 늑목을 잡으면 운동시에 안정감을 얻게 되므로, 막대체조와 함께 베트훈련을 마친 사람의 훈련에 적당하다.

④ 현수위(縣垂位, 늑목에 두 손을 잡고 매어 달림)는 척수측완증 등의 변형의 교정에도 좋다.

〔2〕 늑목체조를 함에 있어서의 주의

① 늑목은 반드시 큰 것이 아니더라도, 보통 가정의 방안에서 그 환자에 알맞는 막대를 설치하는 것 만으로도 충분하며, 그것도 어려울 경우에는 높다랗게 등을 기댈 수 있는 의자를 이용하여, 의자 위에는 모래 주머니 등의 무거운 것을 얹여서 안정 시키고, 환자는 그 뒤로 위치하여 의자의 등잡이를 잡고 늑목체조를 행하는 것도 가능한 일이다.

② 늑목(막대)의 높이는, 그 사람의 배꼽의 위치가 적당하며 운동에 따라서는 그것보다도 10㎝정도 낮은 위치의 경우도 있다.

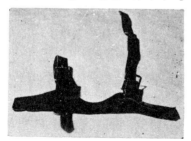

손목고정 반도

③ 발이 미끄러지지 않도록 바닥에 고무판 등을 까는 것이 좋다.

④ 실시에 있어서는, 늑목체조의 목적과 그 방법을 충분히 납득할 수 있을때 까지 환자에게 가르친다.

⑤ 특히 엉터리식의 운동을 행하지 않도록 주의한다.

⑥ 늑목체조는 막대체조 보다 강한 운동이므로 심장이 약하든지 혈압이 불안정한 환자의 경우는 미리 의사의 지시를 받는 것이 바람직하며, 또 치료를 하는 사람은 운동의 개시기, 실시중, 마친 뒤에 환자의 맥박, 안색, 기분 등에 충분한 주의를 베풀 필요가 있다.

⑦ 하나의 운동의 횟수는, 개인차는 있으나 평균 10~20회 정도.

⑧ 막대체조와 병행할 때는 하루에 막대체조 1회, 늑목체조 1회정도의 실시가 알맞다.

⑨ 한쪽 마비의 환자는 막대를 잘 잡지 못하므로 보조 반도(상게 (上揭)의 팔목 고정반도, 그 밖에 알맞는 끈이나 무엇이든 좋다)로 고정하여 주면 좋다.

〔사진〕 241~245항 참조

Ⅳ. 철아령체조

보건체육에서 흔히 사용되고 있는 철아령을 사용하는 체조로서, 철아령은 가벼운 것은 0.5kg에서 7kg까지가 적당하며, 그 이상 무거운 것이 되면 보디-·빌적인 강화훈련이 된다. 아령체조의 주된 목적은 약하게 된 근육을 점증적인 저항을 크게 하여 가는 것으로 인해, 근육을 강하게 하여지게 한다. 그 의미로는 도수체조, 막대체조, 늑목체조 보다는 한 걸음 나아간 저항운동이다.

건강한 일반 사람들에 있어서는 체력증강 보디 빌딩으로서 활용하여도 효과가 있다.

〔1〕 아령체조를 행함에 있어서의 주의

① 아령의 무게는, 그 사람의 근육의 힘이나 체력에 맞는 것이 아니면 안된다. 무게가 지나치게 무거우면 근육은 피로하며, 적으면 증

강운동이 안된다.

② 아령은 손 발 끝에 붙여서 행하지 만은 팔이 마비되어 있기 때문에 충분하게 잡을 수 없는 경우나, 다리에 결부할 때는 사진에 보여준 것처럼 고정 반도 등으로 벗겨지지 않도록 단단하게 결부한다.

③ 아령체조는 비교적 심한 운동이므로 특히 병자의 경우 체력이 없는 사람이나, 심장이 나쁜 사람인 경우는 충분히 조심하면서 행한다.

〔2〕 아령체조의 실제

〔사진〕 246~248항 참조

V. 그 밖에 손 쉽게 할 수 있는 체조법

〔1〕 점증저항훈련봉의 사용

이것은 특히 가정에 있는 환자의 근육강화를 위해 고안된 손 쉽게 할 수 있는 용구로서, 반신불수인 병자의 마비가 있는 쪽의 근육 강화 훈련에 편리하다.

막대의 양쪽 끝에 마비된 근육의 힘에 맞추어 $0.5\,kg \sim 5\,kg$ 까지의 철원판이 바꾸어 붙일 수 있도록 되어 있다. 또 양 끝의 철원판을 전부 벗겨서 고무켑을 덮어 쓰면, 보통 막대 체조용의 막대로서 활용할 수 있도록 되어 있다(사진 253항 참조)

〔2〕 중추(重錘)반도의 사용

이 용구도 비슷한 목적에서 고안된 것으로서, 사진처럼 속에 염판이 들어 있어 손목이나 발목에 간단하게 감아 붙여 손 쉽게 저항운동에 이용된다. 운동실조증일 때의 팔 다리의 「떨림」을 억제하는 효과가 있다(253항 참조).

〔3〕 활차(滑車)운동

종래부터 운동요법에 널리 활용되어 온 방법으로서, 여기서는 물리요법·센타-에서 행해지고 있는 것과 같은 커다란 기계의 규모가 아니고, 자택에서도 간단하게 할 수 있는 방법을 소개한다(다음 게시한 사진 참조).

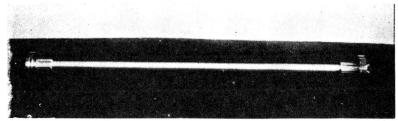

점증저항훈련봉

저자의 연구실에서 고안한 것으로서 막대의 양쪽
끝에 몇가지 종류의 쇠의 원판이 붙어 있으며 벗
겨 풀면 막대가 되도록 되어 있다.

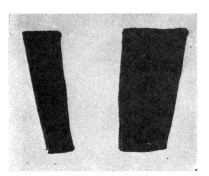

중추반도 (좌 0.5, 우 0.25 kg)

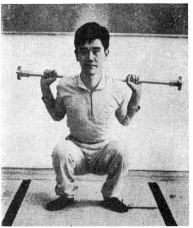

훈련봉을 써서 전신의 강화운동

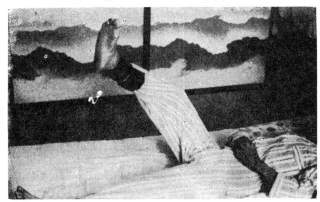

좌는 중추반도를 다리에 감아서 다리의 강화운동을 하고 있는 모습(한쪽 마비환자)
이 중추 반도도 위의 훈련봉과 함께 저자의 연구실에서 고안한 것이다.

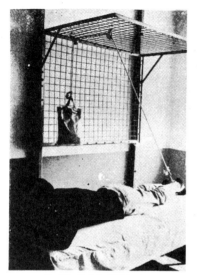

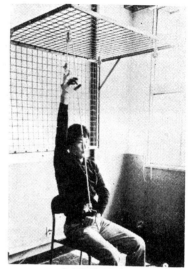

하지의 활차훈련(砂袋사용) 상지의 활차훈련

〔예 1〕 상지의 활차훈련-반신불수와 오십견일 때, 등 팔을 위로 올리지 못할 때에 응용한다.

〔예 2〕 하지의 활차훈련-대퇴 사두근(허벅지 앞쪽의 큰 근육)의 강화 훈련.

활차 두개와 로-프 한개가 있으면, 연구에 따라서 제법 여러가지 운동을 할 수 있다.

〔4〕기 타

그 밖에 평소 눈에 잘 띄는 물건을 써서 어떤 장소에서도 바로 간단한 체조를 할 수 있다. 예컨대 엑스빤타-풀-워-커-, 고무끝, 아이론, 맥주병, 전기청소기의 자루 등은 활용방법에 따라서는 저항운동도 되고, 막대체조도 된다. 또 늑목체조는 늑목이 없어도 등받침이 붙어 있는 의자, 목판, 기둥 등을 잡더라도 충분히 운동할 수 있다. 요는 가정 안에서 손 쉬운 것을 써서 좋아하는 대로, 팔 다리, 몸을 움직이려고 하는 의욕이 보다 중요하다.

第九 맛사 - 지의 응용

(一) 보건 · 건강증진을 위해서

원래 네발을 지녔던 인간이 지능의 발달에 따라서 머리가 무거워져 기어다닐 수 없게 되어 직립의 자세로 진화된 과정에서 그 구조-골조나 근육이 만들어짐에는 생리적으로 약점이라고 할 수 있는 곳이 있다. 몸이 튼튼하더라도, 정신작용이나 육체 노동으로의 피로는, 이와같은 몸의 약점이라고 할 수 있는 곳에 주름 쌓인 형으로 피로감과 함께 나타나기 쉽다. 동양의학에서 말하는 「혈」이라고 하는 것도, 대부분 이 몸의 약점에 해당하는 곳에 있다.

그의 첫째는 머리에 있다. 1200~1400 g 이 있는 뇌수를 담은 머리를 지탱하는 목 뼈는 7개의 추골이 쌓여서 이루어 지고 있다. 이 위에 커다란 머리를 얹고 있으므로, 인간은 대체로 30세가 넘으면 대부분의 사람은 다소나마 이 추골에 변형이 원인이 되어, 머리에서 어깨, 상지에 걸쳐 신경통이 걸리기 쉽다. 신경통까지는 일어나지 않더라도, 경추골의 좌우 양쪽의 근육의 긴장의 균형이 무너져, 동시에 목의 옆쪽에 굵은 근육(흉쇄유돌근)의 긴장이 눈에 띄게 된다. 특히 하루종일 앞으로 숙인 자세로 사무를 보는 사람들은, 눈이 피로하고 머리가 앞으로 숙여져 뒷 목줄기가 긴장하게 되는 위치로 되기 쉽다. 신경피로나 안정(眼精) 피로에는 뒷 머리에서 경골의 양측, 머리의 옆 쪽의 굵은 근육을 잘 주물러 천천히 조용히 가볍게 지압하면 좋다(자신이 할 수 있다). 뒷 머리에서 목줄기 어깨에 걸쳐서의 「가정에서 손쉽게 할 수 있는 맛사 - 지」나 지압법을 참고로 해 보면 좋다. 특히 「피로

한 눈」으로는 후두(뒷머리의 튀어난 곳에서 귀 뒤로 걸쳐)를 모지로 잘 지압하여 눈의 가장 자리를 가볍게 눌러, 조용히 눈을 감고 손바닥으로 눈시울 위에서 조용히 눈동자를 눌러 5~6초 정도 지난 뒤에 손을 떼면 피로는 잘 풀린다. 이것은 전문적인 사람들은 다른 사람에게 하여 주어도 좋지마는, 서투른 사람은 자기 자신이 해 볼 것이다. 함부로 다른 사람에게 하면 눌리는 방법이 지나치게 강하여 해를 보는 수가 있으므로 주의가 필요하다.

둘째로는 어깨에서 좌우의 견갑골의 사이에 걸쳐서 등뼈 양쪽의 근육군이다. 흔히 견의가 잘 생기는 곳, 인간은 직립으로 되었으므로 상지가 체간 양쪽으로 벌려져서 하수의 위치를 취하게 되었기 때문에, 이것을 지탱하고 있는 것 만으로도 어깨에서 등에 걸쳐서의 근육은 커다란 부담이 된다. 그 위에 인간의 평소 동작으로 상지의 운동량 - 그것도 어깨를 내리고 팔을 굽히며 손목이나 손가락을 움직이는 동작(사무관계의 손가락 끝의 자잔한 작업을 직업으로 하는 사람들)이 매우 하지에 비하여 크다. 이 자연체위와 동작이 머리에서 어깨 끝까지, 등 뼈 양쪽과 견갑골 주위의 피로가 되어 「응어리」로서 나타나게 되는 까닭이다. 특히 뒷머리에서 견갑골의 상연 안쪽이 긴장되어 견갑골을 고정하고 있는 견갑권근이나, 견갑골 위에 있는 승모근, 등 뼈 양쪽에 있는 척추를 직립하기 위해서 긴장되어 있는 선극근 등에 강하게 나타난다. 또 이 부분은 폐와 심장 등에 여러가지 병이 있으면, 그것이 반사되어 「응어리」의 현상으로 나타나기 쉽다. 대체로 젖의 위치의 높이를 가슴에서 등 가운데 까지 한 바퀴 둘러 같은 부분을 중심으로 한 곳의 「痛」은 심장의 기능에 무언가 관계가 있을 때 일어나기 쉽다.

259항의 그림에 보인 어깨에서 등뼈 양쪽, 견갑골 주위의 가장자리인 곳(37→인 곳)은, 견의와 피로에 효과가 있으며 맛사 - 지나 지압을 하면 견의의 피로가 풀린다.

또 상지의 피로나 한기 또는 냉기 등에서 온 신경통 같은 가벼운

통이나 저림은 이 부위의 맛사－지에 덧붙여 260항의 그림 13~14의
혈의 지압이 효과적이다.

견갑골의 하단에서 직립하여 두 손을 내려 양 팔꿈치의 높이까지
등 뼈의 양 끝은 흔히 가운데 등이라고 하는 곳이지마는, 앞으로 숙
여서 작업하는 사람으로서는 등이 둥굴게 긴장되어 위장을 압박하니
여러가지 이상을 나타내기 쉬운 곳이다. 특히 활동이 나쁠 경우, 위가
약한 사람은 「응어리」가 나타나기 쉽다. 260항의 그림에 보이는 복부
의 17의 경혈은 위의 활동이 약해지든지 나쁠때의 혈이다.

셋째로는 허리이다. 네발 짐승에서 직립으로 되어 가장 무게의 중
심이 되는 곳이 이곳이다. 언제나 의자에 앉아서 앞을 숙여서 일하는
사람은 이 부분의 긴장이 강해, 엉덩이 부위의 압박이 가중되어 하지
의 되돌림이 나쁘게 되기 쉽다.

허리의 피로에는 허리 부위의 맛사－지에 덧붙여, 그림의 ➡표의
경락은 지압이 좋으며, 동양의학에서 말하는 신허증(정력이 부족하여,
원기나 기력이 없는 상태)－정력의 쇠퇴, 기력의 부족, 홍분, 현기, 하
부냉, 족냉 등에 잘 든는다.

원래부터 피로를 풀고 건강을 지탱하며, 나아가서 증진하기 위해서
의 가장 효과적인 것이 맛사－지나 지압이라 하지만, 특별하게 그와
같은 방법이 있는 까닭은 아니다. 인간이 몸의 구조와 기중의 분화에
서 일어나는 약점이 있는 까닭으로서 네발 짐승으로써 네발로 길수
있도록 되어 있는 인간이 서서 걸을 수 있도록 된 곳에 여러가지의
주름이 잡히게 되는 장소가 되었던 것이다. 이와같이 쉽게 주름잡히
게 될 수 있는 몸의 부분에 가슴이나 배속의 내장이 고장을 일으키면
응어리나 아픔이 나타나며(관련통), 또 병이라고는 할 수 없지마는
아픔이나 절임, 나른함 등이 나타나게 되는 것이다. 이러한 곳에 즉
머리의 뒤, 눈의 둘레, 목의 옆 쪽의 커다란 근육(특히 이 근육의 안
쪽에는 가슴에서 머리로, 머리에서 가슴, 복부로 가는 중요한 신경이
나 혈관이 있으므로 흔히 「응어리」가 나타나기 쉽다. 머리와 체간의

혈액의 양을 조절하고 있는 중요한 조직도 있다), 그리하여 등뼈 양
쪽의 세로로 통하는 굵은 근육(선극골), 어깨에서 견갑골의 주위, 허
리 양쪽의 단단한 큰 근육, 복부는 언제나 물렁물렁하여; 막 찧어 낸
찹쌀 떡과 같은 상태로 되어 있도록 해야한다. 지방이 많아서 물기로
부푼 모양과 같은 것은 좋지 않다. 옛 사람은, 복부의 단단함과 자신
의 인지와 모지로 동그라미를 만들었을때, 모지와 인지사이의 부드러
운 근육의 단단한 정도가 같은 상태이면 건강한 증거라고 하였다. 틀
림 없이 그와 같으며, 변비중인 사람은 복부가 뻣뻣하게 단단하다. 언
제나 설사 기미가 있는 사람이면 복부가 지나치게 부드럽고 공허한
느낌이 있다. 복부의 맛사-지에 의해, 상태를 잘 조절 할 수 있다는
것도 잊어서는 안된다.

　다음에 상지로는 손바닥으로 상완, 전완의 부드러운 근복을 잘 맛
사-지하고 지압한다. 하지로는 대퇴 앞쪽의 소위 「넓적다리」의 크고
부드러운 근육과 하퇴 뒷쪽에 흔히 말하는 「장딴지」를 아픔을 말하지
않을 정도로 가볍고 조용하게 맛사-지와 지압을 한다. 대체로 부드
럽고 큰 근육일 수록 몸의 운동의 주역이 된다. 단단하게 힘줄이 당
긴 근육은 소위 협역적(脇役的)인 존재이므로, 피로를 풀고, 건강을
되 찾으려 할 때, 특히 체내작업으로의 건강한 사람의 맛사-지나 지
압으로는 이와같은 점을 잘 익혀 두면 좋다.

　마지막으로 인간의 몸 가운데 없어서는 안될 가장 중요한 곳은 「다
리」라는 것을 알아야 한다. 다리는 모든 체중을 얹어 바로 섰을 때
모든 체중을 지탱하여 평형을 지녀, 동적평형을 유지하면서 보행한다.
몸 속의 혈액순환이 좋지 못하면 다리가 냉하다. 다리는 심장에서 가
장 먼 곳에 있으므로 자연히 혈액순환은 나쁘게 되기 마련이다. 「다
리, 허리가 서지 않는다」라고 흔히들 말을 한다. 「腰足」이라고는 하지
않는다. 다리가 나쁘면 다리가 아프다. 허리의 아픔은 배 속에 영향을
주어 어깨에서 상지로 파급된다. 어깨가 痛하는 오십견의 맛사-지나
지압은 허리의 치료가 제일이다(팔을 뒤로 돌리는 근육은, 허리에서

● 坐骨神經痛

27. 臀部, 腸骨陵部, 上臀神經의 筋膜을 穿한 部
28. 臀溝의 中央
29. 大腿後側의 中央
30. 膝窩의 中央
31. 下腿後側의 中央, 腓腹筋中
32. 외과의 直後

● 肩凝

37. 肩甲上部, 僧帽筋隆起의 中央
38. 39. 肩甲間部, 肩甲骨의 內緣으로 따라 특히
壓痛部

● 腰 痛

40. 第 2 腰椎棘突起의 곁 약3㎝
41. 腸骨의 後緣部 第 5 腰椎棘突起와의 사이,
腰筋의 凹陷部, 혼히 腰眼이라함
42. 第 2 腰椎棘突起의 곁6㎝
(40) 第 2 腰椎棘突起의 外傍 3㎝

● 肩關節 류-마치

43. 肩甲上部, 肩峰, 어깨를 水平으로 들어 肩先의
오목한 部, 눌리면 주름같은 것이 만져짐
44. 前胸部로 鎖骨外端의 下, 上腕骨頭의 쯤
45. 肩甲部로 肩甲棘尖端의 아래 안쪽 쯤

● 肘關節 류-마치

46. 47. 팔꿈치의 뒤, 尺骨頭의 안과 밖의 二個所
13. 肘窩의 中央

● 手根關節 류-마치

48. 手根部俟面中央, 總指伸筋腱部
49. 手根部前面의 中央
50. 手根部外側, 모지를 伸展하면 굵은 腱이
현출하는 腱間

● 膝關節 류-마치

51. 52. 膝蓋腱의 안과 밖 二個所
53. 膝窩의 中央

● 足關節 류-마치

54. 足背前面
55. 내과의 바로 아래
56. 외과의 바로 아래

● 後部神經痛

57. 後髮際部, 僧帽筋起始部
58. 後髮際部, 僧帽筋隆起의 外側筋溝
59. 頭頂結節의 내측부

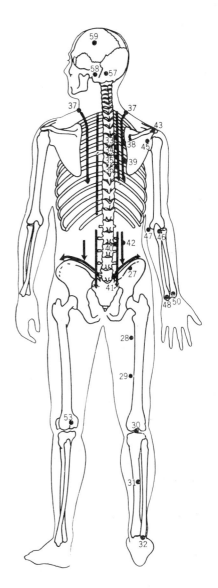

神經痛일때, 눌리면 痛하는곳
(診斷하는 곳, 治療하는 포인트)

● 三又神經痛

1. 眉毛의 內端, 上眼窩切痕部
2. 眼窩下線의 아래 1㎝, 하안와공부(下眼窩孔部)
3. 턱 아래 第2小臼齒根部, 頤孔部

● 腕神經叢

4. 鎖骨上窩中央
5. 大胸三角筋溝部 중앙압통부

● 橈骨神經痛

6. 三角筋停止部, 上腕橈骨神經溝部
7. 肘關筋外面, 팔굽을 直角으로 굽혀서
   가로주름의 端
   (橈骨小頭의 뼈 있는 곳)
8. (7)穴에서 手根으로 향해서(약5㎝)보임, 中,
   環三指横經의部, 腕橈骨筋隆起中, 壓痛있음

● 尺骨神經痛

9. 上腕, 內側二頭腕筋溝部中央
10. 肘관절부, 尺側上窩, 尺骨神經溝部
11. 手根部, 尺骨莖狀突起와 尺側手根屈筋腱의 사이

● 正中神經痛

12. (9)와 같은 上腕內測二頭腕筋溝部中央
13. 肘窩의中央, 上腕二頭筋腱의 小指測
14. 前腕前側의正中, 長掌筋과 橈側手根屈筋腱의
    사이, 手根에서 약3㎝ 팔굽에 닿음

● 肋間神經痛

병에 걸려있는 肋間에 一致된 胸骨의 側緣部
(예컨대 15. 16. 17. 18), 側胸部의 腋窩線
(예컨대 19. 20. 21. 22) 胸椎의 直
側部 (예컨대 後面圖의 33. 34. 35. 36)

● 大腿神經, 伏在神經痛

23. 鼠徑部, 股動脈搏動部
24. 大腿前中央, 약간內側 (大腿內前筋溝中,
    大腿를 伸展하면 大腿四頭筋의 內測에 생기는
    溝中)
25. 膝關筋內側部, 脛骨頭의 아래 쯤
26. 內踝의 바로 뒤

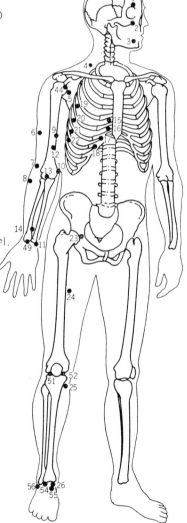

겨드랑 밑으로 간다). 이와같이 허리의 痛에는 다리의 치료가 제일이
다. 동양의학으로는 제2와 제3번째와의 허리와 뼈의 사이를 「명문」이
라 한다. 인간이 태어나면서 부터 부모로 부터 이어받은 「선천의 건
강」이 있어, 발이 흙을 밟지 않고 「생명의 샘이 끊는다」라고 하는 용
천이라는 혈이 배치되어 있다. 먼 길이나 등산을 한 뒤에 발이 냉하
든지, 지나치게 따스하게 하든지, 피로하여 조금씩 부어 오른 다든지
할 때 용천혈을 눌러 보면 좋다. 반드시 앗! 이라고 할 만큼 아픔과
함께 단단한 응어리가 있다. 이런 때는 허리가 아픈 것도 당연하다.
변비 때문에 언제나 허리가 무주룩하게 아프다고 하는 사람의 용천혈
도 같은 모양으로 단단한 응어리가 있다.

건강증진을 위해서는 우선 다리를 맛사 - 지 하고 지압하면, 족부
(足浮)나 족냉(足冷)을 제거하는 것이다. 요즈음에는 어깨나 허리의
안마기와는 달리 발만의 전기 안마기 조차 의료기구점에서 판매하고
있는 시대이다. 옛날에는 「발바닥이 더러운 처녀를 데리고 갈 상대가
없다」라고 하였으나, 과연 발바닥의 피부는 얼굴까지 연결되어 발 피
부의 오염은 피부의 혈관에 흡수되어 얼굴에까지 이른다. 미안이나
미용은 값비싼 화장품을 사면 그것으로 완벽하다고 생각하면 안된다.
깨끗한 피부는 건강한 아름다움을 만든다. 깨끗하고 건강한 피부는
가정에서 손쉽게 할 수 있는 맛사 - 지나 지압으로 충분히 만들 수 있
다. 건강을 도와, 스테미너 - 를 붙여, 아름다움을 만들기 위해서 많이
맛사 - 지하고 지압을 하자. 「가정에서 할 수 있는 손쉬운 맛사 - 지」
를 응용하여 각각의 피로나, 가벼운 痛이나, 저림 등을 풀어 언제나
밝고 건강하게 살아가자.

(二) 미안 · 미용을 위해서

인간은 아름다움에 동경한다. 누구나 아름다워지기를 바라는 것은
변함이 없다. 인간의 아름다움이란 형식적인 상태에서 심리적인 상태

에 즉, 몸과 마음이 함께 아름답다는 것이 최고의 이상일 것이다. 심리적인 아름다움은 고사하고라도 모양의 아름다움을 미용이라고 하지마는, 그 가운데 특히 사람으로서의 가장 중요한 얼굴은 누구나가 「깨끗하고 아름답게」라고 원하여 여러가지로 그것을 위해서 신경을 쓴다. 화장은 그 때문에 있는 미안의 데크닉이지마는 실제로는 화하여 치장하는 방법이며 사실상의 아름다움은 아니다. 인간의 몸의 참다운 아름다움은 먼저 「건강이다」라고 할 수 있는 기본상으로 윤기가 있는 아름다운 피부, 보다나은 피하의 지방이, 그리고 그 밑의 잘 발달된 근육이 일체가 되어 빚어내는 건강한 아름다움이 아니면 안된다.

예컨대, 말로 비유하여 죄송하지만 경마장에서의 경기말 중 윤기가 번쩍번쩍 빛나는 털, 그 밑에 부조된 근육의 씩씩함, 걸을 때의 늠름하고 경쾌한 모습은 잘 훈련된 피와 근육, 그리고 사지의 관절이 훌륭한 약동미인 것이다. 화장은 하지 않더라도 발랄하고 건강한 젊음의 아름다움, 이것이야 말로 우리들이 바라는 인간의 이상이 아니겠는가.

그러기 위해서는 언제나 규칙바른 매일의 생활, 적당한 운동, 충분한 수면, 바란스가 잡힌 식사, 등등 신경을 써야 할 곳이 많으며 이러한 것 등은 각각의 독자적 책자에도 상세히 기술되어 있다. 그래서 이러한 것에도 충분한 신경을 쓴 나머지 꼭 시도를 바라는 맛사-지 방법만을 소개한다.

I. 피부의 아름다움

인간의 피부는 머리에서 발 끝까지 한 줄기로 연결되어 있다. 이 피부는 밖으로 부터의 더위, 추위, 습기, 건조 등, 기온과 기압의 변화에 민첩한 동시에 또 「내장의 거울」이라고 할 만큼 몸 속의 내장의 작용을 반영하게 된다. 수면이 부족하게 되면, 머리는 울혈하여 머리의 피부는 헐렁하여지고, 얼굴 빛은 맑지 못하며, 눈은 흐릿하여 생기가 없어진다. 피부가 까칠까칠하여 기름기가 없어진다. 변비가 있으면

이와같이 피부는 맑지 못하다. 중년이 되어 피하의 지방이 늘어나면, 몸 전체의 균형이 무너져 술통 같은 몸이 되어 버린다. 허리가 아프고 무릎이 아프다. 이렇게 되고난 뒤에는 미용식이니, 미용체조니 하여도 이미 손을 쓰기에는 늦은 느낌이 든다.

거기서 어려운 맛사 - 지는 전문가에게 맡기기로 하고, 자기자신이 간단하게 할 수 있는 맛사 - 지를 매일 얼마 안되는 시간을 내어 시행하여 주었으면 한다.

대체로 「피부의 아름다움」이란 피부의 혈액순환이 좋고 번쩍번쩍 빛나고 있는 것을 말한다. 색깔이 희고 검은 것은 따로 두고, 피부표면에서의 피지나 땀의 분비가 알맞고 말쑥하게 빛이 나는 피부를 언제나 지닌다는 것이다. 손 끝, 발 끝이 냉하는 피부는 푸릇푸릇하여 윤기가 없고, 까칠까칠하여질 때가 많다. 그렇기 때문에 피부 맛사 - 지를 잘 할 필요가 있다. 특히 얼굴의 경우는 다른 몸의 부분과 달라서 얼굴의 근육 선유(웃든지, 화내든지, 슬퍼 한다든치 할 때의 표정 운동의 기분이 되는 근육)는 피부조직 속에 있어 복잡하게 얽혀져 있다. 즉 피부와 일체로 되어 있다. 부인으로서는 피하의 지방이 발달되어 있으므로 분명하지 않지마는, 남자로서는 전완의 피부 만을 찝어 올릴수는 있다. 그러나 얼굴로는 이와 같이 못한다. 나이가 들어 피부가 고달퍼서 늘어지게 되면, 이 근육과 일체가 되는 피부에도 늘어짐이 일어난다. 이것이 얼굴의 주름이 되어 나타난다. 특히 중년이 되면, 이마의 가로 주름살, 눈 끝의 작은 주름살, 목줄기의 가로 주름살이 눈에 뛴다. 40세를 넘기면 반드시 나타나는 표정이다. 그러므로 조용히 눈을 감고 눈끝에 작은 주름살이 나타나면, 아무리 젊게 화장하고 있어도 40세는 되었을 것이라고 상대의 나이를 마음 속으로 세어도 대체로 틀리지 않는다.

그러므로 얼굴의 피부를 아름답게 하기 위해서는, 그 부위의 근육과 연관이 있고, 근육의 움직임에 응해서 피부가 움직이므로, 먼저 근육을 싱싱하게 갖도록 하는 것, 그렇기 때문에 근육계열의 맛사 - 지

즉, 「근육의 경로에 따라서 맛사 – 지」하는 것이다. 함부로 얼굴을 맛사 – 지 하여도 효과가 없을 뿐 아니라 때로는 도리어 작은 주름살을 만들게 되기도 한다.

다음 그림은 얼굴의 근육(특히 맛사 – 지와 관계 있는 표정근)을 나타낸 것이지마는, 얼굴의 맛사 – 지는 눈썹 위에서부터 머리 쪽으로 세로로))), 이어서 두 눈썹사이에서 양쪽 이마 모서리로 ≡≡하게 가로로 손바닥이나, 사지·모지 등으로 가볍게 주물인다(전두근 맛사 – 지). 이마의 가로 주름을 막기 위해서는 꼭 필요하다.

다음 눈 둘레의 근육을 맛사 – 지한다. 이 근육은 그림에서도 알 수 있는 것처럼, 눈의 가장자리를 이루는 근육으로 눈 깜빡이기를 하는 근육, 눈을 뜨고, 눈을 감고, 그리고 눈동자의 표면이 언제나 마르지 않도록 알맞게 눈물로 적셔져 있다. 코 뿌리에서 윗쪽 눈시울 아래 눈시울을 따라서 ◯ 바깥 눈초리로 향해서 가볍게 쓰다듬는다. 특히 눈동자에 손가락이 닿지 않게 하여 사지와 모지로 가볍게, 그 부위의 피부를 잡는 것처럼 하는 이지유날도 좋다. 바깥 눈끝은 작은 주름살이 잘 나타나는 곳이며, 이 부위는 잘 만져 주물른 뒤에 눈을 천천히 강하게 감았다가 뜨는 눈 주위의 근육운동을 한다.

다음에 협근의 맛사 – 지, 그림에서 보이듯이 속 눈 끝에서 코 뿌리를 기점으로 하여 비익 곁에, 또 볼의 뼈에서 입의 바깥 쪽으로 넓게, 귓밥에서 아랫 턱에 걸쳐서는 코, 눈에서 목줄기에 걸쳐서 근육이 퍼져 있다. 거기에서 이 부위는 이러한 작은 근육, 폭 넓은 근육을 종합하여, 코의 뿌리로 부터 협골 밑을 귀 앞에, 귓밥에서 아랫 턱을 걸쳐서 /// 로 맛사 – 지 한다.

모지를 제외한 4개의 지복(指腹)이 인지와 중지의 배를 사용하면 좋다. 또 이 부위의 근육을 피부와 함께 인지와 중지로 끼워, 집어 올리듯이 하여 맛사 – 지의 경로에 따라서 이기듯이 주물리는 것도 좋다.

다음에 입 둘레의 근육의 맛사 – 지, 입 둘레를 크고 넓게 휘감은 바퀴 모양의 근육으로, 상진(上唇)과 하진(下唇)으로 나누어서 좌우

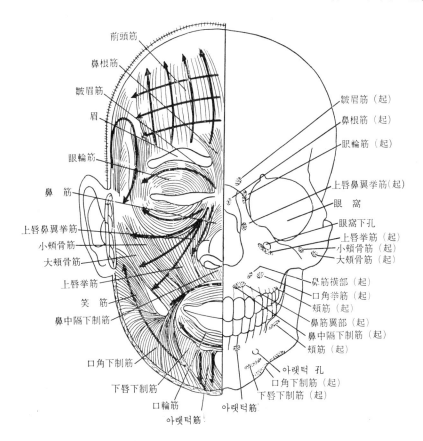

前頭筋

鼻根筋

皺眉筋

眉

眼輪筋

鼻　筋

上唇鼻翼挙筋
小頰骨筋
大頰骨筋

上唇挙筋
笑　筋
鼻中隔下制筋

口角下制筋
下唇下制筋
口輪筋
아랫턱筋

皺眉筋（起）
鼻根筋（起）
眼輪筋（起）
上唇鼻翼挙筋（起）
眼　窩
眼窩下孔
上唇挙筋（起）
小頰骨筋（起）
大頰骨筋（起）
鼻筋横部（起）
口角挙筋（起）
頰筋（起）
鼻筋翼部（起）
鼻中隔下制筋（起）
頰筋（起）
아랫턱　孔
口角下制筋（起）
下唇下制筋（起）
아랫턱筋

◀표는 맛사−지를 하는 방향을 표시한다

의 손가락을 교대로 써서, 왼쪽 손가락으로 우구각에서 상진을 좌의 구각으로, 또 우수지로 좌의 구각에서 우의 구각으로 잘 어루만지고, 다음에 한쪽손의 인지와 중지로 이 부위의 피부와 근육을 찝듯이 하여 반죽하듯 주물인다. 하진도 이와같은 방법으로 한다. 즉 ◠ 처럼 입 둘레를 넓고 크게 바퀴 모양으로 맛사−지 한다.

　광경근(廣頸筋)의 맛사−지, 다음에 아랫 턱에서 귀까지, 좌우의 손가락으로 교대로 쓰다듬어 이 부위를 인지와 중지로 가볍게 주물이고, 다시 아랫 턱에서 턱 앞을 크게 모지와 사지와를 벌려서 쇄골인 곳

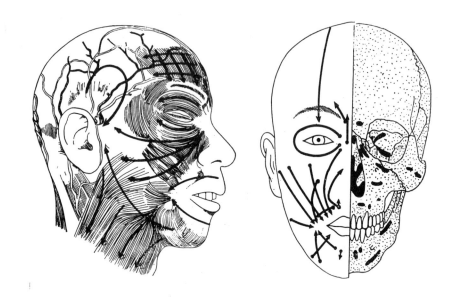

←표는 표정근의 경로를 표시한다

까지 손바닥으로 쓰다듬는다. 광경근은 턱의 근육이지 마는, 얼굴 근육과 같이 엷은 근육으로, 턱의 얕은 근육과 선유가 혼합되어 있다. 그러므로 근육이 늘어나면 피부에 주름살이 생긴다. 아무리 화장으로 얼굴을 감춘다 하더라도 「턱의 가로 주름살」은 숨기지 못한다. 얼굴을 아름답게 주름살이 생기지 않게 연구할 필요가 있다. 그러기 위해서는 이 맛사 - 지를 잊어서는 안된다.

이와같이 한 차례의 맛사 - 지가 끝났으면, 눈을 감고 얼굴 전체를 자신의 두손의 손가락으로 가볍게 두들인다. 진동자극에 의한 얼굴의 혈액 순환을 잘 되게 하기 위해서이며, 다음에 거울을 향해서 이마에 주름살을 모아 눈을 떴다가 감고 입을 오물였다가, 벌리며 볼을 움직여 웃고, 볼을 볼록하게 하는 등의 표정 운동 등을 한다. 얼굴 전체의 근육을 구석구석까지 고루 운동시키는 것도 얼굴의 젊음을 되 찾는 하나의 방법이다. 이렇게 한 뒤에 화장을 하면, 화장품이 피부에 잘 스며 들게 된다. 지나치게 크림 등을 발라 맛사-지 하는 것 보다 극히 적은 크림이나 탈크 종류로 맛사-지하여, 맛사-지 중이나 뒤의 피부 호흡이 충분하게 되도록 배려한다는 것도 잊어서는 안된다.

지나치게 크림 등을 사용하면, 손의 매끄러움은 좋지마는 피부의 반응이 크림 등의 칠로 인해 눌려서 나타나지 않는다(분 종류는 조금 써서 행한다). 맛사-지 쪽이 피부의 생리적 특성에서 볼 때 합리적 이다.

Ⅱ. 미용을 위해서

「비대」라고 흔히 말하여 온 피하지방의 침착은 중년이후에 일어나기 쉽다. 특히 부인의 경우는 여러가지로 걱정의 근원이 된다. 미용상으로도 건강상으로도 그러하다.

그런데 「비대」는 대체로 턱에서 젖의 높이 부분의 높이까지와 복부로서는 좌우의 허리 뼈(허리띠를 매는 부위)의 높이에서 무릎까지인 곳에 많이 일어난다. 이중 턱, 굵은 목, 가슴에서 양쪽 젖이 데려지듯한 둥근 어깨, 커다란 술통과 같은 허리, 굵은 장딴지, 더운날 조금만 걸어도 허벅다리 안쪽에 땀으로 인해 痛한다. 지방을 빼는데는 미용체조가 좋다. 그러나 중년 이후의 사람이 젊은 사람들처럼 미용체조를 계속하면, 이미 등뼈의 노화가 일어나 목이나 허리뼈의 어긋남이 와 있기 때문에 팔의 신경통이나 요통, 다리의 신경통, 무릎의 痛 등을 일으키기 쉽다. 특히 심하게 뒤로 재치는 운동 등은 삼가해야 한다. 이 책의 치료체조 속에서는 무리 없는 정도의 것을 골라 자신의 체력이나 체질에 알맞는 체조를 해야만 할 것이다. 목 운동, 팔 운동, 몸의 전굴운동, 제자리 걸음 운동, 그리고 산책등은 중년이후의 사람에게는 효과도 있고 무리 없는 운동이다. 맛사-지는 목의 맛사-거 특히 뒷목에서 옆에 걸쳐서의 맛사-지, 가슴 맛사-지(대형근部의 맛사-지) 등 부위 맛사-지, 복부에서 대퇴까지의 맛사-지가 필요하다. 하는 방법은「전신 맛사 - 지의 수기」「치료를 위해서의 수기」를 그대로 응용하면 된다. 특히 진동법이 좋다. 입욕한 뒤의 맛사 - 지는 효과가 있으며, 혈압이나 심장에 이상이 없다면 자기욕(스팀 - ·파스)이나 사우나(실온 80°~100℃, 습도 10%인 실내)에 15~20분 들어 갔다가 충분히 발한한 뒤 냉수(30°~34℃)에 들어 갔다가 그 뒤에 맛사 - 지 한다. 요즈음 대도시에서는 이와 같은 센타 - 가 많이 나타나고 있으나 물리요법의 탈지요법으로서는 효과가 있다. 또 맛사 - 지의 뒤에 헬스모 - 터라고 하여 면포로 만든 벨트로 지방이 붙기 쉬운 곳을 고정하여, 전기를 진동으로 바꾸어 브이프렛 - 손을 거는 방법 등이 있다.

어느 것이던지 단기간 탈지 하게 되면 또 반동적으로 비대하게 된다. 마음 푹 늦추어 장기적인 안목에서 수치요법(水治療法), 그리고 맛사 - 지, 치료체조, 물리요법 등을 병행하여 치료하고, 아울러서 식사 조절에도 조심할 것을 권장한다.

젊은 부인의 약간의 비대는, 미용상으로는 걱정할 필요는 없다. 다만 흔히「대근족」이라고 하는 것 처럼, 무릎이나 발목에 지방이 붙기 쉽다. 발목에 지방이 붙으면 대근족이 된다. 발목이나 무릎, 특히 무릎 뒷쪽은 큰 근육의 힘줄과 힘줄의 사이는 틈사이므로 소량의 지방이 있는 것이 보통의 상태이지 마는, 여기에 지방이 붙으면 관절 운동도 활발하지 못하며 모양도 나빠지게 된다. 자신이 무릎이나 발목의 맛사 - 지나 굴신 운동등을 하면 좋다. 발목의 사포오터 - 도 좋다. 특히 발 뒤꿈치 위, 아킬레스 건부는 지방이 붙기 쉽다. 온습포를 하고, 뒤에 맛사 - 지하면 발목운동을 잘 할 것이다.

Ⅲ. 변비와 미용

변비가 있으면, 몸 속에 변의 독소가 혈액 순환과 함께 돌아 소위 자가중독(자신의 몸속에서 발생하는 독소로 자신이 중독된다)을 일으켜, 두통이나 현기, 나른함, 피로감 등을 일으키는 외에도, 피부의 영향을 나쁘게 한다. 우리나라 여성의 70%는 변비 환자이다라고 할 만큼 부인의 변비는 많다. 미용 뿐 만이 아니라, 건강을 유지하는데는 배속의 상태를 조정하는 것에 있다는 것은 동양의학에 있어서의 치료의 철칙이다. 보건·건강증진의 맛사－지, 지압의 항(전술)에서도 설명하였지만, 간단하게 자신이 할 수 있는 복부의 맛사－지를 꼭 해봐야 한다. 변비가 있는 사람의 피부는 영양이 나쁘다. 자연히 화장품이 피부에의 붙임도 나쁘다. 미용은 변비를 제거하고 부터 라고 말하여 두고 싶다. 복부 맛사－지와 복근 훈련의 치료체조를 권장한다.

맛사－지를 하는 방법은, 전신 맛사－지의 수기중에서 가정에서 손쉽게 할 수 있는 맛사－지를 활용한다.

Ⅳ. 척주를 똑바르게 관절을 부드럽게

아무리 얼굴이 아름다워도 굽은 등, 소위 고양이 등으로는 시원찮다. 헌출하게 곧은 등뼈, 몸통, 어깨에서 쭉 빠진 늘신한 팔, 허리에서 무릎, 쭉 빠진 다리, 스타일 좋다는 것은 이런 타입일 것이다. 인간은 등뼈가 쭉 곧으면 어깨의 응어리도 없어진다. 그림은 등뼈를 옆에

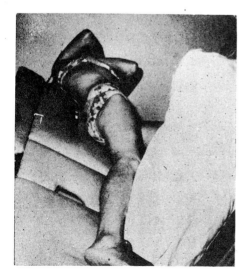

독일미용의 맛사－지

체조법을 큰 폭으로 받아 들여져 있다. 바로 누워 있는 것은 독일부인.

서 본 둥근 등이지마는 여기에 와 같이 머리나 목이 곧게 서서 얹혀 있다. 당연히 머리에서 어깨까지의 근육은 등뼈가 굽어지면 늘어나며 늘어나지 않도록 하고 있는 상태로는 이 부위 근육의 지나친 긴장에서 오는 근의 혈행장해, 조혈, 그리고 피로, 견의가 일어난다. 둥근 등 때문에 가슴이 뒤로부터 눌리어 폐기능이 마음대로 발휘 못한다. 때로는 기침이나 동계(動悸)가 일어난다. 그러므로 언제나 등뼈는 꼿꼿하게 되어 있어야 한다. 그러기 위해서는 등뼈 양쪽의 체간 직립근의 긴장을 풀기 위해 온천습포나 맛사 – 지가 필요하게 된다. 잘 듣는 물리요법 중에서 손쉽게 할 수 있는 핫빽(최근의 새로운 온습포) 등은 가정에서 간단하게 미용할 수 있으므로 잠자기 전에 등 밑에 깔고 약 30분 정도 하고 나면 등이 따뜻하게 되어 근육의 지나친 긴장이 풀려 등이 펴진다. 그리고 가볍게 가족에게 등뼈 양쪽의 근육을 조용히 그리고 천천히 모지로 자신이 아프다든지, 고통스럽다든지 않을 정도로 지압을 받으면 좋다. 견의도 편안하게 되며, 등뼈가 시원스럽게 펴진다.

가볍게 손가락을 펴서 손가락 등쪽을 보면 본절·중절·말절인 곳은 피부가 늘어져 주름살이 가득하며, 특히 소지의 중절이 조금 굽어서 「∧」 모양으로 되어 있는 사람은, 아무리 젊게 화장하여도 40고개를 넘어선 나이라는 것을 알 수 있다. 인간은 성인이 되면 몸속에 관절을 생리적인 한계까지 움직여서 활용할 기회가 적다. 예를 들면, 팔을 어깨 높이 보다 위로 올리는 기회는 통근 뼈 – 스에 흔들리어 손잡이에 매어달리는 정도로서 매우 적다. 고관절, 무릎관절도 마찬가지다. 팔꿈치 등 직업에도 관계 되지마는 대부분의 샐러리맨은 팔꿈치를 굽히는 자세와 앞을 숙이는 경우가 많다. 나이 들면 관절이 굳어진다 하며 관절을 단단하게 해서는 안된다. 언제나 느슨한 생리적 한계점까지 움직이므로써 서 있을 때나 걸을 때나, 입체미, 약동미가 생긴다.

그래서 온몸의 맨손체조를 권장한다. 맨손으로 할 수 있는 치료체조를 많이 활용토록 한다.

(三) 스포-츠를 위해서

맛사-지의 효과는 피부의 위에서 손가락으로 「촉압」하는 것에 의해 반사적으로 순환계에 좋은 영향을 주는 것이다. 혈액이나 임파의 순환이 왕성하면 신진대사도 왕성하게 되어 노폐물을 제거하여 영양분이나, 산소공급이 많아져서 몸의 여러가지 조직, 특히 근육이나 신경계에 새로운 힘의 원천을 주어서 근육의 피로를 풀며, 운동신경의 활동을 높여서 활발한 근 운동을 할 수 있는 바탕을 배양하게 된다.

원래 스포-츠는 일정한 룰-바탕위에서 몸과 마음의 힘을 극도로 발휘하여 그 빠르기, 그 힘세기, 뇌구력이나 교미함 등을 다투는 운동이므로 그렇게 하기 위해서는 최고도의 능력을 발휘하여 이기기 위해서의 연습이 반복된다.

이와같을 즈음에 맛사-지를 행하면 적극면으로는 근이나 신경계통의 작용을 왕성하게 하여 운동능력을 극도로 높여 기록향상에 도움을 주며, 소극적인 면으로는 연습이나 경기의 과정에서 피로를 제거하고, 그 회복도 빠르며 동시에 경기의 사고도 방지할 수 있게 된다.

모두가 이기기 위해서 경기를 하는 이상 이기지 않으면 안된다. 그 때문에 인간의 능력의 최고도를 발휘할 수 있도록 연습은 반복되어, 그 목표는 「중추의 억제차단과 동작의 반사화」이다. 즉 중추 신경계와 손발의 말초와의 사이의 신경의 짜임은 몇개의 시냅스(신경단위의 교환 중계부)를 통해 비로소 흥분이 전해진다. 이 시냅스로 신경의 흥분이 전해질때는 반드시 어느 정도 그 흥분을 억제할 수 있도록 되어 있는 것이 인간의 몸의 짜임이며 작용이기도 하다. 이 억제하는 작용을 단절하여, 동작이 반사적으로 활발하게 행할 수 있도록 하기 위해서는 같은 종류의 운동을 반복하고 반복하여, 시냅스의 흥분의 통함을 잘 되게 하여 중추신경에서의 「억제기능」을 단절하여 가기 때문이다. 연습이 반복되어 동작이 반사적으로 활발하게 되어 기술이나 교미가 있더라도, 체력이 따르지 않으면 기록은 얻을 수 없다. 특히 육상경기인 트랙에서는 체력증진이 연습의 중심과정이다.

체력을 능률적으로 양성하기 위해서는 운동능력을 스피-드, 근력, 순발력, 지구력, 유연성, 기용성, 정신력 등 여러가지 요소로 나누어 각각의 종목에는 특히 어느 요소가 중요한가를 알아야 할 필요가 있다. 맛사-지로 육성할 수 있는 경기로는 그 중에 근육의 힘, 유연성, 순발력, 지구력 등이다. 다음에 대표적인 스포-츠 경기로 특히 중요한 요소를 들어 맛사-지로 효과가 있는 것을 나타낸다면 다음과 같다.

경보(競步) —— 지구력, 정신력

단거리—— 스피-드, 순발력, 근력

장해물 —— 스피-드, 유연성, 기용성

중·장거리 —— 지구력, 정신력

넓이 뛰기, 삼단 뛰기 —— 스피-드, 순발력, 근력, 기용성

높이 뛰기 —— 순발력, 유연성, 기용성

장대높이 뛰기 —— 스피-드, 순발력, 근력, 기용성, 유연성, 정신력

Ⅰ. 스포-츠·맛사-지의 종류

스포-츠·맛사-지라는 특수한 맛사-지가 있다는 뜻은 아니지마는, 일단은 지금까지 유-럽에서 발달하여, 스포-츠에 응용된 맛사-지의 수기를 분류하여 보면

(1) 스웨덴식 스포-츠 맛사-지

(2) 필랜드식 스포-츠 맛사-지

(3) 독일식 스포-츠 맛사-지

등이 주된 것이다. 그러나 어느 맛사-지나 대동소이 하다. 특별한 특기는 눈에 띄지 않는다. 특색이라고 한다면, 스웨덴식은 두들이는 것에 반대하여 주물이고, 흔드는 것을 주체로 하고 있다. 필랜드식으로

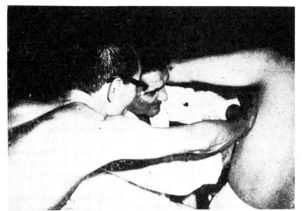

독일식 스포-츠·맛사-지를 연수하는 저자

는 특히 이 방식을 발견한 유명한 다크타-홀 등은 「주물이는 방법」을 중시하여, 특히 소위 크네-텐(수제비 주물임)을 많이 체택하고, 근육을 주물이는 방법으로는 힘줄의 부착부위를 조심스럽게 주물이는 것을 권장하고 또 근육을 크게 흔드는 것이 매우 유효하다고 기술하고 있다.

또한 독일에서 행하고 있는 스포-츠 맛사-지도 대체로 각각의 장점을 받아들인 절충식인 것이다. 이 책에서 취급되는 술법은 동양식인 것이며, 강조하여 말한다면 필랜드·독일식 경향이 강한 맛사-지라고 생각해 두면 된다.

Ⅱ. 맛사-지를 행하는 시기

이것을 다음 네가지 시기로 구분한다.

(1) 경기전 맛사-지
(2) 경기중 맛사-지
(3) 경기후 맛사-지
(4) 중간일 맛사-지

〔1〕 경기전 맛사-지

넓은 의미로서의 경기의 워-밍·아프터라고 해석할 수 있는 맛사

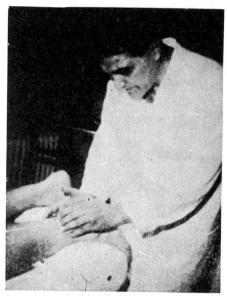

축구선수의 맛사-지

- 지로, 종래의 가벼운 워 - 밍 · 아프터에 덧 붙여 맛사 - 지를 행한다.

그 방법은 몸 전체를 손바닥이나 또는 손목으로 가볍게 만져, 몸이 제법 따뜻해질때 까지 계속한다. 몸 표면의 혈액의 순환이 잘 되어 기분이 상쾌하게 된다.

이어서 워 - 밍 · 아프터하여 다시 한번 지금부터의 경기의 주동작의 근육이나 관절의 맛사 - 지를 행하는 것이다.

이대의 맛사 - 지는 기본 수기의 여러가지를 적용하여 근육이나 관절의 작고 잔잔한 부분까지 맛사 - 지 하면 좋다. 수기는 가볍게 만져 문지르고, 주물이고, 혼드는 등 짧은 시간에 행하며 강하게 주물이든지 두들이는 것등은 절대로 피해야만 할 것이다.

〔2〕 경기중의 맛사 - 지

경기중의 짧은 시간 동안의 맛사 - 지로, 경기중 하퇴의 냉에서 오는 경련이나, 갑자기 오게되는 근육피로를 제거하는 목적으로 그 국소만을 가볍게 빨리 리드미칼하게 손바닥으로 문지르고, 주물이면 좋다. 가볍게 두 손의 손바닥으로 하퇴를 비비듯이 주물이고, 흔들면 효과가 있다.

〔3〕 경기후의 맛사 - 지

경기 뒤에는 입욕 등을 하여, 심한 근육피로를 제거하고 맛사 - 지 한다.

〔4〕중간일의 맛사 - 지

경기중의 심신의 피로를 제거하고 또 오래도록 경기연습을 쉬는데
서 오는「비대」「지방과다」등을 예방하는 의미에서 행한다. 전신 맛
사 - 지가 좋다. 특히 자신이 전문으로하는 경기의 주동작근이나 주동
관절의 지방침착이나 가벼운 외상 등에서 오는 痛이 일어나지 않도록
셀프 맛사 - 지 한다(자신이 자신을 맛사 - 지 한다)는 것도 중요하다.

Ⅲ. 맛사 - 지의 술식(術式)

술식에는 전신 맛사 - 지와 국소 맛사 - 지가 있다.

전신 맛사 - 지는「치료에 응용하는 맛사 - 지」를 활용하면 좋다. 다
만 치료에 응용하는 맛사 - 지의 수기는, 경찰, 유날, 압박, 진전(振顫),
구타, 안날 등이 있으나, 특히 이 가운데 경찰, 유날, 진정 등을 주로
쓰며, 이것에 덧붙여 진동법, 회전법을 병용하면 좋다. 관절의 힘줄과
힘줄 사이 등에 지방이 고이기 쉬울 때는 안날법으로 잘 주물러 풀어
야 할 것이다. 진동법이란 맛사 - 지한 근육을 술자가 자기자신이 가
볍게 혼들어 움직이게 하는 방법이다. 회전법이란 것은 술자가 자기
자신의 두 손바닥으로 맛사 - 지한 근육을 가볍게 끼워, 비비는 모양
으로 두 손을 굴리는 것처럼 가볍게 주물이는 방법이다.

국소 맛사 - 지와 전신 맛사 - 지의 뒤에 하는 것이 원칙으로 경기의
주동작근이나 주동관절을 대상으로 하여 이 부위를 경찰하고, 유날하
고, 혼들고, 회전하는 등은 수기를 사용하여 하는 맛사 - 지이다. 경기
의 종류도 수효가 많기 때문에 한 마디로 설명하기 어려운 점도 있으
나, 대체로 스포 - 츠 경기를 인체의 운동계통의 짜모임이나 작용과
대응하여 보면「달리기」「뛰기」「던지기」의 세가지 형으로 크게 분류
할 수 있다. 이것에「헤엄치기」가 들어가는 수가 있으나, 육상경기를
주로하는 대상을 하면「주(走)·도(跳)·투(投)」가 그 기본 형이된다.
경기 종류는 매우 많지만 잘 분석하면, 이 세가지 기본형이 여러가지
로 연관되어 복합형의 경기이다. 거기서 맛사 - 지를 하는 상대가 무

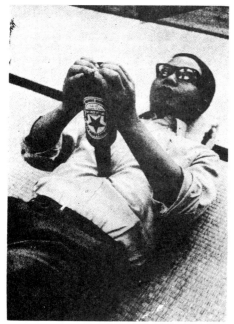

맥주병으로의 복부 맛사 - 지

슨 전문 경기를 하느냐에 따라서 이 세가지의 기본형의 어느 것이 주역이 되고 어느 것이 조역인가를 잘 생각하여 판단하여 맛사 - 지 한다.

또 스포 - 츠 맛사 - 지에 잊어서는 안되는 것은 「복부 맛사 - 지」로 반드시 해야만 된다는 것이다. 전신 맛사 - 지나 경기의 주동근이나, 관절에의 국소 맛사 - 지는 하겠지만, 복부 맛사 - 지는 흔히 잊어버리기 쉽다. 그 이유는 스포 - 츠에는 근과 관절 등의 운동기관이 주역을 맡지 마는, 소화기의 장해는 다른 부위의 장해보다 훨씬 크기 때문이다. 특히 장거리나 중거리 선수로는 소화기의 강건(强健)이라고 하는 것이 중요한 신체적인 요건이다. 거기서 복부 맛사 - 지에 언제나 신경을 써 복부 근력의 강장을 도모하여 지방 부착을 막아, 내장하수나 지방 때문에의 하수복이 일어나지 않도록 주의한다. 복부 맛사 - 지는 「가정에서 손쉽게 할 수 있는 맛사 - 지」의 항에서도 「치료에 응하는 맛사 - 지」의 항에서도 그 방법을 설명해 두었다. 경우에 따라서는 자신이 반듯이 누워서 무릎을 세우고 옷이나 내의위에 맥주병(물이나 맥주 등이 들어 있어 무게가 있는 것이 좋다)을 배 위에 굴려서 거꾸로 하여 주둥이 쪽으로 천천히 누르면 좋다. 이것은 간단한 복부 맛사 - 지가 되어 매우 편리하다.

Ⅳ. 경기의 기본이 되는 형(型)과 맛사-지

스포-츠·맛사-지는,「쉽고」「간단」하며「효과적」이 아니면 안된다. 그것은 맛사-지의 전문가 만이 상대에게 하는 것이 아니고, 스포-츠는 전문가이지마는 맛사-지는 풋내기라는 사람들이 서로 또 자기 자신이 손쉽게 할 수 없게 된다면 별 뜻은 없다. 그기에서, 이 요구에 응할 수 있기 위해서는 각 경기의 주동작근, 주동기관, 주동관절을 목표로 맛사-지 한다는 것이다.

〔1〕달리기와 맛사-지

달리기의 주동작근은 대퇴 앞쪽의 대퇴 사두근과 봉공근(縫工筋)및 하퇴뒷쪽의 하퇴 삼두근 및 고관절, 무릎관절, 족관절 및 허리부위의 근군 들이다.

맛사-지의 요점은 경기전의 처치로서는 복부(服部), 요부(腰部), 각부(脚部)에 걸쳐 경찰법 가벼운 유날법을 행하고, 경기중의 휴식중에는 주로 주동근에 경찰, 유날법을 행한다. 경기 직후에는 복부, 허리 등에 경찰법과 유날법 그리고 가볍게 구타법 등을 행하고, 더우기 다리 부위의 주동작근의 경찰, 유날, 진전, 회전법 등을 행한다.

〔2〕뛰기와 맛사-지

뛰기 경기의 주동작근은 둔근, 대퇴사두근, 비복근의 세 가지이다. 둔근으로는 대둔근, 중둔근, 소둔근이 종합적으로 작용한다. 즉 둔부와 대퇴의 앞쪽, 하퇴 뒷쪽의 근군이 주로 작용하는 것이다. 그 가운데 특히

(一) 넓이 뛰기로는, 배, 허리, 선극 등의 세 가지 근이다.

(二) 삼단 뛰기로는 허리, 대퇴사두, 봉공, 비복 등의 여러 근과, 무릎, 발 등의 관절이 주동근이고 주동관절이 된다.

(三) 장대 높이 뛰기로는, 견갑부의 모든 근과 체간입간근으로서의 선극근군, 승모근, 광배근, 허리와 다리의 모든 근, 상지의 상완두근 등이다.

〔3〕 던지기와 맛사 - 지

던지기의 주동작근은 견갑부의 모든 근, 특히 대흉근, 광배근, 삼각근, 상지의 모든 근, 상완이두근, 전완전측의 굴근군이 주동작근이다.

어깨 관절을 움직여 조절하고, 팔굽을 굽히고, 손목을 굽히며 손가락으로 원판이나, 공, 창 등을 잡고 준비동작인 「굴(屈)」의 자세에서 스위치 · 체인지하여, 주운동의 「던지기」 「신전(伸展)」의 자세로 바꾼다. 이 때의 주동작근의 상완삼두근, 전완전측의 신근군이다. 그와 동시에 허리부위의 유연성이 요구되며, 등줄기의 매끈매끈함, 그리고 자유로운 운동도 중요한 요소이다.

야구 같은 것은 이것에 「달리기」가 가해지며, 「던지기」에 대해서 「치기」가 가해 지므로 복잡하다.

이러한 주동작근이나 관절을 대상으로 경기전의 맛사 - 지는, 짧은 시간에 가볍게 리드미칼한 경찰, 유날, 진전, 진동, 회전법 등을 행하여, 경기중의 휴게시에는 특히 주동작근의 냉을 막고 따뜻하게 하여, 극히 가벼운 경찰, 유날, 진전 회전 등의 수기를 가해야만 한다.

V. 신체운동의 주동작근과 그 부위

스포 - 츠 · 맛사 - 지로 가장 중요한 것은, 신체운동에 있어서 어떤 근육이나 근군이 주동작근이 되어 있는지, 이들 개개의 신체운동이 어떻게 종합되어 각각의 스포 - 츠 경기의 주동작근이나 관절이 관련되어 있는지를 잘 이해 해야 할 것이며, 이 점 만이라도 충분히 이해되어 임상에 응용된다면 스포 - 츠 · 맛사 - 지의 목적은 달성할 수 있게 되는 것이다. 거기에서 신체운동 가운데 주요한 것을 들어 그 주동작근과 주관절과를 그림으로 나타내 보기로 한다(279~281항).

이 도표를 기본으로 하여 어느 경기가, 어느 주동작근이나 관절에 의한 신체운동인가를 잘 이해하여 실제로 응용하여 효과를 거두어 주기 바란다.

체간의 전방굴곡

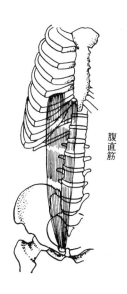

腹直筋

운동범위 :

앙와위로는, 흉곽의 골반쪽으로 굴곡은 견갑골이 숨어서 떨어지는데 까지 할 수 있다.

이 운동은 주로 흉추로 행할 수 있다(그후는 복근이 고정근이 되어, 지관근굴근과 반작용까지 체간의 전굴근으로서 일하여, 다시 좌위까지 체간을 가지고 온다).　사진

주 동 작 근

근(筋)	기시(起始)	부착(付着)
腹直筋 *Rectus abdominis* 신경 : 下部肋間신경	a.　恥骨稜 b.　恥骨結合의　前面을 덮는 靭帶	a.　三個部로　나누어서 第5·6과　7肋骨의　肋 軟骨部로
	補助筋	
內腹斜筋 外腹斜筋(反작용)	*Internal obliques* *External obliques (reverse action)*	

(라니엘「徒手筋力檢査法」)　以下(294)項까지　같다.

체간의 후방신전(後方伸展)

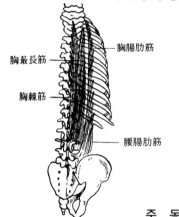

胸最長筋

胸棘筋

胸腸肋筋

腰腸肋筋

운동범위 :
흉추는 대체로 똑바르게 되는 정도 밖에
신전되지 않는다, 허리는 자유롭게 신전
된다.

주 동 작 근

근	기 시	부 착
선극근 *Sacrospinalis* 신경 : 상당하는 척수 신경흉장늑근 Iliocostalis dorsi	a. 하부 6개의 늑골각의 상연	a. 상부6개의 늑골각의 상연 b. 제7경추의 횡돌기
흉최장근 Longissimus dorsi	a. 선극근의 공동건 b. 요추횡돌기 c. 요배근막의 전층	a. 전흉추횡돌기단 b. 하부 9~10개의 늑골 의늑골각과 늑골결절
흉극근 Spinalis dorsi	a. 제11·12흉추와 제1· 2요추극돌기	a. 상부의 4~8흉추극돌 기
요장늑근 Iliocostalis lumborum	a. 공동건 : 중선골능· 요추·제11·12흉추의 극돌기·극상인대·장 골능내진후부급의 외측 선골능	a. 상부 6~7개의 늑골각 하연
요방형근 *Quadratus lumborum* 신경 : (제12흉수, 제1 ~2요수)	a. 장요인대와 그것에 접 하는 5cm에 걸친 장골 능	a. 최하늑골하연의 내측 반분 b. 제1~4요추의 횡돌기 의 선단

견 갑 골 의 거 상

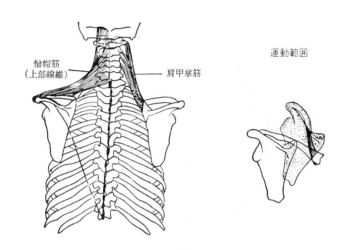

僧帽筋
(上部線維)

肩甲擧筋

運動範囲

주 동 작 근

근	기　시	부　착
승모근(상부선유) *Trapeziusp(uber fibers)* 신경 : 척수부신경과 제 　3·4경수신경枝	a. 외후두융기 b. 후두골상순선의 　내측1/3 c. 항인대의 상부	a. 쇄골의 외측1/3의 후연
견갑거근 *Lebator scapulae* 신경 : 제3·4경수신경 　과 가끔 견갑배신경 　에서의 分枝	a. 상위 4개의 경추 　의 횡돌기	a. 견갑골의 척추(내측) 　연과 견갑극의 시작부위 　부터 윗부분

견관절의 90도 굴곡(전방거상)

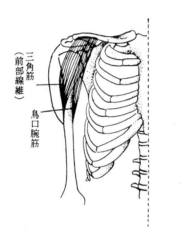

三角筋
(前部線維)

鳥口腕筋

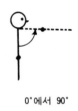

運動範囲

0°에서 90°

주 동 작 근

근	기 시	부 착
삼각근(전부선유) *Deltoid(anterior fibers)* 신경 : 액와신경 　(제5 · 6악수)	a. 쇄골의 외측 1/3의 　전연과 상면	a. 상완골 간중앙부근의 외 　측에 있는 삼근조면
조구완근 *Coracobrachialis* 신경 : 근피신경 　(제7경 수)	a. 조구돌기첨단	a. 삼각근부착부와 반대측 　의 상완골내측면급 내측연

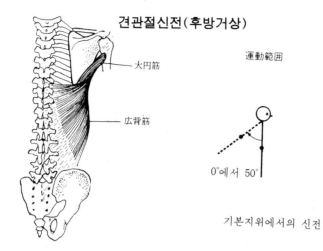

견관절신전(후방거상)

大円筋

広背筋

運動範囲

0°에서 50°

기본지위에서의 신전

주 동 작 근

근	기　시	부　착
광배근 *Latissimus dorsi* 신경 : 흉배신경 　（제6·7·8경수）	a. 하부6개의 흉추의 극돌기 b. 요배근막의 배측층에 의한 　요선추의 극돌기·극상인대 　와 장골능후부에 연결한다 c. 선극근의 외측으로 장골능 외진 d. 하부3 또는 4본의 늑골 e. 통상약간의 선유가 견갑골 하각에서도 일어난다.	a. 상완골결절간구의 　아래에
대원절 *Teres major* 신경 : 견갑하신경의 　최하부인것 　（제5·6경수）	a. 골갑하각의 등측면	a. 광배근의후방으로 　상완골소결절하의 골능
삼각근(후부선유) *Deltoid(posterior fibers)*(153항의도표) 신경 : 액와신경 　（제5·6경수）	a. 견갑극후연의 하진	a. 상완골간중앙부근의 　외측에있는 삼각근조면

견갑골의 내전(內轉)

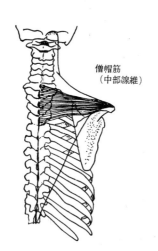

運動範囲

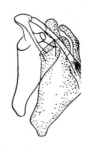

僧帽筋
(中部線維)

주 동 작 근

근	기 시	부 착
승모근(중부선유) *Trapezius(middle fibers)* 신경 : 척수부신경과 제3 ·4경수신경枝	a. 항인대의 하부 b. 제7경수와 상부흉추의 극돌기(근의 수평선유부)	a. 견갑골 견봉돌기의 내 측연 b. 견갑극후연의 상진
대급및 소능형근 *Phomboids major and* *minor*(142항에 도표) 신경 : 견갑배신경 　(제5경수)	제7경추병 및 상위5개의 흉추의 극돌기	견갑골척추(내측)연으로 견갑극의 起始와 下角과 의 사이

견관절 90도외전(측방거상)

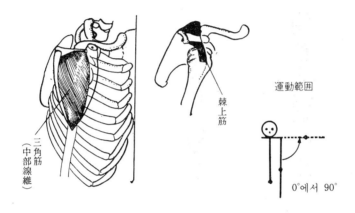

棘上筋

運動範囲

三角筋
（中部線維）

0°에서 90°

주 동 작 근

근	기　시	부　착
삼각근(중부선유) *Deloid middle fibers* 신경 : 액와신경 　（제5·6경수）	a. 견봉의 외연과 윗면	a. 상완골간중앙가까이의 　외측에 있는 삼각근조면
극상근 *Suprapinatus* 신경 : 견갑상신경 　（제5·6경수）	a. 극상와의 내측2/3	a. 상완골의 대결절의 위 　에 있는 세개의 오목 　한것의 가장 위의 것

주 관 절 굴 곡

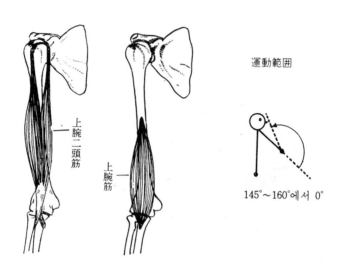

運動範圍

145°~160°에서 0°

上腕二頭筋

上腕筋

주 동 작 근

근	기 시	부 착
상군이두근*Biceps brachii* 신경 : 근피신경 　（제5 · 6경수）	단두 : a.　견갑골조구돌기에서 평평한건으로 일어난다 장두 : a. 견갑골관절상조면에서	a. 견관절 낭을뚫고 지나 결절간구의 아래요골조 면의후부로부착한다(이 두근건막은 전완심부의 근군으로)
상완근*Brachialis* 신경 : 근피신경과 　（제5 · 6경수） 　통상요골신경에서 의細技	a. 상완골장측면에서 멀리 위치 1/2	a. 척골조면과 광상돌기 의 전면

주 관 절 신 전

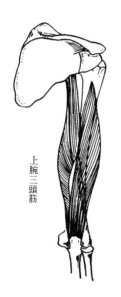

上腕三頭筋

運動範囲

145°～160°에서 0°

주 동 작 근

근	기 시	부 착
상완삼두근 *Tricep sbrachii* 신경 : 요골신경 　（제7·8경수）	장 두 : a. 견갑골관절아래粗面 외측두 : a. 상완골요골신경구 　에서 상부의 골간후면 내측두 : a. 상완골요골신경구 　에서 하부의골간 후면	a. 주두상면의 후부 b. 선유성연장부는 전완의 　심부근막에까지 이어져 　있다

288

고 관 절 굴 곡

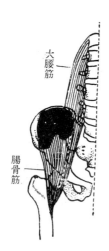

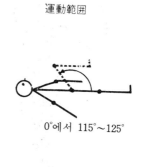

運動範圍

0°에서 115°~125°

주 동 작 근

근	기 시	부 착
대요근 *Psoas major* 신경 : (제2·3요수)	a. 전요추의 횡돌기 b. 최상부흉추와 전요추의 　추체의 외측면급 이것에 　상당하는 추간판	a. 대퇴소전자
장골근 *Iliacus* 신경 : 대퇴신경 　　(제2·3요수)	a. 장골와의 상2/3 b. 장골릉의 내진 c. 선골저부	a. 대요근건의 외측부 b. 소전자 바로아래의 　대퇴골 幹

고 관 절 신 전

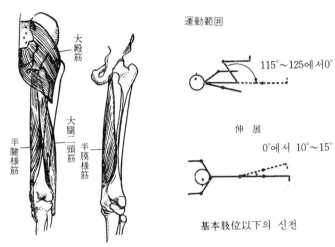

運動範圍

115°~125에서0°

伸 展

0°에서 10°~15°

基本肢位以下의 신전

주 동 작 근

근	기 시	부 착
대전근 *Gluteus maximus* 신경 : 하전신경(제5요 · 제1 · 2선수)	a. 후전근선과 이선에서 상·후의장골릉내진 b. 선골하부의 후면과 미골외측면 c. 선결절인대의후면	a. 대퇴근막의 장경인대 중 대전자 상의부분 b. 대전자와 대퇴골조선사이의 전근조면
반건양근 *Semitendinosus* 신경 : 좌골신경(경골신경) (제4·5요수, 제1·2·3선수)	a. 좌골결절의 하·내측 凹혼부	a. 경골 간근위단의 전내측면
반막양근 *Semimembranosus* 신경 : 좌골신경(경골신경) (제4·5요수, 제1·2·3선수)	a. 좌골결절의 상외측부	a. 경골내과의 후내측면의 오목한데 b. 대퇴골외과의 후면으로 선유성에 퍼진다
대퇴이두근 (장두) *Biceps Femoris(long head)* 신경 : 좌골신경(경골신경) (제4·5요수, 제1·2·3선수)	장 두 : a. 좌골결절의 하내측 凹혼부	a. 비골소두의 외측면 b. 경골외과로의 分枝 부착부

290

고 관 절 외 전

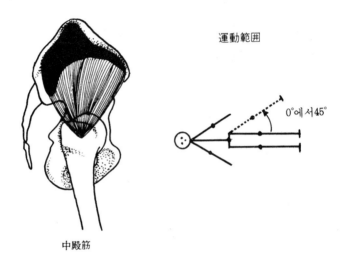

運動範圍

0°에서 45°

中殿筋

주 동 작 근

근	기　시	부　　착
중전근 *Gluteus medius* 신경 : 상전신경(제4·5요 수, 제1선수)	a. 上은 장골능과 후전근 선, 下는 전전근선의 사이 에 해당하는 장골외측면	a. 대퇴골대전자의 외측 면의 비스듬한 부분

슬 관 절 굴 절

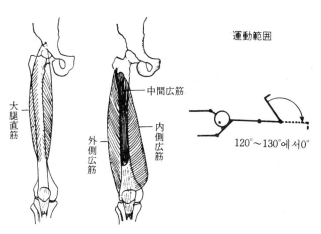

運動範囲

120°~130°에서0°

주 동 작 근

시(始)	부착(付着)	근기(筋起)
대퇴이두근(장두)*Biceps femoris (caput logum)* 신경 : 좌골신경(경골신경) (제4·5요수, 제1·2·3선수)	a. 좌골결절의 下·內측면의 오목한데	a. 비골소두외측면 b. 경골외과
대퇴이두근(단두)*Biceps femoris (caput breve)* 신경 : 좌골신경(총비골신경) (제4·5요수, 제1·2·3선수)	a. 대퇴골粗線外唇全長과 대퇴골의 외측과 상연의 가까이 위치한 부분	
반건양근*Semitendinosus* 신경 : 좌골신경(경골신경) (제4·5요수, 제1·2·3선수)	a. 좌골절의 下·內측면의 오목한데	a. 경골 간근위단의 前內측면
반막양근 *Semimembranosus* 신경 : 좌골신경(경골신경) (제4·5요수, 제1·2·3선수)	a. 좌골결절의 上·下측면의 오목한데	a. 경골내과후내측면 의 溝 b 부착근에서 선유가 대퇴골외과의 후면에 퍼진다

슬 관 절 신 전

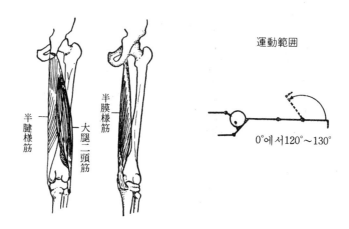

運動範圍

半腱樣筋　大腿二頭筋　半膜樣筋

0°에서 120°～130°

주 동 작 근

근	기 시	부 착
대퇴직근Rectus femoris 신경 : 대퇴신경 　(제2·3·4요수)	a. 하전장골극(直頭) b. 관골구연직상의 溝 　(反轉頭)	a. 슬개골상연
중간광근 Vastus intermedius 신경 : 대퇴신경 　(제2·3·4요수)	a. 대퇴골 간의 上2/3의 　전외측면	a. 대퇴사두근건의 심부를 　형성하여 슬개골 底部로
내측광근Vastus medialis 신경 : 대퇴신경 　(제2·3·4요수)	a. 전자내선의 下半分 b. 대퇴골조선내측진과 　내측과사연의 近位部	a. 슬개골의 내연과 대퇴 사두근퇴
외측광근Vastus lateralis 신경 : 대퇴신경 　(제2·3·4요수)	a. 전자간선의 상반분 b. 대전자의측급하연 c. 대퇴골조선외측진	a. 대퇴사두근건의 일부를 　형성하여 슬개골의 　외연으로

족 관 절 저 측 굴 곡

비복근및 넓적다리근

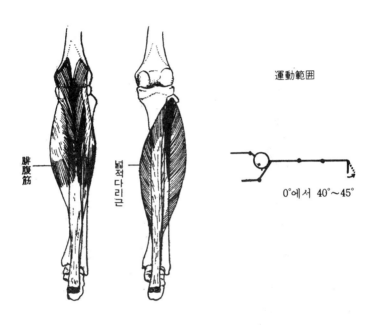

運動範圍

0°에서 40°~45°

주 동 작 근

근	기 시	부 착
비복근gastrocnemius 신경 : 경골신경 　（제1·2선수）	내측두 : a. 대퇴골내과상후부의 　오목한데와 그 근접 외측두 : a. 대퇴골상과측면의 오목한 데와 그직상의 대퇴골후면	a. 종골건(아킬레스건) 　이라하여 종골후면의 　중앙부에부착
넓적다리근 Soleus 신경 : 경골신경 　（제1·2선수）	a. 비골소두의 후면 b. 비골체후면의 상1/3 c. 슬와근선과 경골의 내 　측연의 中1/3의부분	a. 종골건(아킬레스건)

족배측굴곡과 내반

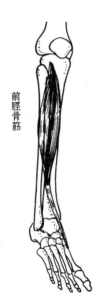

前脛骨筋

運動範圍

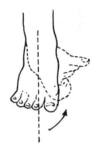

주 동 작 근

근	기 시	부 착
전경골근 *Tibialis annterior* 신경 : 심비골신경 　（제4·5요수, 제1 　선수）	a. 경골외과가 경골의 간 　전외측면의 근위측2/3 b. 골간막	a. 제1계상골의 內·下측 　면 b. 제1중족골底

第十 술자의 마음 가짐

(一) 맛사 - 지 · 지압법을 행하는 술자의 마음가짐

가정에서 손쉽게 하는 맛사 - 지나 지압법은 고로하고라도, 전문적인 맛사 - 지나 운동법을 할 때는 다음 사항을 충분히 인식하여 두지 않으면 안된다는 것을 명심하여 두어야 한다.

(一) 술자는 치료로서의 맛사 - 지를 할 즈음에는, 맛사 - 지나 운동법에 필요한 그의 임상응용의 지식과 능력을 갖추지 않으면 안된다. 인체구조의 대강의 뜻이나 기능의 짜임도 치료에 바로 활용할 수 있도록 살아 있는 지식으로서 몸에 익숙해지도록 할 필요가 있다.

(二) 술자는 몸이 건강하고 오랜 시간에 걸쳐서의 치료에도 견딜 수 있으며, 몸이 민첩하게 움직이고 운동능력도 발달 하여 정적자세(기립)와 동적자세(보행)도 정상이며, 특히 손가락은 가볍고 손재주가 능숙하지 않으면 안된다. 특히 과거의 정적인 임상기술(1대1의 개인 대상의 수동적인 맛사 - 지)에서, 요즈음에 동적인 임상기술(집단을 대상으로 하는 치료나, 치료체조 등의 지도기술 등, 술자의 활동규모가 커지게 되었다)의 주가 되어져 가는 현상으로는 그런 느낌을 강하게 한다. 거기에 가하여 병용하는 물리요법 등도 매우 폭이 넓어지게 되어 정교한 기계기구의 조작이 필요하게 되어졌다. 시대의 진보에 뒤지지 않기 위해서의 「건강 만들기」「체력 만들기」는 병자들끼리나 술자도 요구 되는 조건이다.

(三) 맛사 - 지는 반드시 피부위에서 직접 행한다. 부득이 할 때는 엷은 내의 위에서 행하여도 상관은 없다. 그 때문에 손톱은 짧게 언제나 둥글게 깎아 두어야 한다.

(四) 맛사-지나, 지압법은 이 때문에 외부에서 전염병독을 전염시키는 것은 적다고는 하지마는, 술자는 언제나 청결을 으뜸으로 하여 적당하게 경쾌하고 스포티-한 흰 까운을 입고, 술자의 손가락이나 치료하는 상대의 시술하는 곳은 소독약으로 소독할 용의와 실행이 필요하다. 소독약에도 여러가지 있지마는 가장 널리 이용되고 있는 것은 0.1%의 승말수, 3%의 리졸-수, 함수 알콜-등으로 처음 비누와 따뜻한 물로 씻은 뒤 이러한 소독약으로 소독하면 좋다.

(五) 맛사-지에는 건성법과 습성법이 있다. 건성법이란 마른 손으로 달크(활석말)와 같은 활제를 뿌려서 하는 방법으로 피부를 강하게 자극하여 충혈을 일으키고, 혹은 반사적·온도적인 효과를 기대하는 경우에 한다. 우리나라에서는 특수한 치료 목적 이외는 많이 이 방법에 따르고 있다.

이에 대해 습성법이란 지방이나 와제린, 파라핀 용제 등 기타 여러가지 습성 활제를 발라서 행하는 것으로서, 몸의 깊은 부위에 맛사-지의 효과를 미치게 할 때, 또는 피부의 자극이나 손상을 방지할 경우에 행한다. 구미 특히 유-럽의 로-마·맛사-지는 이 습성이다. 최근에 행하고 있는 결합직 맛사-지는 피부반사를 행하기 위해 달크를 이용하지 않는 건성법에 의하고 있다.

(六) 병자(맛사-지를 받는 사람)에게는 언제나 가장 편한 체위를 취하게 하여 술자도 치료에 가장 상태가 좋은 위치를 취해 폭력이 되지 않게 주의한다. 만일 지나치게 잘못 거칠게 하게 되면 상대에 불유리한 느낌을 주어 맛사-지의 효과가 줄어 들게 된다.

(七) 치료할 부분의 근육은 충분히 편안한 자세를 취할 필요가 있다. 또 혈의 순환이나 임파의 환류를 방해 할 것 같은, 허리띠, 끈, 반도, 칼라-의 류는 반드시 벗기고 행한다.

(八) 다모부(多毛部)를 치료할 때는 이것을 깎고 적당량의 기름을 써서 시술한다. 그렇게 하지 않으면 모랑염을 일으켜서 시술을 계속할 수가 없게 된다.

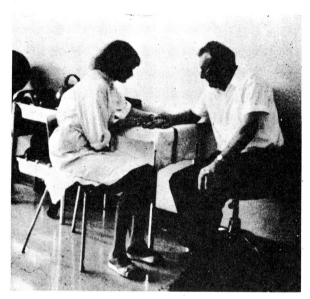

서독 츗츠트 칼트의 카톨릭 센터 병원에서 맛사-지의 임상

（九） 시술 시간은 이것을 행하는 몸의 부분이나 병의 종류도 같지는 않지만 대체로 일국소에 5～15분 정도 행하고, 전신 맛사-지라도 한 시간을 넘지 않는다는 것이다. 지나치게 긴 시간은 오히려 병자를 피로하게 하여 효과가 없어진다.

시술 회수는 보통 1일1회이지마는 경우에 따라서는 1주에 2～3회 행하는 수도 있다.

（十） 맛사-지나 지압을 할 즈음에는 함부로 행하는 것이 아니고, 그의 적부를 결정하며 아무리 적응증이더라도 병자의 상태에 따라서 시술해야 할 시기나 시간, 힘의 정도 등을 가감하지 않으면 안된다.

지압법에 대해서는 특히 눌리는 정도에 세심한 신경을 써야 할 필요성이 있다.

（二） 맛사-지·지압법의 금기

맛사-지·지압법을 절대로 해서는 안될 경우와 그때의 조건에 따라서는 행해도 좋지마는 대체로 해서는 안될 경우가 있다.

절대로 해서는 안되는 경우(절대금기)는, 모든 열성병으로 병자가 안정을 요해야할 경우, 화농성, 괴양성의 병변이 있는 부분, 모든 전염성인 병, 정맥현전이나 동맥류, 정맥류 등, 기타 유독한 삼출물이 고여 있는 곳은 금기이다. 이와같은 병으로서는 맛사 - 지나 지압에 의해 오히려 병소를 퍼지게 하든지, 순환계를 도와 병원균 등을 전파하든지 할 위험이 있다.

기타, 폐장, 전장 등의 무거운 병, 악성 종양(암이나 육종), 새로운 매독, 결핵성의 모든 병 등은 금기이다.

조건에 따라서는 하여도 좋지마는 일단은 피하는 편이 좋을(상대금기)경우는 고도의 동맥경화증, 그기에서 일어나는 현저한 고혈압(300 미리 이상), 혈우병, 새로운 출혈병소, 골절탈고 등의 직후, 기타 맛사 - 지나 지압법은 피부의 손상, 화상, 화농, 괴양, 발진 등에 대해서는 행해서는 안된다.

第十一 맛사 - 지 · 지압의 임상응용(其一)
동양의학의 입장에서

(一) 보건의학으로서의 동양의학

의학이란 서양에서 발달한 의학과, 동양에서 발달한 의학이 있다.

서양의학은 오늘날 한창 꽃이 피어 현대의학이라고 말하여 새로운 여러가지 약물요법이나, 물리적 에네루기 - 를 이용하는 물리요법이 보건, 예방, 진료, 물리요법실 등 넓은 분야에서 활용되고 있다. 한편 동양의학은 차원을 달리하여 1800년 말기까지는 우리나라 의학의 주류였지만 오늘날은 의학이 별도를 걷는 요법으로 되어져 있다. 그 커다란 이유는 여러가지의 병원체가 병의 원인이 되어 일어나는 급성인 염증성의 병(腰, 痛, 熱, 기능장해등)에는 효과가 기대되지 않는다는 것, 개개 한사람 한사람의 치료로서는 특색이 있지마는, 공공성, 대중성에는 미흡하다는 등등, 현대의학의 치료효과에 비해 많은 손색이 있다는 점이다. 그러나 확실히 많는 손색이나 결점은 있어도 보건·예방의 면이나, 개개 한사람 한사람의 병자의 체력이나 체질, 병으로의 저항력 등을 고려하여, 점진적으로 병자의 고통과 근심하는 증상을 제거하는 점으로는 많은 장점이 있다.

그런데 서양의학에 약물요법과 물리요법의 두가지가 있는 것처럼, 동양의학(한방의학)에도 약물요법과 물리요법이 있으며, 물리요법에는, 침구, 안교도인법이 포함되어 있다. 흔히 「한법」이라고 할때는 이 약물과 물리요법을 종합하여 넓은 의미로 쓰여지며, 「한방」이라고 할 때는 주로 「탕액」에 의한 약물요법을 말한다.

우리나라의 한방은 중국에서 건너와 오랜 동안의 선각자들의 노력으로 독특한 임상체험과 치료효과에 정착되어 졌다.

한방의 약물요법은 중국의 양자강 유역이나 그보다 남쪽 지방에서 토지도 기름져 초목도 무성하게 자라나는 지방에서 일어나(양자강 남방쪽 의학) 물리요법인 침구, 안마도인법은 황하유역에서 토지도 메마르고 돌이나 쑥 따위의 정도만 무성하지 않는 지역에서 경험적으로 일어나 발전되었다고 한다(황하, 북방권 의학).

한방이 우리나라에 건너 온 것은 서기 400년경 불교의 전래에서 11년 늦게 물리요법인 침구요법이 한방보다 먼저 들어왔다. 당시의 조선 기술이나 항해술이 발달되지 않았을 때 대륙을 거쳐 우리나라에 들어오기 까지에는 상당히 긴 일수가 걸려 주로 초, 근, 목피를 재료로한 한약은 바다 위에서 썩어버려 가지고 올 수도 없었다는 설도 있다. 상상하기에 이해 할 수 있는 설이다.

그런데 세상에서는 한방약이라고 하면 담장이 넝쿨과 같은 따위라고만 알고 있는 사람이 많다. 요즈음에는 어느 약국에서도 시판 되고 있는 「대중보건약」이라고 하는 무리가 있는 것과 같이 그 대부분은 민간약이다. 원래의 한방치료라는 것은, 전문의사의 진단에 의해 지시된 처방에 의해 조제된 한약을 복용하면서 양생하여, 병의 경과에 따라 의사의 재진을 받아서 처방이 변해 가는 것이 정상인 것이다.

서양의학에서도 의사의 진단에 의해 먼저 병명이 결정된다. 그것에 따라서 지시처방된 약제는, 그 환자의 병이나 증상에 잘 적합한다. 대중보건약은 부작용도 적지 만은, 그 방면에 효과도 현저하지 않는 점은 여러사람이 경험한 그대로이다. 특히 최근의 눈부신 임상 의학의 진보는 병을 진단하고, 무슨 병인가를 단정하는 방법이 실로 정밀하게 되었다. 물리적인 검사나 화학적인 검사를 종합하여, 병자의 몸 속의 병에 관계가 있는 모든 조직이나 체액을 조사하여 이것을 병자의 수소와 생각을 맞추어 진단하고 그 결과에 지시와 처방이 결정된다.

실로 과학적이고 합리적인 진단이 행해진다. 이 점에서는 한방진단이 주로 맥진을 중심으로 행하여, 흔히 밖으로 나타난 증상이나 소견을 논거로 지시 처방되는 점과 비교하여 「경험적인 치료」라고 할 수 있는 까닭이기도 하다.

그런데 한법의 물리요법 중에 안교도인법이란 것은, 이미 상술한 것처럼 「안」은 안마하는 뜻 「교」란 팔 다리를 크게 움직인다는 뜻, 즉 운동법이며, 오늘날 말하는 치료체조의 선구를 이루는 것이다. 「도인」이란 몸 속에 자연계의 대기를 끌어 들이는 법으로서 이것에 대해서 한방의 고전에서는 「五禽의 術」이라 하여 범, 곰, 사슴, 원숭이, 새 따위의 부류가 땅 위를 달리고, 공중을 날 때 처럼 두손을 상하로 올리고, 내리며, 벌려 흉금을 벌려 충분히 깊게 호흡하는 방법의 여러가지가 도해되어 있다. 오늘날의 리히피리 테이션 의학은 폐기능 요법의 선구라고 할 수 있을 것이다. 항간에서 치료체조라고 하여 폐기능 요법이라고 하면, 현대의학에서 말하는 「운동학」에 논거를 둔 근대적인 기능 훈련의 일과처럼 생각하여, 동양의학 전통치료를 가볍게 생각하는 사람이 있으나 이 것은 큰 잘못이다. 「동서양을 묻지 않고, "도수(徒手)"에서 시작한 치료법의 발상에는 아무리 생각하여도, 그렇게 커다란 틀림이 있을 까닭이 없다」라고 하는 것이 여태까지 나의 지론인 것이다. 물론 그 배경이 될 수 있는 동양과 서양이라는 지리적, 인종적, 민족적인 사상이나 종교적인 차이에서 일어나는 틀림은 자연히 나타날것이 겠지만

그런데 안마의 「안」은 「눌리는 것」 「마」는 「쓰담듬는 것」으로서 별명을 「억안조마(抑按調摩)의 술」라고도 하였다. 눌리는 것으로 인해 기능항진을 억제하고, 쓰다듬으로 인해 기능의 조화를 도모한다. 즉 안마란 동양의학의 전통치료의 방법을 보여주고 있으며, 한방의 고전에도 「침구와 안마는 밖을 공(攻)하고, 탕액은 - 한약 - 은 속을 공하므로써 병을 마(痲)하게 함」라는 명언이 기술되어 있다. 침구와 안교도인법은 몸의 표면에서 표리가 일체되어 병을 치료하여 건강을 증진

하는 것이 한법 본래의 바람직한 방법이다. 몸의 표면(표위)에서 치료할려고 하는 안교도인술(현대적으로 말을 비꾸어 말하면, 동양적인 맛사-지, 지압법, 치료체조 등)은 그 치료에 있어서 먼저 병자의 몸의 표면, 즉 피부나 피하조직(흔히 말하는 결합직), 근육조직 등을 대상으로 관찰하여, 검사하고, 병자의 수소와 종합하여, 어디를 어떻게 안하고 마하여 운동법을 행할 것인가를 처방하여 치료하는 것이다.

기능의 비뚤어짐을 고친다

원래 한법의 목표는「생체의 기능의 비뚤어짐」을 조정하는 것이므로, 보건과 장수의 의학이기도 하다. 인간은 자연환경 속에서 생활하고 있으므로, 한, 서, 습기, 봄·여름·가을·겨울의 변동, 비, 바람, 태풍 등의 기후의 변동, 기상의 움직임 등을 끊임없이 몸의 밖에서부터 받아, 피부를 미끼로 하여 몸속의 신경계나 운동계, 내장 등의 기능이 제대로 그때 그때의 상황에 응하여 건강을 보존하고 있다. 동시에 또 인간은 사회생활이라는 엄격한 대인 관계속에서 생계를 영위하고 있다. 그 때문에 정신적, 정서적인 동요도 크다.「기쁨, 슬픔, 성냄, 근심, 사고, 놀람, 두려움」이러한 일곱가지 정서의 허트러짐은「칠정(七情)의 난(亂)」이라고 하여 한법에서는 병의 내인(內因)으로 가장 중요시된다. 이 밖에「부내외인(不內外因)」이라 하여 음식과 섭생의 부조도 들 수 있으나, 무어라 해도 그 주된 병인은 그 기후, 기상의 변동이라는 병의 원인과, 정신·정서장해가 내적인 원이이 되어, 내장이나 여러가지 조직에 일어나는 기능의 비뚤어짐, 그 때문에 나타나는 여러가지 병상이다. 이 천차만별의 증상 속에 일련의 관계가 있는 증상끼리 묶어 치료에 직결한 처방결정의 목표로 하는 것이 동양의학-한방치료-독특한「증(証)」이라는 개념이며, 이「증」이 결정되면 치료가 저절로 결정되는 것이며, 현대의학(서양의학)이 진단→병명결정→처방이라는 단계를 쫓는데 비해,「치료를 위해서의 증상군」을 결정하는 것이 한법진단이다 라고 하는 곳에 커다란 틀림이 있다.

동서의 두 의학은「의학의 이상」인「병고의 제거」라는 점에서는 완전히 일치하지마는, 방법론적으로 말하면 차원이 달라진다고 할 수 있는 까닭은 이 점에 있다.

그러면 「기능의 비뚤어짐」을 대상으로 하는 한법은 기능항진이 지나칠 때는 「실증(實証)」으로서 이것을 가라 앉히는 치료(瀉法)를 처방하여, 기능이 쇠퇴되어 있는 때는 「허증(虛証)」으로서 기능부족을 돕는 (補法) 치료를 하는 것이다. 즉 실증에 사법, 허증에는 보법을 치료의 원칙으로 하여 생체기능의 과보족이 없는 항상성을 보존되도록 힘쓰는 것으로서 「음양 이기(二氣)의 조화를 보전하는 의학」인 것이다.

치료상의 특색은 개개 한사람 한사람의 병자의 몸 전체에 대해 종합적으로 조사한다. 시찰하고, 문진하고, 촉진하여 병자의 체질이나 체력의 강약, 다시 병에 대한 저항력의 유무 등을 조사하여 병자의 수소와 의사나 술자의 소견을 종합하여 치료에 결부될 「증」을 결정하여 치료하는 것이다. 이 경우 약물요법으로서의 한약 치료의 증과, 물리요법인 안교도인 침구의 증과는 자연히 틀리게 마련이다.

예컨대, 병자의 목줄기에서, 어깨 등이 응어리져 뻣뻣하여 근육이나 마디마디가 痛하며, 한기가 들며, 열이 있는 등의 수소가 있고, 소견상으로는 손목의 맥이 빠르고, 잘 통하는 계지탕의 증, 맥에 힘이 있으면 마황탕의 증, 갈근탕의 증으로써 한약의 처방을 결정한다. 여기에 든증의 한약도 계지탕이라 하지 마는 계지 뿐이 아니고, 처방의 주제가 계지이니, 몇 종류의 한약이 조합(調合)되는 것이다. 즉 단미 (單味)가 아니고 병미(倂味)의 처방에 의해 각각 개개의 병자의 병정 (병의 상태)에 응한 치료가 확정되는 것이다. 그러므로 한약의 원료인 생약만을 단미로 분석하여도 아무런 약효성분이 없으므로 처방된 한약으로는 병미에 의한 복합적 약효를 나타내므로써, 그의 처방결정이 한방치료의 효과를 좌우하는 요가 된다.

동양의학의 체계는 임상이 주체이고 기초는 종이다. 극단으로 말하면 「증」결정의 지식과 체험마져 풍부하다면 치료효과는 확실하다.기초적인 이론도 임상을 위해서의 하나의 방편이라고 조차 할 수 있다. 동양의학에서 말하는 기초이론과 인체구조론에 .의하면, 오장육부(구체적으로 말하면 육장육부)의 기능 항상성이 보전되어 있으면, 인간은 건강하다고 하며, 이 오장육부의 부조가 병이라고 한다. 이 오장육부의 기능의 항상성을 보전하기 위해서 각각의 장부에 배당된 에네루기 - 의 순환계통이 있으며 몸의 표면에서 장부로 돌고 있는 것이 소위 경락·경혈계라는 것은 이미 설명하였다. 즉 장부경락론을 논거로 하는 것이 동양의학의 물리요법인 것이다. 그러나 현재, 이 장부 경락론은 삼천년 전에 중국 북방권 의학으로서 일어난 당시의 이론을 그대로 많은 전문가가 모두 믿고 치료하고 있다는 뜻은 아니다. 장부경락론을 현대적으로 해석하여, 각각 독자적인 임상 체험의 효과와 생각을 합해서 임상에 활용하고 있다는 것이 실상일 것이다. 예컨대,

현기증이 나서 목 뿌리가 痛한다. 기침이 나고 가슴이 답답하다. 입이 마르고 동계하여 상완에서 팔꿈치, 전완의 손바닥 쪽의 모지쪽을 따라 痛하여 저린다. 맥진상으로는, 바른쪽 손목의 맥인 곳을 강하게 눌리면, 강하게 밀어 올리는 것 같은 맥이 친다(우, 촌구, 沈하여 폐를 살핌).

가슴 양쪽 즉 베낭의 맬빵 끈에 해당하는 곳에 눌리면 아픔이 응어리져 올라, 등의 세번째 흉추의 양쪽에도 눌리면 痛하든지 응어리 지기도 한다.

이와같은 증상이 있고 소견이 있으면 「폐실증이라고 하여, 폐장에 돌고 있는 에네루기 - 순환계로서, 임상의 의의를 가진 폐 및 폐경을 대상으로 치료한다. 이 경우 폐경이라는 경락 전체를 눌러 쓰다듬는 수도 있으나, 대부분은 이 경락상에서 특히 에네루기 - 가 맞히기 쉬운 곳으로서의 경혈을 주된 대상으로 하여 이곳을 치료한다. 이것이 억안조마, 침구치료의 원칙인 것이다. 그리하여 실증에는 침(針)으로 자극하든지, 수지로 눌린다(사법). 허중으로는 구(灸)로 자극 하든지, 수지로 문지른다.

(注) 실제로는, 실증이나 허증에도 침·구의 자극량을 가감하여 자유롭게 치료하여 효과가 있다. 경찰법, 지압법도 또 자유롭게 눌리는 정도의 조절로 자극량이 가감 되므로서 원칙대로 할 필요는 없다.

신비스러운 효과를 기대하지 말라

그러면 한법은 현대의학으로 치료효과가 나타나지 않는, 또 효과가 인정되지 않는 병에 모두 듣는가 하면 그렇지는 않다. 처음에 설명한 것처럼 한법치료는 「공공성」에 결여된 개인대상의 의료로서 암이나 육종이라고 하는 것과 같은 악성인 종양이나, 장티프스, 이질, 콜레라, 중증인 폐결핵이나 매독, 기타 전염성인 피부병 등, 즉 병원균을 알고 있고 발병한 것 같은 고혈급성인 전염병에는 효과를 기대할 수 없다. 또 뇌혈관 장해(뇌 속의 출혈이나 뇌속의 동맥경화에서 오는 혈관의 막힘이나 뇌경화 등)에서 일어나는 증상은 경감시킬 수는 있어도, 직접장해를 고친다는 것은 무리한 일이다. 한법에 신비스러운 효과를 기대한다는 것은 잘못이다.

그러면 어떤 병에 치료효과가 있는 것인가, 그것은 오늘날 기상병이라고 하는, 「냉」「몸이 달아 오른데」「痛」「저림」 등의 수소의 병정이나, 정신 정서 장해를 주원인으로 하는 병(신경증, 심신증, 자율신경실조증 등)이라고 진단된 두통, 두중, 현기, 이명, 어깨의 응어리, 변비, 몸의 나른함, 수족냉, 불면, 한기나 냉에서 일어나는 신경통이나 근육통, 중년이후에 많은 등뼈의 변형(원배, 추간반응 등)에서 일어나는 목에서 어깨, 팔, 손가락에 걸쳐서의 痛이나 저림, 요통,` 섰다가 앉았다가, 계단에 오를때 일어나는 무릎의 痛 등에는 듣는다.

즉, 내장에 모양상으로 변화가 있고(병과의 형태변화), 기능의 비뚤어짐이 생긴 병보다, 형의 변화가 없는것 혹은 극히 경미하지만 기능적으로 비뚤어짐이 큰 것같은 병은 동양의학 – 한법치료의 적응증인 것이다.

그러면 이와같이 설명하였다면 현실면에서의 맛사 - 지(여기서는 억안조마술을 말함), 지압법을 동양의학의 임상의 입장에서 어떻게 임상에 응용할 것인가 라는 명제와 맞추게 되는가, 그 전제로서 중국의 전통의학으로서의 「장부경락근」을 어떻게 현대화 하여 임상에 활용할 것인가, 사견을 들어 해설하기로 한다.

(二) 경락, 경혈론의 현대적인 해설

—— 동양의학의 체계(경락이나 경혈)을 현대적으로 어떻게 해석할 수 있을까

이 현상에 대해서는, 현재 여러가지의 견해가 있으며 여러가지의 해설이 제창되어 있다. 현대의학에 있어서 「신경반사, 특히 내장과 체벽을 맺는 반사계」라고 해석하는 설도 있으며, 또, 장부의 에네루기 - 순환계로서의 고전에서 말하는 임상의식을 인정하고, 현대의학에서 말하는 신경계나 순환계와의 다른 체액통로계라고도 하는 설도 있다. 또 경락경혈계의 조직상을 확인하여 실증하였다는 본항 학설 등 여러가지 설이 있다.

이런 것의 해설이나 여러가지 설에 대해서는 다른 서적에 상세하게 해설되어 있으며, 여기서 하나하나를 상세하게 소개하는 것이 이 책의 취지가 아니므로 이에 관심의 뜻을 가진 사람은 각각의 전문서적을 읽어 줄 것을 바라며 맛사 - 지(억안조마의 술로서), 지압법을 동양의학의 임상의 입장에서 임상에 응용하기 위해서의 경락경혈의 의의를 「신경반사」라는 현대의학적인 논거 위에 설명하여, 그 응용에 대해 기록하여 보기로 한다. 물론 여기에 설명하는 현대적 해석이나 임상에의 응용은 현재, 이 분야에서 제창되는 여러가지의 견해나 해

석 가운데 내 나름대로 가장 타당한 설이라고 생각되는 것을 요약하여 사견을 덧붙여 설명하는 것으로, 이 해석이나 응용이 가장 훌륭한 방법이라고는 생각하지 않는다. 다만 이 해설에 의해 임상에 응용하여 나의 연구실의 임상 외래에서는 충분한 치료효과를 거두고 있다는 것을 강조하여 둔다.

〔1〕 내장 – 체표반사

내장이나 기타의 조직에 이상이 있을 경우에, 그 이상이 신경적으로 연관성이 있는 피부나 근육에 반사되어 그기에 여러가지의 변화가 일어난다. 이것은 내장이나 기타의 조직에 돌고 있는 지각신경에서 인발스(충격)가 구심성에 중추로 전해져 반사증상으로 나타나므로, 그 중에서 특히 피부나 근육층, 소위 체표에 나타나는 증상의 무리를 「내장 – 체표반사」라고 부르고 있다. 그리하여 그 반사증상군에는 내장 – 지각반사, 내장 – 운동반사, 내장 – 자율반사 등에서 일어나는 것이 종합되어 일어난다.

내장 – 지각반사란, 내장에서 이상자극이 척수에 들어오면 반사중추와 같은 각각의 척수의 높이에 대응하는 피부의 영역이 과민하게 되어, 보통이면 痛이 되지 않을 정도의 피부자극이라도 그 부위에 痛이나 저림이 일어나는 현상으로, 특히 지각신경이 잘 발달되어 있는 피부나 피하결합직 또는 얕은 근육층에 나타난다.

내장 – 운동반사란, 내장에서의 지각선의 인팔스가 대응하는 체벽의 근육군에 운동성의 변화로서, 근육의 점상(点狀), 괴상(塊狀), 일정하게 퍼진 긴장, 수축, 강직 등을 일으킨다. 소위 「응어리」 형상으로 내장에 이상이 있는 것으로 인해, 바깥으로 부터의 자극을 받으려고 하는 근육의 방위반응의 하나의 나타남이기도 하다. 이 증상은 내장에서의 이상자극이 지나치게 강하면, 넓고 커다랗게 퍼지는 기장이 되어 점상이나 괴상으로 나타나지 않는다.

내장 – 자율계 반사는, 피부에 있는 한선, 피지선, 입모근, 피부의 혈관계 등에 나타나는 반사증상으로, 한선반사는 「땀」으로서, 입모근 반

308

사는「소름」으로서, 피지선반사는「기름」으로서, 피부의 혈관계 반사는 피부의「냉」「달아오름」이 되어 나타난다. 이 가운데 피부선 반사는, 양도락, 양도점 이론의 논거로 되어 있으며, 피부 - 혈관반사는 피전점(皮電点) 이론의 논거로 되어 있다.

〔2〕내장 - 내장반사

하나의 내장에서 다른 내장으로 반사할 경우로, 예를 들면 위 - 결장반사, 대동맥반사, 경동맥반사, 토반사 등이 있다.

〔3〕체표 - 내장반사

일정한 체표 또는 체벽을 자극하면, 거기서 부터의 자극이 척수로 전해져 척수로 같은 높이의 신경 지배를 받는 내장에 반사한다. 이때 내장에 나타나는 현상은 (A)운동성(연동, 수축 등), (B)지각성(침해지각의 항진 등), (C)분비성(분비 기능등), (D)대사성, 혈관 운동성(소동맥의 연축 등) 등이다.

피부에 여러가지의 자극을 가하여 내장기능의 이상을 조정할려는 동양의학 임상의 효과를 갖게하는 기능은, 이 체표와 채벽 - 내장반사에 의한 것이 그 대부분이라 하여도 지나친 말은 아닐 것이다.

이러한 반사증상속에 내장 - 지각반사는 척수성 텔마톰 - (피부절)의 영역에 일치되어 나타나고, 내장 - 운동반사는 미오톰 - (근절)의 영역에, 내장 - 자율계 반사는 교감성 텔마톰 - (피부절)의 영역에 일치되어 나타난다.

제1도(309~310항)는, 척수신경의 피부절을 나타낸 것으로서, 피부신경이 지배하는 피부의 영역에는 이와같은 하나의 깨끗한 관계가 보인다. 이 일은 상지를 앞 다리, 하지를 뒷다리로 하여, 기는 것처럼 하면 특히 잘 알 수 있다. 이 일로써 두 다리로 일어선 인간도 그 선조는 네 다리로 보행하고 있었다는 것이 알려져, 다시 하등동물에서 볼 수 있는 체절의 관계가 여기에 남아 있다는 것을 알게 된다. 실제로는 척수의 지배하는 영역은 복잡하여 피부절은 쌓여짐을 나타내 1도처럼 확실하게 된 절상은 나타나지 않는다.

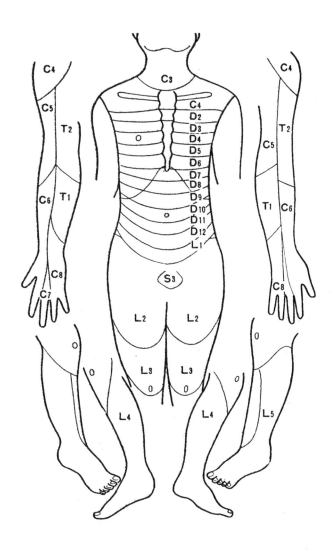

제1도(a) 척수성 텔마롬 - (전면)

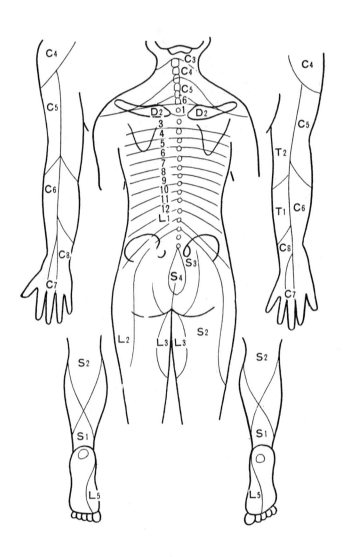

제1도(b) 척수성 텔마롬 - (후면)

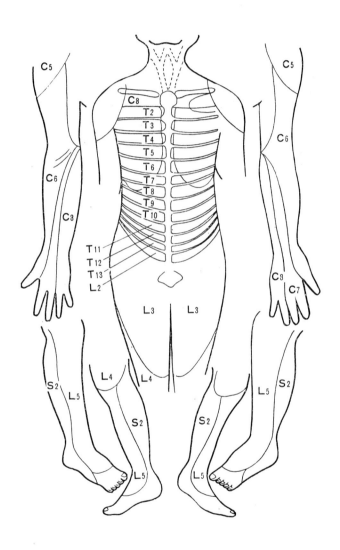

제2도(a) 근절 (미오톰) (전면

312

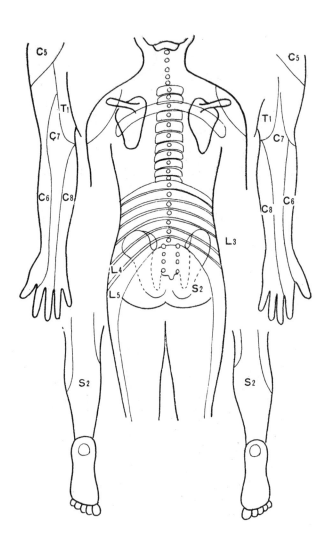

제2도(b) 근절 (미오톰) (후면)

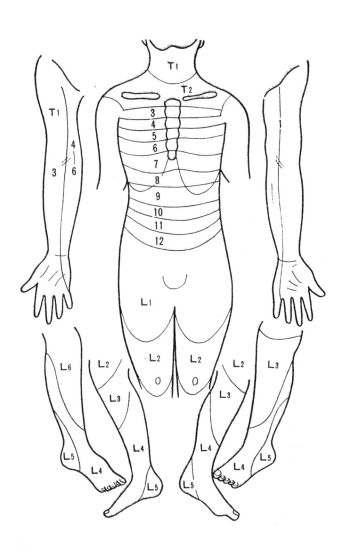

제3도(a) 교감성 텔마롬 - (전면)

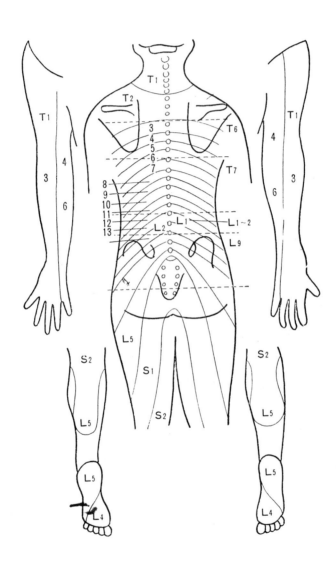

제3도(b) 교감성 텔마톰 - (후면)

제2도는(311~312항)은 미오톰 - (근절)을 나타내었다. 피부와 같은 모양의 것이 근은 신경지배에 대해서도 생각되어 이것을 근절이라 하지마는, 근육으로는 같은 높이의 척수에서 나와 체간이나, 상지 · 하지로 가는 신경도 같은 목적으로 일하는 선유가 모여 하나의 근육을 만들기 위해서 근육이 교착되어 있으며, 대부분의 근육은 아래 위로 넓다랗게 퍼진 척수의 높이에서 운동신경 선유를 받고 있다.

다만 근육이나 건, 관절 등의 심부감각(深部感覺)과 관계 있는 지각신경 선유는 운동신경 선유와 하나의 신경 묶음을 만들어 走하면서 근육으로 돌고 있다. 이 일은 근육의 응어리는, 심부감각으로서의 압통을 동반한다는 것을 이서(裏書) 하고 있다. 압통이 경결(硬結)을 동반한다는 것은 관계자가 평소 임상에서 자주 체험하는 것이다. 이와같은 이유에서 그 그림으로는 근절을 확실하게 나타내지 못하는 부분이 있다. 특히 견갑부, 광배근부, 측흉부로는 근절 구분이 분명하지 않다. 그러나 압통을 동반하는 「응어리」현상이 나타나기 쉬운 체벽은 대강 이해 할 수 있을 것이다.

제3도(313~314항)은 교감성 텔마톰 - 을 나타내었다. 교감신경계는 척수의 높이, 제1 흉수에서 제2 요수 사이의 범위로는 교감신경의 중추인 신경절과 척수와의 관계가 1대 1이다. 따라서 체간부의 피부절은 척수성의 피부와 대체로 일치하지마는 목과 상지와 하지로서는 해부적인 관계에서 달라지게 된다. 이 그림의 상지의 모지측을 제1 흉수에서 제3 흉수까지의 영역, 척골측을 제4 흉수에서 제6 흉수까지의 영역이라 정하고, 하지의 피부절은 리히타 - (Richter)학파의 방법에 의해 그림에 나타낸 것이다.

(三) 경락 · 경혈의 임상응용

　　—— 맛사 - 지 지압의 치료방식으로서 경락 · 경혈을 어떻게 활용할 것인가 .

고전에서 기술하고 있는 경락 · 경혈의 임상 의의에 대해서는 몇번이나 서술했다. 그래서 여기서는 현대의학적인 관점에서 알아 보기로 하자.

옛날 중국의 의학자가 체험에 바탕을 두고, 인체에 퍼져 돌고 있는 경락은 내장의 여러 장기에서 일어나 몸의 내부, 혹은 표면을 走해, 손발 또는 얼굴로 가며, 손발 또는 얼굴에서 내장으로 가는 정경(正徑) 十二, 기경 팔(이가운데 몸의 앞 뒤 정중을 走하는 二徑을 가하여 十四徑이라 한다)로, 이 경락의 경과중에 소위 경혈이 있다. 경혈은 각 근육의 사이, 관절의 오목한데는 피부의 신경이 근육속에서 나타나 피하로 나오는 곳이나, 근·신경의 간부, 피부의 주름사이 등, 특히 인체 구조상으로 보아 물리적으로도 약점이라고 생각되는 곳에 있다. 이 경혈의 이상은 그 부위의 촉찰, 지압에 의해 특수한 변화로서 얻어지게 된다. 痛, 저림, 압통, 응어리, 냉, 화끈하게 오름, 좀, 구진(작은 피부진), 색소심착(주근깨), 전기특성(전기저항의 변화나 경혈부위 이외의 피부와의 전위차의 틀림) 등이 나타난다.

그러면, 이와같이 특수한 변화군을 내장-체표반사의 관점에서 정리하여 보면, 「痛」「저림」은 내장-지각반사의 나타남이며, 압통을 동반하는 「응어리」는 내장-운동반사의 증상이다. 「냉」「달아오름」은 피부혈관 반사, 「좀」「색소침착」「전기특성」등의 소견은 내장-자율계반사의 하나의 단면을 피부로 보고 있는 것이라고 생각된다. 모든 경혈부위로 이 같은 특수한 변화가 쌓여서 종합관찰할 수 있는 것이라고는 생각 할 수 만은 없다. 경혈이란「인체 구조상의 물리적인 기구상에서 보아 약점에 있고, 내장-체표반사의 모든 모양 가운데, 어느 것인가 하나 또는 두 세개의 강한 나타남이 분명하게 인정되는 장소」라고 할 수 있을 것이다. 다만, 일련의 내장-체표반사증상군은 인체를 대상(帶狀), 윤상(輪狀), 절상(節狀)으로 가로로 이어져 가는 피부절(텔마톰-)이나 근절(미오톰)에 나타나지 마는, 경혈현상은 인체를 세로로 이어주는 반사계(경로)상에 나타난다고 하는 특징이 있다. 이 일은 서양에서 발달한 동양의학의 발생·발전한 지리적인 조건,

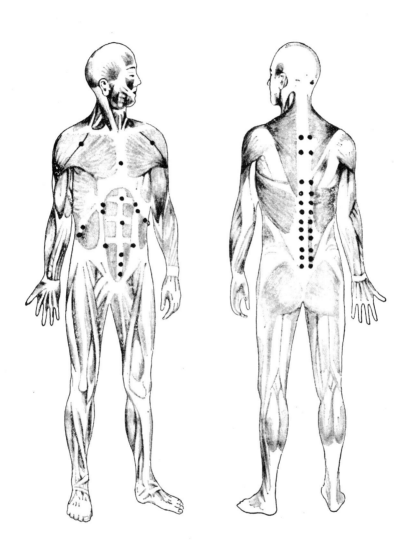

제4도 전신의 근육계에서 본 유혈・모혈계

318

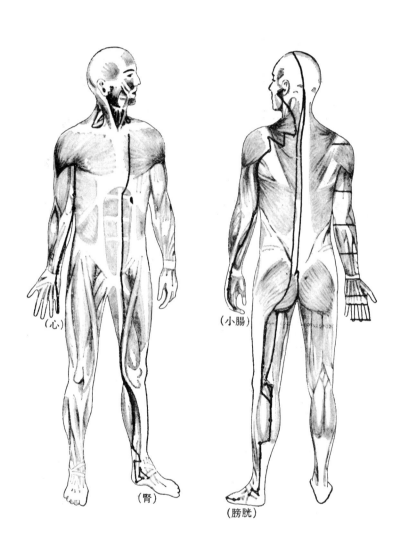

(心)　(小腸)

(腎)　(膀胱)

제5도(a) 전신의 근육계에서 본 경락계(1)

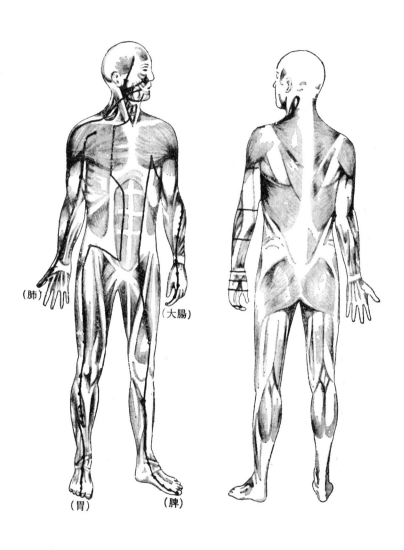

(肺)

(大腸)

(胃)　　　(脾)

제5도(b) 전신의 근육계에서 본 경락계(2)

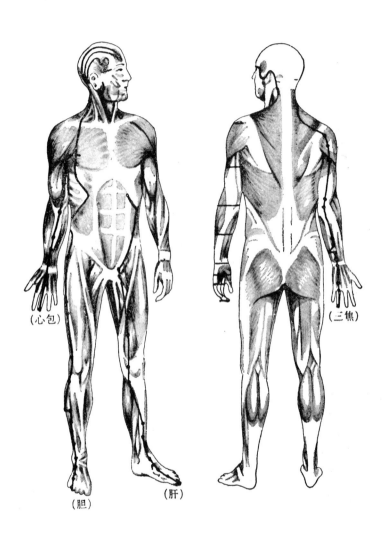

(心包)　　　　　　　　　　　　　　　　　(三焦)

(胆)　　　　　(肝)

제5도(c) 전신의 근육계에서 본 경락계(3)

동양인과 서양인과의 사상이나 종교적 차이가 크게 영향하고 있다. 동양인의 사고형식은 세로를 중시한다. 이것은「조상과 자손」「군과 신」「부와 자」, 소위 충효 일본의 유교적인 사상과 관계가 없는 것은 아니며, 그리고 문자도 세로로 쓰고 의학에 있어서 내장－체표반사의 반응계가 경락계이지만 불가사의 한 일은 아닌듯 싶다. 이것에 대해, 서양인의 사상형식이 언제나 가로를 중심으로 하여 오늘에 이르고 있는 사실과 생각을 맞추면 흥미가 깊다. 문자는 가로 쓰기, 인륜도덕도, 조상과 자손, 부와 자보다도「부와 처」의 관계가 중시되어 있다.

그런데 동양의학에서 말하는 경락의 개념은, 자극을 전하는 계통이라기 보다는 체액의 통로계라는 점에서 특징이 있다.「영추, 경맥편」의 경수·경근의 개념을 논거로 하여「경락으로 흐르는 기혈」을 현대적으로 해석하여「氣는 근육을 主因으로한 전기 에네루기－적인 것」이라고 하여, 작업가설로 하여 경락의 본래의 상태를 근운동 주인성 체액 통로계라고 제창하고 있으나, 나는 이 설을 지지하고 긍정하고 있는 한 사람이다.

그러면, 모든 근육이 경락 현상에 관계가 있다고 하는 제창으로 나아가 보면, 대부분의 종주근(從走筋)과 소수의 윤주근(輪走筋)과의 관계가 문제가 되어진다. 이것에 대해서는 윤주근은 몸의 깊은 곳에 있어서 세로로 走하는 근육군에 각각 연락하는 역할을 다하고 있다. 즉 몸의 얕은 층에 있는 종주근이 경락현상으로 직접관계를 가지고, 깊은 곳의 윤주근은 혜트대 모양으로 보이는 것 같은 몸의 가로 분절 현상에 연관되어 있다고 보는 수가 있게 된다.

또 근육에는 신근군(伸筋群)과 굴근군(屈筋群)이 있다. 경락에는 음양이 있고 양경은 곁에 있는「腑」의 장기에 관계하며(제4도 참조), 음경은 속에(깊은 곳) 있는「臟」의 장기에 관계하고 있는(제5도(a)(b)(c) 참조) 이것을 해부적으로 결부시키면, 신근군이「腑」陽의 경락에 관계하고, 굴근군이「臟」陰의 경락에 관계하고 있다고 할 수 있다.

피하조직이나 근막은 결합직으로 되어 있어, 세포나 조직 사이에 걸쳐 있으면서 중요한 조직이나 장기, 기관의 세포를 안정시켜, 조직액과 함께 조직의 긴장상태를 일정하게 보전하는 역할을 수행하고 있다. 결합직과 피하조직은 본래부터 표피와의 사이의 진피, 근육주위나 사이, 근막, 혈관벽 등에도 걸쳐, 건강을 보전하는데 없어서는 안될 일대 영양계이며, 염증일 때의 방위반응에도 적극적으로 관계한다.

다른 의미에서 『영추 · 경맥편』의 경맥 변의 항에 「경맥 十二는 분육(分肉)의 사이를 복행(伏行)하여 깊어서 나타나지 않으며 거의 언제나 나타나는 것은 수태음이 외과(外踝) 위를 지나는 곳, 숨을 수 있는 곳이 없기 때문임, 모든 맥이 떠서 언제나 나타남은 모두 낙맥임」라고 있다. 『영추』에서 말하는 분육이란, 육중의 분리, 근육과 근육사이의 홈을 가리켜서 말하고 있다. 거기에서 『영추』의 논술과 일본의 한박사가 말하는 근운동 주인성 체액통로계의 작업가설과를 종합하면, 「통로계는 전신의 신근과 굴근을 통해, 중주근군의 근간구를 세로로 走하는 내장 - 체표반사계이며, 경혈과는 이 반사계의 경로로 특히 현저한 반사가 나타나기 쉬운 장소이다」라는 것이 이해 될 것이다.

제6도는 경락 · 경혈의 전신 분포의 상태를 나타낸 것이다.

그런데 근간에 독일에서는 엘리자베-트 · 티이케가 제창하는 결합직 맛사-지가 이제까지의 근육계 맛사-지와 함께 크게 칭찬을 받으면서 이용되고 있다. 그 요점은 각종 증례에 응하여 전신의 피하경결(응어리)의 분포를 명확하게 하여, 이 경결부가 대부분 결합직계라는 것에서, 근육보다도 근육과 근육과의 사이의 결합직계를 맛사-지 하여 가는 방법으로, 자세하게는 제五장의 「결합직 맛사-지」항에서 이미 기술하였다.

근육과 근육과의 사이, 근간구(筋間溝)는 결합직의 풍부한 곳이며, 조직액의 흐름의 미묘한 곳이기도 하다. 나는 내장 - 체표반사의 세로의 반사계를 몸의 얕은 부분에 있는 종주근의 근간구에 溝해, 그 경

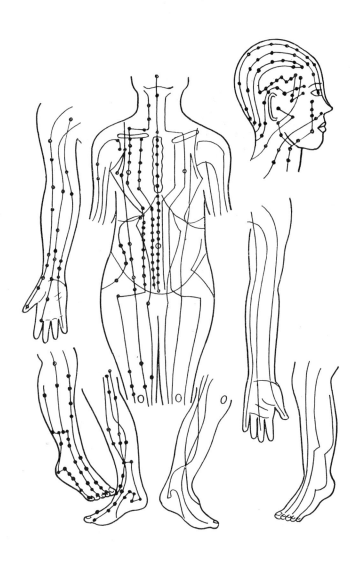

제6도(a) 경락 · 경혈도(전면)

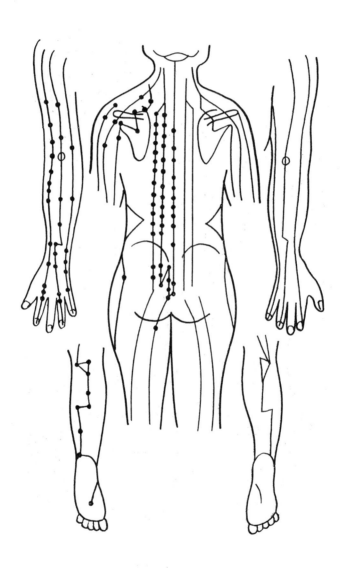

제6도(b) 경락 · 경혈도(후면)

락상의 반사점(경혈)을 눈대중으로 하여, 내장 – 체표반사의 면에서 병의 관찰검사에, 체표 – 내장반사의 면에서 치료에 응용하고 있다.

그러면 나는 경락계와 인체의 몸의 표면에 세로로 경과하는 반사계라는 것을 가끔 역설하여 왔지만, 동양의학 임상의 병의 진찰방법으로서 손목의 요골동맥으로의 맥진 만이 유일한 진찰방법처럼 생각하고 있는 사람들이 있으나, 손목의 맥동 만으로 병의 위치나 병의 사정까지 안다는 것은, 장부병 보다도 경락병을 중하게 보는 한법후 세파의 치료방법이며, 장부병을 중하게 보는 고방은 맥진이라도 조맥(浮·沈·數·遲·滑·澁 등)으로 병정을 조사하여 후배복진(候背腹診) 특히 복진으로 그 병의 위치나 병의 사정을 검사하고 있다.

이 후배·복진으로 중요한 것이 유혈계·모혈계이지만 근육계에서 본다면, 인간이 바로 선 자세로 가장 중요한 체간직립근으로서의 선극근군의 위에 유혈계(외부로 부터 사기가 들어 오는 곳의 뜻)가 있고, 상지 운동의 주축이 될 수 있는 대흉근의 위(상지는 앞으로 올리고, 올리면서, 가슴앞에 팔을 펴서 가지고 오는 것처럼 하는 운동이 대흉근의 작용이다)나 협복의 복직근(직립위에 의한 복압을 유지하기 위해, 인간에게만 특별히 발달된 근육)위에 모혈(사기가 모여 드는 곳의 뜻)계가 나란히 있다.

선극근군, 대흉근군, 복직근군은 직립위나 분화된 인간으로서 활동하는 위에서 특히 중요한 역할을 가지고 四六時中에 근육운동의 활발한 곳 만이 저항도 약하며, 이 약점을 이용해 내장의 기능변화가 체표반사로서 나타나기도 쉬우므로 이 점 유혈(兪穴)과 모혈계의 상관 합리성은 있다.

그런데 세로의 반응계라야 할 경락계는 전모계인 등, 가슴, 배 부위의 상관 관계에서 보면, 그 대부분은 텔마톰 – 인 피부절의 같은 척수분절에 들어 가든지, 또는 들어가지 않더라도 체간(體幹)등 고륜상대(高輪狀帶)중에 들어간다.

제7도와 제8도는 전모계를 척수성·교감성 텔마톰 – 을 통해 관찰한

326

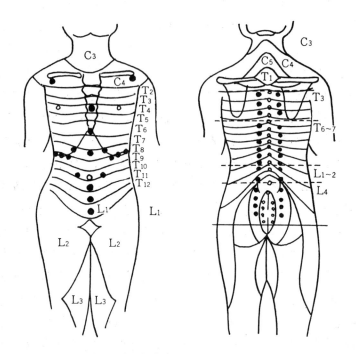

제7도 척수성 텔마톰-에서 본 유혈·모혈계

소견이다. 즉 세로의 반응계라야 할 경락은, 유모(兪募) 상관이라 하
는 중요한 진단 방식이 되면, 가로의 반응계로서의 피부절(텔마톰-)·
근절(미오톰-)과 일련의 관계를 유지하고 있다는 것을 알 수 있다.
경락계는 흔히 세로로만 이해하기 쉬우나 항상 가로로도 관찰하는 것
을 잊어서는 안된다.

　제9도·제10도는, 건강한 사람과 병자를 각각 50예를 대상으로 하
여 등, 가슴, 배 부위에 걸쳐, 우리들이 고안한 계기로 피부 밑에 촉
하는 경결(응어리)의 분포를 조사하여, 각각의 개체례로서 관찰소견
을 정리하여 하나의 인체도에 바꿔 놓고 종합적으로 본 피하경결의
분포도이다. 옛부터 소위 후배복진의 대상이 되는 근육군, 그 위에 있
는 유혈·모혈계에 들어 맞는 피부 영역에 많은 경결이 밀집되어 있

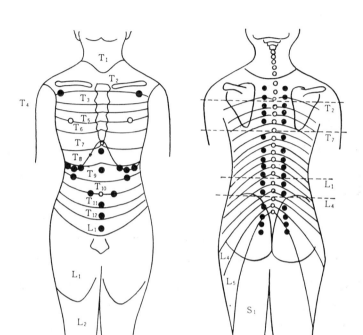

(제8도) 교감신경 델마톰에서 본 유혈 · 모혈계

다는 것이 실증되어 있다. 특히 병자로서는 이 경향이 강하다. 개체례
에 의한 관찰로는 각각의 가슴, 배, 등 등의 병의 증상이 나타나는 모
양에 따라서 특별한 유혈이나, 모혈의 강한 반응이 나타난다.

　이와같은 피하의 경결이 밀집분포하는 곳은 불가사의하게 산성천
(酸性泉)의 온천으로 탕(湯)을 맞히기 쉬운 곳이며, 전기적으로 특별
한 성질이 강한 피부(약한 전기를 흘리면 점 모양으로 전기가 흐르기
쉬운 곳, 또 약한 전기의 흐름이 있는 환경에 놓인 인체를 직접적으
로 전류를 보내지 않고 재어 보면, 정상인 피부 표면과 커다란 전위
차가 나타나기 쉬운 점모양의 피부영역이다)영역에 해당하여, 옛부터
경혈현상이 나타나기 쉬운 곳과 잘 일치된다. 이와같은 곳은 또 색소

328

(예컨대, 매치렌풀 – 관 같은)가 점 모양으로 붙기 쉬운 곳이기도 하다.

(四) 임상응용의 실제

모든 질병을 치료하기 위해서는 먼저 환자를 충분히 관찰하고 검사하는 것이 중요하다. 진단하여 치료하는 것으로서, 바른 진단상으로 합리적인 치료가 행해지므로 비로소 그 효과도 기대되는 것이다. 동서를 막론하고 치료가 중요시 되는 이유이기도 하다.

동서의학으로의 임상, 특히 물리요법계의 맛사 – 지(抑案調摩), 지압법으로는 望診 · 問診 · 切診에 의해 처방을 결정하는 것이지만, 우리들은 관찰 검사방법으로서, 병증계(장부나 경락계의 이상때문에 일어나는 증상군, 고전에서는 십이경의 시동병(是動病), 소생병(所生病)이라고 한다. 이 고전의 증상병을 현대용으로 알기 쉽게 고쳐서, 병자의 수소나 소견을 모아서 판정한다). 色體系(병자의 안색이나 심리상태, 기호, 병이 나타나기 쉬운 시기나 병이 있는 곳 등을 한법진단 원칙에 맞추어서 듣고 종합하여 판정한다), 候背腹診系(병자를 촉진하여, 등과 흉복부에 대응하여 나타나는 압통이나 응어리를 한법의 진단원칙「유혈 · 모혈이라는 상관원칙」에 맞추어서 판정한다). 맥진에 의해 어느 경락을 대상으로 치료할 것인가를 처방하고 있다. 전문적인 입장에서는 다소의 이론은 있겠지만 일반 사람들에게도 알기 쉽도록 병증과 색체를, 치료의 대상이 될 수 있는 경락, 그 경락상의 특히 중요한 경혈을 설명하여 그림을 나타내었다(336~358항). 「혈」인 곳은, 가볍게 수지로 눌러 보아서 아프면 「실통(實痛)」이라고 하여 「사법(瀉法)」 즉 지압하면 좋으며, 눌러 보고 「쾌(快)」인 상태이면 「허통(虛痛)」이므로 「보법(補法)」으로 경찰하면 좋다.

치료의 대상이 되는 경락은, 앞의 항에서 설명한 근육과 근육의 홈 사이를 중심으로 제5도(318~320항)의 근육계에서 본 경락과 각항마

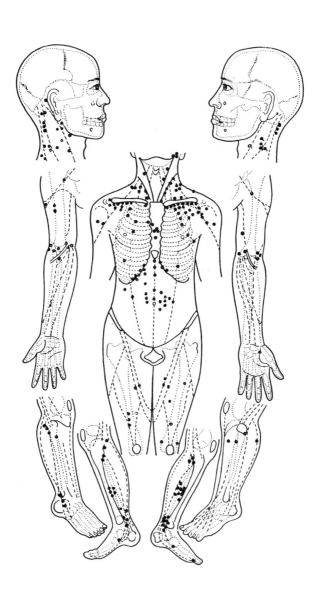

(제9도) 건강자 50예의 피하경결분포(좌우양항)

個體例를 정리하여 50예를 종합하여 관찰한 분포도 전면(329항)과 후면(330항)

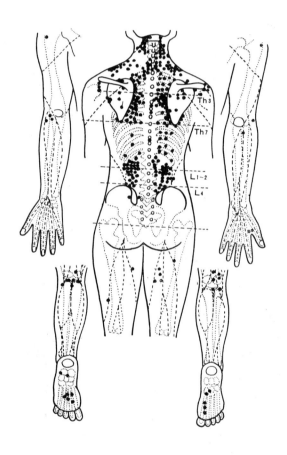

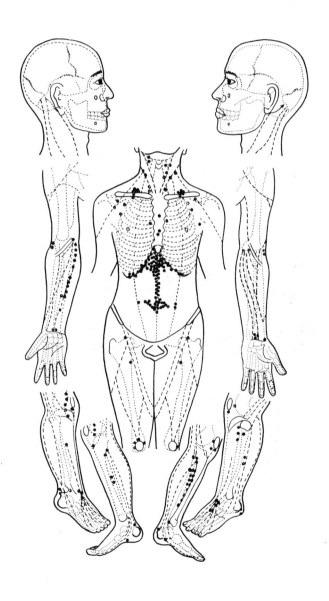

(제10도) 각종병인 50예의 피하경결분포(좌우양항)

전면(331항)과 후면(332항)

건강한 사람의 경결은 적으며, 분포도 다르다. 병자의 것은 유혈과 모혈에 일치되어 있다.

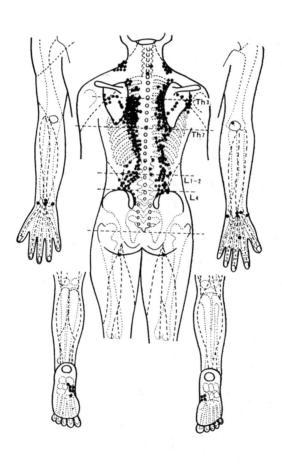

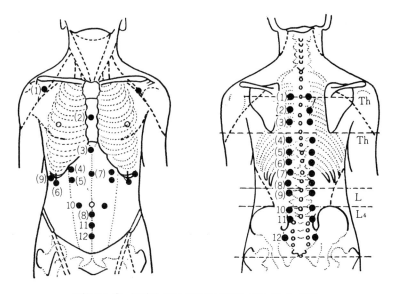

(제11도) 유·모혈에 의한 번호로 대강의 병은 알 수 있다.

다의 경락도(318~320항)와를 대조하면서 치료하였으면 싶다. 이해가
가지 않을때는, 등의 근육은 등을 제쳐보면 알 수 있다. 어깨나 견갑
부의 근육은 두 팔을 어깨 끝까지 옆으로 들어 힘을 주면 알수 있다.
목의 근육으로 뒷 목은 등뼈 양쪽에 잘 알 수 있다. 옆 목의 근육은
얼굴을 마음껏 옆으로 돌리면 목앞에 굵고 큰 근육이 나타난다. 흉쇄
유돌근이다. 가슴의 근육은 양팔을 옆으로 들어 힘을 넣고 조금 앞으
로 돌리면 굵고 큰 대흉근이 나타나며, 복부의 근육은 억향(抑向)하
여 누워 상체를 조금 일으키는 것 처럼 하면 복근을 잘 알게 된다.
상지의 손바닥쪽의 근육은, 팔꿈치를 굽혀 손목을 굽히면 잘 알 수
있으며, 손 등쪽의 근육은 팔꿈치를 펴 보면 알 수 있다. 하지근은 허
벅다리를 펴고 무릎을 펴 다리 안쪽을 들면 허벅다리 앞쪽, 하퇴의
앞쪽의 근육은 세로로 크게 솟아 잘 만져진다. 하지 뒷쪽 근육은 무
릎을 굽혀 발 끝을 발목에서 위로 들면 허벅지 뒷쪽의 근육이나 장딴
지의 근육은 잘 만져진다.

제11도는 맛사-지 지압 치료에 있어 병자의 몸을 촉찰하여 ●표의 경혈을 차례로 눌렀을 때, 흉복부에 있는 번호의 혈과 등의 같은 번호의 혈인 곳에 같은 痛이나 응어리 등이 나타났을때, 어느 경락을 치료하면 좋은가를 조사하는 것은 눈대중으로 조절하고, 또 그것을 치료하는 혈인 곳을 나타낸것은, 후배복진계의 유모혈이다. 번호와 경락과의 관계는 다음과 같다.

(1)폐 (2)심포 (3)心 (4)간 (5)胆 (6)脾 (7)위 (8)三焦 (9)腎
(10)대장 (11)소장 (12)방광

〔주〕 여기서 말하는 「腎」이라든지 「脾」는 현대의학에서 말하는 신장이나 비장이란 뜻은 아니다. 동양의학의 독특한 장부명이다.

〔主〕 맥진도 중요한 소견이지만 여기서는 보통 사람들에게도 이용할 수 있다는 것을 전제로 했으므로 할애하였다. 전문가들이 참고로 할 때는 이것에 맥진을 종합하여 치료하였으면 한다.

(一) 폐(肺)·폐경에 대하여

〔1〕 관찰과 검사

병증 현기증이 잘 일어난다. 목 뿌리가 아프고 가슴이 답답하며, 입속이 마르고 기침을 한다. 동계를 하며, 상완에서 전완의 모지쪽을 걸쳐 痛하고 저림 등을 호소한다.

색 체 색은 희고, 피부에 영양이 없다(까칠까칠하고 윤기가 없다). 말 소리가 약하거나 가늘며, 人소리의 발음이 똑똑하지 못하다. 사물에 대한 계획한 일이 빗나가기 쉬우며, 지속성이 없다. 조그마한 일에도 신경을 곤두세우며, 슬픈 표정을 짓고 어두운 느낌이 든다. 매운 음식과 생선따위를 즐긴다. 가을에서 겨울에 걸쳐서 병을 잘하게 된다. 오랜 병으로 누워 있으면 안달 복달한다.

후배복진 촉진하면, 가슴의 중부혈과 등의 폐유혈에 압통, 응어리 등이 나타난다.

〔2〕 치 료

그림의 좌상측의 몸의 앞면●(모혈) 및 등 면●(유혈)이 후배복진에 나타나는 「혈」, 그림에 나타낸 ― 일선(몸 표면의 경락)위를 잘 맛사 ― 지하여 지압한다. 특히 ●인 곳은 실통인지 허통인가를 잘 살펴서 수지로 잘 문질러 지압한다. 그림의 ……선(몸속의 경락)위치는 치료할 필요는 없다.

　　〔주〕 병증, 색체, 후배복진, 각각 모든 증상이 갖추어지지는 않더라도 그 가운데 몇가지의 증상이나 소견이 인정되면, 이 그림에 나타낸 경락에 치료하면 좋다. 유혈·모혈의 압통, 응어리, 저림을 제거되도록 맛사 ― 지, 지압하는 것이 중요하다.

폐 · 폐경

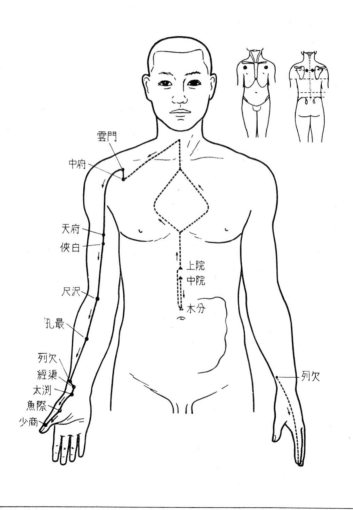

──── 체표의 경락
········ 체내의 경락
● 주된 경혈

雲門
中府
天府
俠白
尺沢
孔最
列欠
經渠
太淵
魚際
少商

上院
中院
水分

列欠

〔二〕 대장(大腸)·대장경에 대하여

〔1〕 관찰과 검사

병 증 눈이 누렇고, 이가 아프며, 코가 막히고 때로는 피가 나는 수가 있다. 입안이 마르고, 목안이 부어서 막히고 목줄기도 붓는다. 어깨 앞에서 사완에 걸쳐 아프며, 때로는 쓸 수도 없다.

색 체 폐, 폐경의 색체와 증상군이 같다.

후배복진 복부로는 배꼽양쪽(천주혈·모혈)과 등부위로 제4요추밑 양쪽(대장 유혈·유혈)에 압통, 응어리, 냉, 달아오름이 나타난다.

〔2〕 치 료

그림에 나타낸 경락에 맛사-지 하고 지압한다.

●표의 경혈을 잘 경찰하고 주물러 지압한다.

대장 · 대장경

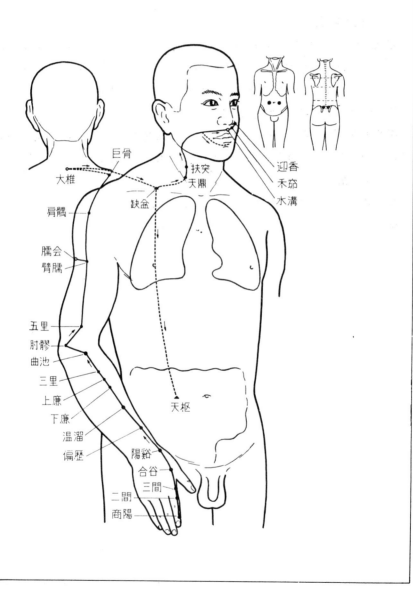

巨骨
大椎
扶突
天鼎
缺盆
迎香
禾窌
水溝
肩髃
臑会
臂臑
五里
肘髎
曲池
三里
上廉
下廉
温溜
偏歷
陽谿
合谷
三間
二間
商陽
天枢

〔三〕 위(胃)·위경에 대하여

〔1〕 관찰과 검사

병증 두통(앞머리에서 눈, 뒷머리에 걸쳐)이 있고, 얼굴이 검으스레하며 가끔 하품을 한다. 코가 막히고, 때로는 코피가 나온다. 입술이 더러워지든지 부스럼이 생긴다. 목 안이 붓고 목줄기도 붓는다. 배가 부어 복명한다. 대퇴에서 무릎, 하퇴에서 발등, 발의 삼지에 걸쳐 痛한다. 발한하기 쉬우며(조금 기온이 오르면 곧 발한다), 조병증이 되기 쉽다.

색체 얼굴이나 피부가 누렇고, 입술이 거칠기 쉽다. 몸은 나른하고 야윈다. 소리는 맑은 리드미칼한 악센트로 말하며, O음을 분명하게 하지 못한다. 이럭저럭 의지가 약하여, 다른 사람이 말하는 것을 생각하여 번민하며 꿍꿍거린다. 한 여름 더운철에 병하기 쉬워 몸의 상태가 허트러진다. 단것을 즐기며, 산뜻한 깍두기 등을 즐긴다. 오래 앉아 있으면 각근(脚筋)이 당긴다.

후배복진 구미(鳩尾)와 배꼽의 중간의 정중부근(중완혈)과 등의 제12흉추의 밑 양쪽(위유혈)부근에 압통, 응어리나 저림이 있다. 특히 복부의 중완혈 부근을 수지로 누르면, 배 전체에 이상한 둔통이 퍼진다.

〔2〕 치 료

그림의 경락 전체를 맛사-지하여, ●표의 경혈의 증상을 조사하여 잘 문질러 지압한다.

胃・胃経

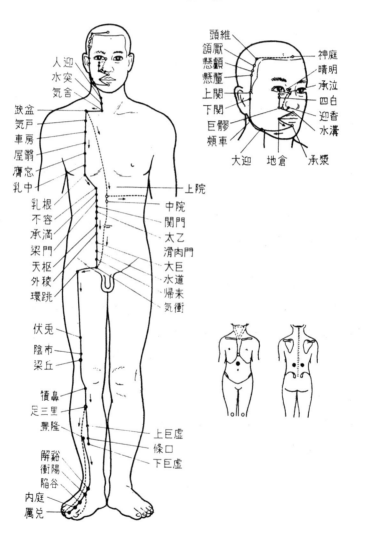

〔四〕 비(脾)·비경에 대하여

〔1〕 관찰과 검사

병 증 혀가 뻣뻣하다. 구미(鳩尾)나 胃부분(상복부)이 무주룩하고 痛하며 잘 토한다. 복부에 촉하면 저림이 있으며, 트림을 잘하여 음식물 삼키기 어렵다. 설사하기 쉬우며 소변량이 적으며, 때로는 전연나오지 않는 수도 있다. 발은 냉하다. 오래 서 있으면 허벅지나 무릎의 양쪽이 부종한다. 황달을 일으켜서 얼굴이나 피부가 누르므레하기 쉽고 몸이 나른하며 밤에 충분히 자지 못한다.

색 채 위·위경의 증상과 같다.

〔주〕 동양의학으로는, 脾와 胃는 표리 상조하여 같은 기능을 영위한다.

후배복진 계늑부(季肋部)의 제11늑골의 앞쪽 끝, 유선을 똑바로 계늑부로 내려 마주친 곳에서 외측 (장문혈)과 제11흉추의 밑 양방(비유)에 여러가지 증상이 나타나기 쉽다. 등 한가운데의 뼈가 단단하게 응어리지기 쉽다.

〔2〕치료

그림의 실선의 경락을 잘 맛사-지하고, 지압하여 경혈을 치료한다.

342

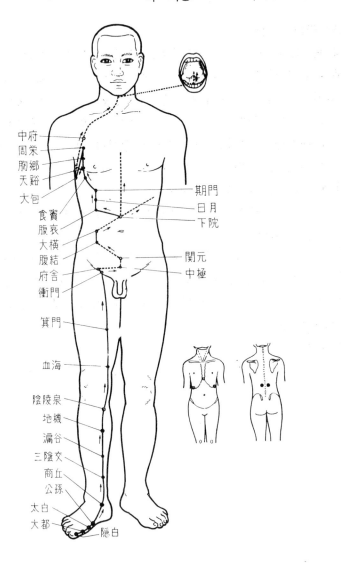

비·비경

(五) 심(心)·심경에 대하여

〔1〕 관찰과 검사

병 증 눈은 누르스름(충혈되기 쉽다)하며 목은 마르고 구미부위가 痛한다. 상완에서 팔꿈치, 전완에서 손바닥 쪽의 소지쪽을 걸쳐 냉하여 아프며, 저리고, 손바닥이 달아 올라 아프다.

색 체 얼굴이 달고 화끈거려 빨갛다.

맥동(측두부나, 목, 손목, 발등 등의 맥이 축하는 곳)이 강하다. 맑고 명랑한 말씨를 하며, ㄷ, ㄴ, ㄹ 발음을 잘 못한다. 창조성이 풍부하고, 정신력도 강하다. 감정이 날카롭고, 남의 기쁨을 함께 기뻐하며, 또 남의 근심을 함께 걱정하고, 여름 더위에 약해 병에 걸리기 쉽다. 쓴 음식을 즐기며 특히 구운 고기는 생선따위나 간한 고기 종류를 좋아한다. 독서하면 눈이 피로하여 고심한다.

후배복진 거궐혈(巨闕穴)이나, 제 5 흉추의 밑 양쪽심전(心前)에 증상이 나타날 때가 많다.

〔2〕 치 료

그림의 경락을 대상으로 치료한다.

心・心經

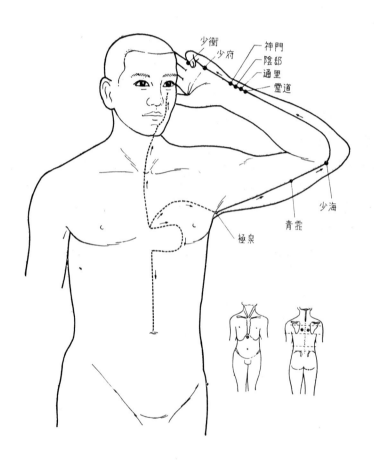

(六) 소장(小腸)·소장경에 대하여

〔1〕 관찰과 검사

병 증 눈은 누르스름하고 귀의 상태가 좋지 않다. 볼이 붓고, 목이 痛하며, 어깨 위에서 견갑부, 상완에서 팔꿈치, 전완을 걸쳐서 모지쪽으로 세로로 뚫는 경락이 아프고 때로는 저린다.

색 체 심·심경의 증상과 같다. 심, 소장은 겉과 속이 상조하며 같은 기능을 영위한다.

후배복진 복부의 배꼽의 통로, 배꼽 밑 약 10㎝인 곳(관원혈)과 요선부의 제1선추밑의 양쪽(소장유, 허리의 띠가 걸치는 양쪽 허리뼈 사이의 오목한곳)에 증상이 나타나기 쉽다.

〔2〕 치 료

관원혈, 소장유혈과 그림의 경락과 경혈을 치료한다.

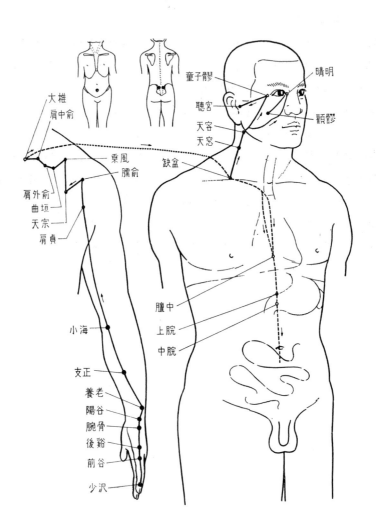

小腸・小腸經

童子髎
晴明
聽宮
顴髎
天容
天窗
大椎
肩中俞
秉風
臑俞
缺盆
肩外俞
曲垣
天宗
肩貞
膻中
上脘
中脘
小海
支正
養老
陽谷
腕骨
後谿
前谷
少沢

(七) 방광(膀胱)·방광경에 대하여

〔1〕관찰과 검사

병 증 눈에서 뒷머리로 뚫는 것 처럼 아프며, 머리에 부종(피부를 잡으면 물게로 부푼모양 같은)이 있다. 코가 막히고, 때로는 코피가 나온다. 눈물이 나기 쉽다. 뒷 목줄기에서 어깨, 등, 허리, 엉덩이, 무릎, 비복(腓腹) 발의 제5지에 걸쳐서 아프지마는, 특히 등에서 허리로의 아픔이 심하고, 치(痔)로 고통하는 경우가 많다. 고관절이 아파서 굽히지 못하여 비복근의 경련으로 찢는듯한 痛을 호소한다.

색 체 얼굴이나 피부는 검으스레 하여 윤기가 없고 이명이 있으며, 귀가 들리는 상태가 좋지 못하다. 마디마디가 통한다. 말씨는 낮고 굵은 소리로, ㅎ, ㅁ 발음이 분명하지 못하다. 피로하기 쉽고, 정력이 약하며, 몸에 긴장도가 없다. 겨울철에 몸의 상태가 나빠, 병에 걸리기 쉬우며, 짠것이나 콩따위를 좋아한다. 오래 서 있으면 마디마디가 아파서 견디기 어렵다.

후배복진 배꼽 밑 부위 음모가 나는 쯤의 단단한 뼈 바로 위(중극혈)과 요선부로 제2선추 밑의 양쪽 단단한 뼈의 위(방광유혈)에 증상이 나타나기 쉽다.

〔2〕치 료

후배복진의 경혈과 그림에 표시한 경혈과를 잘 맛사-지하고 지압하며 그리하여 경혈을 관심있게 치료한다.

치료원칙은, 경혈부위가 실통이면 지압을, 허통이면 맛사-지로 잘 경찰한다.

경혈의 촉찰의 강도는 2~5㎏의 압력으로 수지로 행한다. ㎏압은 각가정에 있는 저울대위에 수지를 얹고 가볍게 눌렀을 때 눈금을 보면 나타난다.

이것을 척도로 정하면 된다.

膀胱・膀胱經

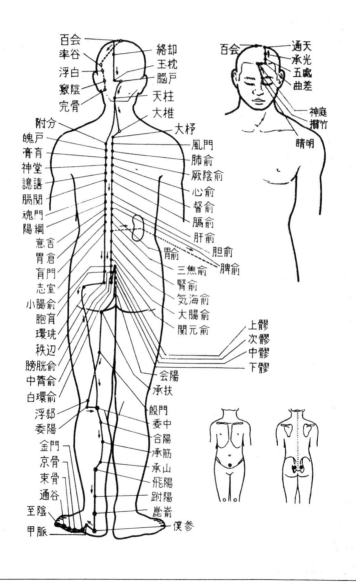

百会
率谷
浮白
竅陰
完骨

絡却
玉枕
腦戸
天柱
大椎

百会

通天
承光
五處
曲差

神庭
攅竹

晴明

附分
魄戸
膏肓
神堂
譩譆
膈関
魂門
陽綱
意舍
胃倉
肓門
志室
小腸俞
胞肓
環珧
秩辺
膀胱俞
中膂俞
白環俞
浮郄
委陽
金門
京骨
束骨
通谷
至陰
甲脈

大杼
風門
肺俞
厥陰俞
心俞
督俞
膈俞
肝俞
胆俞
脾俞
三焦俞
腎俞
気海俞
大腸俞
関元俞

胃俞

上髎
次髎
中髎
下髎

会陽
承扶
殷門
委中
合陽
承筋
承山
飛陽
跗陽
崑崙
僕参

(八) 신(腎)・신경에 대하여

〔1〕 관찰과 검사

병 증 얼굴은 검으스레 하고 윤기가 없다. 입안이 달아 뜨겁다. 일어나면 현기증이 생기며 혀가 마르고, 목안이 붓고 아프다. 숨쉬기가 답답하며 무더워지게 된다. 기침이나 침에 피가 섞이는 수가 있다. 시장하지만은 식욕이 없다. 구미에 힘이 없고, 설사하기 쉬우며, 몸이 야윈다. 공포감을 느끼고, 등에서 엉덩이, 가슴의 안쪽, 하퇴의 안쪽에 걸쳐, 통이나 냉을 호소하며 발바닥이 달아서 아프다.

색 체 방광경의 증상과 같다. 신과 방광은 표리가 같은 기능을 영위한다.

후배복진 협복(脇腹)의 제12늑골의 첨단 (경문혈)과 허리의 제2요추 밑의 안쪽(신유혈)에 압통이나 응어리가 나온다. 또 배꼽의 바로 곁(고유혈)이나, 허리에 제2요추의 밑 양쪽 등뼈에서 조금 멀리 떨어진 곳에 괴상의 커다란 응어리(지실혈)를 촉한다.

병자를 엎드려 놓고 보면 가장 짧은 늑골이 등뼈의 양쪽에 잘 촉하게 된다. 이것이 제12늑골, 이 높이와 같은 높이가 제3요추이다.

〔2〕 치　료

유혈로서의 허리의 경혈인 신유혈, 다시 그 바깥쪽에 있는 지실혈, 복부의 제12늑골 첨단의 경문혈, 배꼽주위의 응어리나 뻐근함을 치료하고 다시 경락과 경혈의 치료를 한다.

腎・腎經

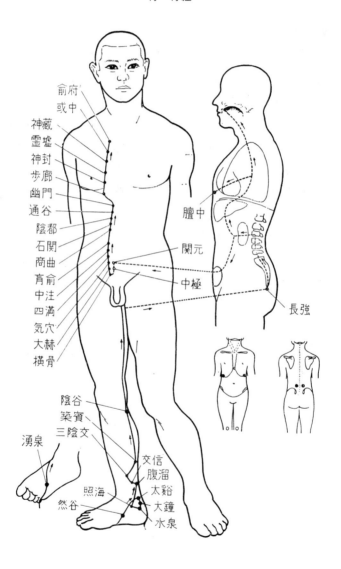

俞府
或中
神藏
霊墟
神封
歩廊
幽門
通谷
陰都
石関
商曲
肓俞
中注
四満
気穴
大赫
横骨

膻中
関元
中極
長強

陰谷
築賓
三陰交
湧泉
交信
腹溜
照海
太谿
然谷
大鐘
水泉

(九) 심포(心包)·심포경에 대하여

〔1〕 관찰과 검사

병 증 얼굴이 달아서 빨갛고, 눈은 누리다. 가슴이 헐덕인다. 가슴에서 협복에 걸쳐 아프다. 저릴때도 있다.

상완에서 전완을 걸쳐서 손바닥 측으로 당기는 것처럼 痛이나 저림이 있으며 손바닥쪽이 달아오른다.

색 체 심·심경, 소장·소장경의 증상과 같다. 심·심포는 함께 한 나라의 정치형태를 말한다면 심은 군주의 관, 심포는 수상이라 할 수있는 관계에 있다고 고전에서는 전하고 있다.

후배복진 가슴양쪽 젖의 한가운데(당중혈)와 등의 제 4요추밑의 양쪽, 좌우 견갑골의 사이(궐음유혈)에 증상이 나타난다. 심·심포는 함께 언제나 상관하고 있으므로 종합하여 치료하면 좋다.

〔2〕 **치 료**

후배복진의 경험과 그림에 표시한 경락·경혈과를 대상으로 치료한다.

心包・心包經

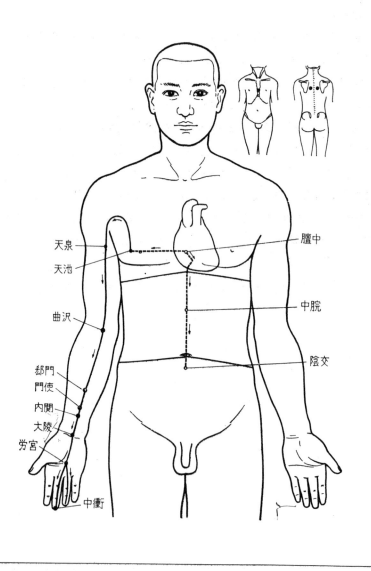

天泉
天池
曲沢
郄門
門使
内関
大陵
労宮
中衝

膻中
中脘
陰交

(十) 삼초(三焦)·삼초경에 대하여

〔1〕 관찰과 검사

병 증 귀가 잘 들리지 않는다. 눈끝이 아프고, 볼이 아프다. 목이 붓고, 목줄기에서 턱 어깨에서 상완, 팔꿈치, 전완의 손등쪽에서 소지 쪽을 걸쳐 아프다. 땀을 잘 홀린다.

색 체 소장·소장경의 증상과 같다.「심과 소장」「심포와 삼초경」은 서로 표리하여 상관하고 있다.

후배복진 복부로 배꼽 밑 약 7㎝인곳(석문혈)에 세로로 굵은 근상에 흰줄이 있다. 이 부위가 단단하다. 이 복부를 세로로 구미에서 배꼽까지, 배꼽에서 음모가 나는 쯤까지 한 줄기로 있는 굵은 근은, 복부근육이 만나는 곳이다. 배꼽의 위가 단단하면 위나 간장 등의 작용이 약해졌다 해도좋다.

배꼽 밑으로 단단하다면 부인과의 질환이나, 허약체질이라고 할 수 있다.

배꼽을 경계로 아래 위를 수지로 그 단단한 정도를 비교해보면 된다.

등으로는 채1요추의 밑의 양쪽(삼초유혈)에 증상이 나타난다.

〔2〕 치 료

그림의 경락과 경혈, 후배복진으로 나온 경혈의 증상을 제거하는 것이 중요하다.

三焦・三焦經

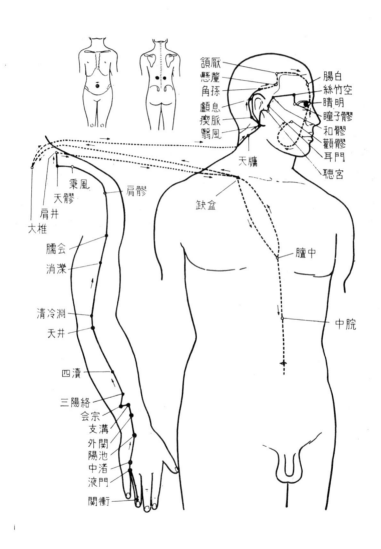

頷厭
懸釐
角孫
顱息
瘈脈
翳風

腸白
絲竹空
睛明
瞳子髎
和髎
顴髎
耳門
聴宮

天牖

缺盆

秉風
天髎
肩井
大椎

肩髎

臑会
消濼

清冷淵
天井

膻中

四瀆

三陽絡
会宗
支溝
外関
陽池
中渚
液門

中脘

関衝

〔十一〕 단(胆)·단경에 대하여

〔1〕관찰과 검사

변 증 두통이 나면, 얼굴이나 피부에 윤기가 없으며 추잡한 느낌이 든다. 측두부에서 눈꼬리, 목줄기의 뿌리(쇄골상와)에 걸쳐 아프며 입이 쓰다. 귀의 앞뒤에서 목에 걸쳐 루이레기(淋巴節腫張)가 있으며 구미, 겨드랑 밑에서 협복을 걸쳐 아프다. 측흉부에서 고관절, 무릎에서 하퇴 외측, 발 외과에 걸쳐 아프며, 발의 외연이 달아 있고, 발의 제4지가 아프다. 때때로 한기가 들어 열이나며 땀을 흘린다.

색 채 눈이 푸른빛을 띄고, 손목 발목 등의 근이 아프다. 새된 소리를 내며 ㄱ음의 발음이 분명치 못하다. 사물을 시작할때 있어서 처음은 서툴지마는, 뿌리를 박아 오래 계속한다.

胆・胆經

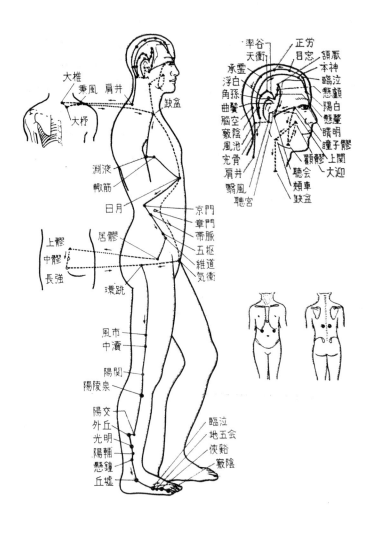

(十二) 간(肝)·간경에 대하여

〔1〕 관찰과 검사

병 증 얼굴이 더럽혀져 추잡하다. 목이 마르고 가슴이 답답하다. 구토하며 요동을 한다. 낮에는 소변이 나오지마는 밤에는 화장실에가도 나오기 힘든다. 남자는 요경부에서 음부에 걸쳐 아프고 음랑이 부으며, 여자는 하복부가 붓는다. 설사를 잘하게 되며, 발의 제3지에 걸쳐 아프다. 한기가 들어 발렬하는 수가 있다.

색 체 「肝」과 「胆」은 표리하여 같은 기능을 영위한다. 「肝胆은 相照함」이라 한다. 따라서 단·단경의 증상과 같은 것이다.

후배복진 흉부의 계늑부, 제9늑골의 선단(단의 유혈인 일월혈의 바로 위 기문혈)과 제9흉추밑 양쪽에 있는 간유혈에 증상이 나온다.

〔2〕 치   료

구미에서 계늑부로 다시 등한가운데로 걸쳐 잘 치료하고 다시 그림에 나타난 경락·경혈을 대상으로 치료한다.

358

肝・肝經

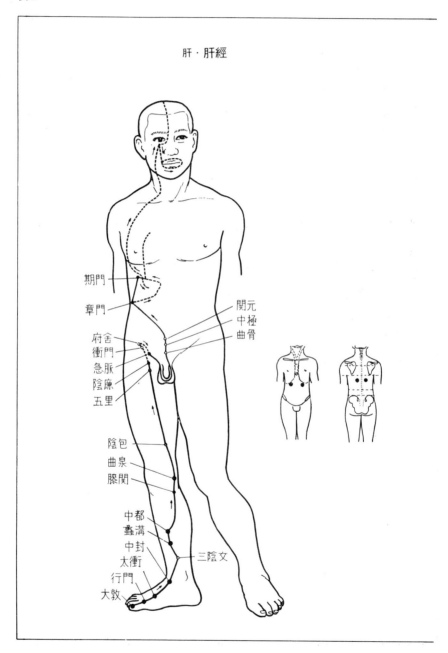

期門
章門
府舍
衝門
急脈
陰廉
五里

陰包
曲泉
膝関

中都
蠡溝
中封
太衝
行門
大敦

関元
中極
曲骨

三陰文

〔附〕 맥 진 고(脈診考)

동양의학(한법임상)에서의 관찰검사방법이 현대의학(서양의학)의 임상과 틀리는 점은「증상을 술자의 주관으로 상세하게 관찰하여 치료의 방법에 직결한다」고 하는것일 것이다. 물론 전문가가 행하는 관찰검사의 방법으로 서투른 사람들로서는 무리한 방법이겠지마는, 여기서는 이 방면에 관심을 가진 독자 여러분에게 참고가 될 정도의 일반적인 지식에 대하여 설명한다.

동양의학(한법)의 맥진법에는 몇가지 계통이 있다. 크게 나누면 다음 세가지의 계통이 된다.

(一) 소문, 영추계의 인영맥구진(人迎脈口診)

(二) 난경, 상한계의 촌구론(寸口論)

(三) 맥경, 천금방계의 통칭 육부정위론(六部定位論)

이 세가지 계통의 맥진을 아래에 요약한다.

〔1〕 소문 · 영추계의 맥진

인체를 커다란 의미로「위기(胃氣)의 다소(多少)」를 논거로 하여 삼음삼양(三陰三陽)으로 분류하여 맥진을 행한다. 소문의 내용을 정리해 보면 다음과 같다.

상부의 天 = 양쪽 이마의 동맥(淺側頭動脈의 前頭枝), 두각의 기(氣)를 살핀다.(암압, 현고혈)

상부의 地 = 양쪽볼의 동맥(顔面動脈의 上唇枝). 구령(口齡)의 기를 살핀다.(지창 · 대영혈)

상부의 人 = 귀앞의 동맥(얕은쪽 머리 동맥) 귀와 눈의 기를 살핀다. (화교혈)

중부의 天 = 수태음(요골동맥) 폐를 살핀다.(대연혈)

중부의 地 = 수양명 (요골동맥의 背側中手動脈). 가슴속을 살핀다. (합곡혈)

중부의 人 = 수소음(척골동맥). 心을 살핀다.(신문혈)

하부의 天＝족궐음(대퇴동맥). 肝을 살핀다.(대충혈)

하부의 地＝족소음(후경골동맥). 胃를 살핀다.(대계혈)

하부의 人＝족태음(대퇴동맥 및 발등동맥). 胃와 脾의 기를 살핀다.
(충양혈 또는 기문혈)

이 맥진한 장소. 九信所의 맥동이 같은 리듬, 같은 강하기라면 이상은 없으며, 만일 어느 장소의 한곳, 두곳, 세곳이 다른장소의 박동과 다를 때는 이 이상이 있는 맥진부위와 관련된 장부나 경맥에 이상이 있다고 판정하는 것이다. 이상이 있는 장소가 많을수록 중증이다.

치료방법으로서는 보법이나 사법중의 어느 것(맥상이 실한가 허한가－몸이 비대한가 야위었는가에 따라 처방을 결정한다)을 사혈한다. 치료에 이용하는 경혈은 맥진한 장소와 관계하는 장의 유혈(등 부위)이나 모혈(흉복부).

그것에다 다시 이상이 있는 장소에 맥진하여 가까운곳의 혈을 고른다.

〔2〕 난경 · 상한론계의 맥진

소위 촌구에 있어서의 삼부구후론(三部九候論)이다. 촌 · 관 · 척의 삼부로 浮 · 中 · 沈의 삼부를 본다. 그리하여 촌 · 관 · 척의, 좌우 육부를 각각 육장육부로 배당하여 육부의 맥상으로, 이것에 상당하는 육장육부의 병상을 진단하는 방법이다.

난경의 내용을 정리하면(十八難)

寸 { (우) 沈＝肺,　浮＝大腸　　關 { (우) 沈＝脾,　浮＝胃
　 { (좌) 沈＝心,　浮＝小腸　　　 { (좌) 沈＝肝,　浮＝胆

尺 { (우) 沈＝心包, 浮＝三焦
　 { (좌) 沈＝腎,　浮＝膀胱

이 설은 渭伯人(원나라 시대)이 지은 난경본의에 의하면 다소 변해진다.

$$寸\begin{cases}(우) \quad 沈＝肺, \quad 浮＝大腸 \\ (좌) \quad 沈＝心, \quad 浮＝小腸 \\ \quad\quad\quad 沈＝心包, \quad 浮＝三焦\end{cases} \qquad 關\begin{cases}(우) \quad 沈＝脾, \quad 浮＝胃 \\ (좌) \quad 沈＝肝, \quad 浮＝단\end{cases}$$

$$尺\begin{cases}(우) \quad 沈＝命門, \quad 浮＝三焦 \\ (좌) \quad 沈＝腎, \quad 浮＝膀胱\end{cases}$$

「沈」이란, 맥진할 때 술자의 수지로 눌리는 정도를 말하며, 강하게 눌렀을 때의 맥상,「浮」란 가볍게 수지로 촉했을 때의 맥상, 이밖에 촌・관・척 각각의 부를「中」맥이라하여 중등 정도로 눌렀을때의 맥상을 중맥이라고 하여,「위기를 살핌」이라고 하여 그 사람의 영양상태를 보는 방법이라고 하고 있다.

〔3〕맥경・천금방계의 맥진

이 방법은「부(浮)를 풍(風)이라 하고, 구(嘔)라고 함」이라고 하는 것 처럼, 맥상과 증상에 진결된 진사법으로『맥경』의 저자인 왕숙화는, 맥상을 세분하여 七表의 맥(浮・芤・滑・實・弦・緊・洪)의 양맥, 八裏脈(微・沈・緩・濇・遲・伏・濡・弱)의 음맥, 方道脈(長・動・牢・促의 양맥, 短・虛・結・細・代의 음맥)이라고 하여, 맥진으로 병상을 세밀하게 판별하는것을 가르키고 있다.

원래 한방치료로는 맥진보다 복진에 주안을 두고 임상에 응용하여 온것이 실상이며 또 병자의 허실이나 병정으로서의 음양을 조사하기 위해서는, 반드시 많이 세분된 맥상에 의하지 않더라도 목적은 달할 수 있다. 예컨대, 고방파의 중진인 모씨는 大, 小, 浮, 沈, 遲, 數의 六맥과 평맥(건강한 사람의 맥)으로서 병상을 조사하였고 또 모씨는 浮, 沈, 遲, 數, 洪, 微, 緊, 弱, 細, 結의 十맥으로 하고, 또 모씨는 맥진은 浮, 沈, 經이라 하고, 緩, 緊, 遲, 數, 滑, 濇의 六맥을 위(緯)라고 하여 사용하게 되면 충분히 진맥(診脈)의 목적은 달하게 된다고 주장하고 있다.

그래서 위의 세종류의 맥진에 대하여 그 특징에 사견을 덧붙여 말한다면 다음과 같다.

362

(一) 소문계의 맥진은, 현대의학에 있어 인체구조론의 입장에서는 지극히 합리적이며 초심자에게도 납득하기 쉬운 방법이다.

(二) 난경계의 맥진은, 장부 경락론이라는 입장에 선다면 지극히 논리적이지마는, 현대 의학적으로는 불합리한면이 있다. 특히 요골 동맥(촌·관·척)으로의 *浮·中·沈*의 맥상이라는 점이 되면, 지극히 테리케-트한 관찰소견이 되어 초심자에는 좀처럼 납득하기 어려운 점이 있다.

(三) 맥경계의 맥진도 七表八裏九道의 맥까지 나간다면 어렵지마는 위에 주장한 세 사람의 선각자가 말 한 租脈診査는, 후배복진과 병합하여 관할하고 검사에 활용한다는 것은, 어려운 일은 아니며 임상에 도움이 된다.

맥진은 동양의학 임상에서의 관찰검사의 「추(樞)」인 것이지 마는 그 만큼이나 여러가지의 계통이 있으며 특히 현재에서도 물리요법계(침구의 임상)으로는 갑론을박의 현상이다. 따라서 어느 논법이 가장 효과적이라는 것은 한 마디로 말할 수는 없으나, 맥진에만을 주안을 두지말고, 병증계, 색체계, 후배복진, 맥진계를 총합하여 치료의 방침을 결정해야 할 것이라 생각된다.

(五) 고법(抑按調摩)의 임상응용

옛날 안마의 수기는 조마술「調摩術」해식술「解釋術」이관술「利關術」의 삼종이다.

「조마」란, 무겁지 않고, 가볍지 않고 빠르지 않고, 늦지 않는, 육리(肉理)(근육의 경락, 理란 「사물에 대한 이치」의 뜻이 있다.)에 따라 몇 번이고, 조마순무(調摩循撫)하는 것이며, 경찰(가볍게 문지르다)하는 것이다.

「해석」이란, 응결, 굴곡, 연급하는 곳을 손가락 끝으로 퉁기는 것, 「여자와 소아의 삼현(三弦)을 彈할때 그 실을 손가락 끝에 걸어 彈하는것 같이하는」술로서, 「뼈근함」을 푸는 술, 즉 유날(주물다)하는 것이다.

「이관」이란 관절을 조리함 즉 관절을 조리하여 부드럽게 하는 술로서, 운동법, 운동조작, 치료체조이다.

이 세 가지 수기를 병자의 병정에 따라 알맞은 처방을 하므로써, 그 병정을 「허실(虛實)」, 「동계(動悸)」, 「연급(攣急)」, 「결괴(結塊)」의 네 가지 証으로 나누어 관찰하고 있다. 「허실」이란 병자의 체력, 체질, 병에 대한 저항력의 강약. 「동계」란 심박동이나 맥상(손목의 맥상이나 복부의 동계의 강약이 빠른가, 느린가 등), 「연급」이란 근육의 뼈근함, 「결괴」란 식괴(변비의 숙변), 수괴(부은것), 혈괴(묵은피, 피하정맥의 노장 등) 피하의 경결 등으로 나누어 각각의 증상에 따라 치료하는 것이다.

옛날 안마의 임상응용에 대해서는 역사의 항에서도 논했던 것이며, 「도인구결집」이나 「안복도해」의 오랜 문헌에서 상세하게 기록해놓았으므로 여기서는 이런 문헌속에서, 지금 바로 임상에 활용할 수 있는 흥미깊은 두세 가지를 원문의 내용을 더듬으면서, 현대 용어로 고쳐서 소개하기로 해보자.

〔1〕 우사(藕糸)의 訓(藕는 蓮)

경맥에 경락이라고 하여, 근, 골, 피, 육의 사이에 연사처럼 종횡으로 절이 있으며, 기혈의 통로가 있다. 이것이 막히고, 묶이게 되면 만가지 병이 생긴다. 술자의 손에 이 연사(蓮糸)같은 「근장(筋張)」을 깨달아 이것을 풀어 헤치는 것이 중요하다.

〔2〕 포복(胞腹)의 취급(임맥취급)

임맥은 한 몸의 근본이다. 과식이나 과도한 음주, 강한 약물등을 과용하거나, 혹은 어릴때 모유가 일찍 떨어져 밥을 과식하는 것으로 인해, 임맥(배 한가운데의 세로로 굵은줄)의 절이 궁헌처럼 나타난다. 근본은 허하여(체질, 체력이 약함) 사기(邪氣)가 실하기 때문이다(사기가 가득차 있다). 근에 손가락을 걸어 끌어 당겨보라. 후두가 볼록

한데 부터 구미에 음모위의 골제까지 잘 치료하라. 원래대로 회복하면 머리가 실하니 만병은 낫는다.

임맥으로 장이나 위를 조리하기 위해서는 술자의 수지를 임맥의 절에 세로로 걸고, 또 가로로 걸어, 밑에서 위로, 위에서 밑으로, 잘 풀어 헤쳐야 한다. 사기가 가득찼을때는 배는 양 옆구리로 퍼져 나간다. 이 때는 임맥을 좌우 양쪽 옆구리로 퍼져 나가는 것처럼 양쪽 수지로 눌리고 주물인다.

〔3〕 등뼈취급(동맥의 취급)

등뼈는 동맥이 지나가는 곳, 한 몸의 기둥이다. 여기를 취급하면 삼초의 모든 병이 낫는다. 등뼈 한가운데(극돌기상)에 수지를 걸어 당겨 움직여 볼 것. 또 좌우에서 안(按)하여 당겨볼것, 맥의 바닥에 단단한 덩어리가 있음은(제2요추부에서 제5요추, 선골부)오로지 독맥의 이행통(二行痛)을 치료할 것(선극근의 외연). 이 곳에 단단한 돌같은 경결이 있고 여문 괴가 있는 것은, 비결(痞痃 ; 수도에 의한 막힘)이거나, 큰병의 근본이다. 상부(흉추 상반부)에 있으면 가슴속의 병, 중부에 있으면, (흉추 하반부) 장위의 방해, 하부(요추)에 있으면 가슴속의 병, 신(腎)과 방광의 방해가 있으니 잘 유념할 것. 혹은 안마하고 침구하여 빨리 치유할것. 허증인 사람은 이 뼈가 점점 길고 커지게 된다. 잘 치료하여 커지지 않도록 힘쓸것.

대추는 모든 뼈의 병을 이곳에서 치료해야 한다. 대추위에 골이 있음은 사골(邪骨)이다(사골이란 뼈의 노화현상으로 일어나는 변형성인 척주증에 보이는 척골(贅骨)종류라고 보면 이해가 빠를 것이다). 정해져 있는 뼈라고 생각함은 잘못이다. 발제, 견배(肩背)의 결육(結肉)이나 사골은 부셔서 제거할 것(여기서 말하는 부순다는 것은, 제거한다는 의미로 해석할 수 있을 것이다).

(주)「사골이란 것은, 빈 곳에 뼈가 나오든지 혹은 언제나 길고 큰 것이거나 혹은 모양이 변하는 종류」와 『도인구결집』에 주결되어 있다. 척골, 골극, 극돌기의 凹, 凸등이다.

〔4〕 관골(臗骨) 횡골(橫骨)의 취급

엉덩이 끝의 큰 뼈를 관골이라 한다. 이 곳의 큰 肉을 엉덩이라 한다. 한 몸의 초(礎)이다. 이곳을 취급하면 오장육부 모두 편안하게 된다. 장위를 치료하는데는 첫째로 이를 취급할 것이다. 환도를 비추(髀樞)라 한다.

대소장을 편안하게 하여 胃의 腑를 피하는데 긴요하다. 만병을 치료함에는 빼놓을 수 없는 중요한 곳이다. 그 밑에 대퇴복퇴의 바깥쪽, 안쪽을 연하여 잘 해석하고(주물다) 운동하여(흔들어 움직임) 치료하면 요복(腰腹)속과 다리, 무릎까지 편안하게 된다.

횡골(橫骨), 지골(胝骨)은 모제(毛際)의 골이다. 속에서 만나 이어진다. 實狀한 사람은 열리어 투문(透間)이 있다. 허증인 사람은 닫혀 투문이 없다. 이 뼈가 단단하게 되어 열리기가 어려움은 남자는 산기(疝氣), 여자는 난산하게 됨. 자신이 按하여 치료할 수 있다.

十六椎보다 밑, 등을 끼우는 것을 요과골(腰髁骨)이란 한다. 이곳에 산기가 모여, 떼를 짓는다는 것을 알아야 한다. 만일 막히면 삼초의 기가 통하지 못해 대소변이 불리하다. 수종장만(水腫張滿)등이 될 수 있게 된다. 만병의 근본이니 잘 유념하여 취급해야 한다. 안마, 침구 등을 쉬지 않고 이용해야 할 것이다.

〔5〕 두통 현기증류

상부를 한결같이 취급하여 치료하면, 위부나 가슴이 올라가는 수가 있다. 장위를 下하게 하면 낫는다. 어깨, 목의 막힘을 제거하고 頭를 다스릴 것이며, 30세의 남자가 두통을 앓아 여러가지로 치료하였으나 효과가 없어, 신 방광의 경맥(신경, 방광경의 경락)의 行하는 곳이니, 마료(摩療)하여 육미지황환(六未地黃丸)을 주어, 5~6일 뒤에 치유하였다.

〔주〕 두통의 치료로서, 고법에서는 다음과 같은 술식이 있다.
독맥술(督脈術)＝머리 한가운데가 아플때는 척주로 沿하여 치료한다.

　　　수골술(壽骨術)＝뒷머리에서 종아리에 걸쳐 승모근의 좌우양
　　　　　　연을 치료한다.

　　　노정술(顳頂術)＝신정혈과 아문혈, 풍지혈과 임읍혈이 있는
　　　　　　선을 모지로 잘 주물리고 눌린다.

　　　두유술(頭維術)＝두유혈과 각손혈을 좌우동시에 모지로 눌리
　　　　　　는 법

[6] 안(眼)·이(耳)·치(齒)

눈은 간에 속하며 위 눈시울은 족태양이 이것을 주관한다. 아래 눈
시울은 족양명 위경이 이를 주관한다. 내안구는 소양경이 주관하고,
동자는 신(腎)의 정(精)이다. 협골, 미골, 부락장계(浮絡藏系)피부의
푸른 힘줄, 피부의 가느다란 근이 있으면, 진정으로 강하게 문질러 제
거할 것(지마한다. 조금 강하게 문지른다). 상하의 눈시울을 수십번이
나 문질러, 속눈초리, 바깥눈초리, 코 등을 잘 문질러 미골, 능골을 움
직여서 치료할 것이다.

귀는 신(腎)에 속하며, 십이경이 모두 모인다. 귀 뒤의 완골을 문지
르고(유양용기), 귀 밑, 결육, 사골에 비체(痞滯)(뼈근함, 뼈의 변형,
막힘, 걸림)가 있으면, 이것을 잘 按하여 움직여서(진동) 화제(和除)
할 것. 깊게 단단한 곳은 침을 놓을것이며, 오로지 경항(頸項)의 결비
(結痞), 사골(뼈의 변형된곳)을 제거해야 한다.

齒는 뼈의 여분이며 腎에 속한다. 하치는 수양명대장경이 주관하고,
상치는 족양명위경이 주관한다. 이것도 경(頸), 후롱(喉嚨)의 피하의
가느다란한 근장을 풀고 협거혈(頰車穴)과 귀의 앞뒤를 안마하면, 痛
은 풀리어 낫게된다.

[7] 담(痰)·천식(喘息)·노해(癆咳)의 종류

등에 위부(胃腑)가 붙어 있어, 대장의 냉이 폐로 옮겨지거나, 혹은
위부에 식독이 있어서 병을 앓는데는 소대장을 편안하게 하고, 위를
조리하며 신과 방광을 조리하면 땀이나 도한 등이 낫는다. 소장이 편
안하면 심장도 튼튼하게 되어 산기도 낫는다.

또 인(咽), 견(肩), 경(頸)의 막힘이나 밀리는 등으로 답답하니 편안하게 해야 한다.

노해나 노열(몸의 피로에서 오는 미열이나 기침)은 대소장을 편안하게 하고 (기능을 조절), 간경의 적(積)을 풀어, 위부를 내리는 것을 으뜸으로 한다. 이십일절의 뼈(21번째의 뼈, 제4요추밑)를 눌리고, 혹은 당겨 편안하게 하고, 수도혈을 손가락이 들어 갈 정도로 강하게 누른다. 노해나 노채(폐결핵의 기침이나 피로)는 걸림이나 막힘에서 일어난다. 경문과 장문의 고육, 독맥행이통, 복저(腹底)의 적취(積聚 (배꼽부근의 깊게 단단한 덩어리). 목, 어깨등의 막힌 덩어리를 치료해야 하니 빠르면 낫지 마는, 시기가 늦어 몸이 야위어지면 구하기 어렵다.

第 十二 맛사-지·지압의 임상응용(其二)

현대의학의 입장에서

A 부정수소증후군의 치료

Ⅰ. 「피로」와 「견응(肩凝)」

어깨가 뻐근한 것은, 어깨나 등의 근육에 무어라고 말할 수 없는 불쾌한 둔통이나 무주룩한 괴로움을 느끼는 증상이다. 「뻐근함」의 본래의 상태에 대해서는 근육에 피로 물질이 모여, 이것이 그 부위의 신경등을 압박하는 곳에서 일어난다고 하며, 또 피로 물질이 모이기 때문에 근육의 작용이 충분하지 못하게 되어 이것이 무주룩하게 고통스러워, 활발하지 못한 근운동이 된다고도 하고 있다. 최근에는 근육 지신 보다도 근육양쪽에 부착하는 건이나 피하의 결합직의 피의 순환이 나빠져, 단단하게 되는 현상이라고도 하고 있다. 어느 것이든 보통 말하고 있는 「뻐근한 현상」은 피로가 원인으로 혈행이 나빠져, 그 결과에서 일어나는 것만은 틀림없다.

피로의 원인에 대해서는 여러가지 견해가 있지마는, 터유-링그·시몬손 등은 이것을 분류하여 피로물질 축적설, 역원소모설, 생체내의 물리화학적 성질의 중추성 조절장해설, 탄성한계설등을 들고 있다.

그러나 피로의 현상은 원래 증후군으로서, 이러한 요인의 하나하나가 문제가 되는 것은 아니고, 어느 것이나 그일면을 나타내고 있다고 생각하여도 무방할 것이다.

피로에는 심신의 심한 작업에 의해 그 능력이 저하되는 전신성인 피로와 국소의 피로화가 있다. 또 피로의 회복상태에 의해 일시적인 피로와 지속적인 피로가 있다. 하루의 노동에 의해 몸의 에네루기 - 가 소모되어도 나른하며, 식욕이 없고, 동계를 하며, 밤에는 잠을 이루지 못하여 언제나 탕에 오래있다가 나온것처럼 힘이 없고, 쉽게 피로하여 「하품」이 나오는 것 같은 여러가지 증상이 나타난다.

「견응」은 이와같이 피로현상으로서도 일어나자마는, 고혈압이나 신경증 등으로도 일어난다. 또 내장 - 체표반사라고 하여 내장의 작용에 변화가 있을 때, 이것이 피부나 근육에 반사하여 痛이 뻐근한 현상을 일으킨다(連關痛). 따라서 정신적인 감동(걱정과 슬픔). 노이로 - 제 - 나 히스테리 -, 위장병이나, 부인병, 호흡기병 등에서도 반사적으로 일어난다.

원래 인간은 네발 짐승으로서 가장 적합한 신체구조를 하고 있었으나, 진화의 과정에서 중추 두단이동의 법칙에 따라 뇌수가 발달되어 무겁게 되니, 그 때문에 머리를 밑으로 하여 기는것이 부자연스럽게 되어 직립위를 취하게 되었다.

네발 짐승으로서의 몸의 구조대로 섰기때문에 물리적으로 가장 약점으로 된 곳이 몇군데나 나타난다. 그 대표적인 곳이 경부(크고 무거운 머리가 목뼈를 七個를 쌓아 올린 위에 실려 있다)이다. 목뼈는 인간이 삼십세를 넘으면 변형이 일어난다 하니, 최근 정형외과에서 말하는 경맥증후군이라고 불리어져 목에서 어깨·팔에 걸쳐서의 신경통 같이 통이 있는 것은, 이 경추변형에서 일어난다.

다음에 어깨와 등이다. 이것은 상지가 동(胴)의 외측으로 하수(下垂)하여 있기때문에 어깨와 등의 근육은 이것을 바치고 있는 것 만이라도 큰 부담이 있는데도, 인간의 일상운동으로 상지의 운동만큼이나 심한것은 없다. 어깨를 굽히고, 팔꿈치를 굽히며, 손가락을 쓴다. 이것이 어깨에서 좌우 견갑골의 주위, 등뼈 양쪽의 근육에 「뻐근」함을 생기게 하는 이유가 된다. 특히, 한복이나 양장의 전문가나, 작가, 조각가, 음악가 그리고 손끝으로 자질구레한 일에 쫓기는 사람이 심하다.

다음은 허리이다. 이곳은 직립위를 취할때 가장 무게를 받는 곳이며, 몸의 가눔이 된다. 사십세를 넘으면 요추변형이 일어나는 이유도 이 때문이다. 이 요추의 변형은 허리나 하지의 신경통의 커다란 원인에 대해서는 따로 항목을 만들어 설명하였다.

상지를 많이 쓰는 직업인에 오는 견응은, 어깨에서 견갑골의 주위, 등뼈 양쪽의 근육에 많으며, 장시간 앉아 일하는 직업인은 몸을 앞으로 숙이며 일하므로(조각, 사무계, 저술가)목에서 어깨, 좌우 견갑골 사이의 근육에 울혈(鬱血)을 일으키기 쉽다. 완고한「견응」은 전문의사에 보일 필요가 있으나 일반적으로는 맛사－지와 지압이 가장 알맞는 대상이라 할 수 있다. 치료에 즈음하여 피로하기쉬운 신체의 약점부위나「뼈근함」이 일어나는 부위를 잘 파악하여 중점적으로 행한다.

맛사－지 · 지압방법(그림참조)

〔1〕환자를 앉게하고 양쪽 손바닥으로 좌우 동시에 그림①에서 ⑥, ⑦에서 ⑧까지 →표 방향으로 3～5회 잘 문지르고, 다음 좌우손을 교대로 써서 모지안쪽으로 동그라미를 그리듯이 그림의 →표 방향으로 ①에서 ⑧까지의 경로를 주물이며 나아간다. 특히 ①②③④는「뼈근함」이 일어나기 쉬운곳이므로 유념하여 행한다.

〔2〕환자를 엎드려 눕게하고 두 손바닥을 포개어 조용히 장압한다. 다음에 두 손의 모지의 안쪽으로 좌우동시에 ①～⑥의 경로를 지압한다.

〔3〕맛사－지 지압이 끝나면 후경부에서 어깨·등을 걸쳐 가볍게 사지를 간추려 소지측으로 두손을 교대로 리드미컬하게 두들긴다. 주먹으로 강하게 두들기는것은 절대 금물이다. 다음에 어깨의 오르내리기, 목을 앞 뒤로 굽히기, 돌리기, 팔의 상하운동, 가슴을 펴 두팔을 벌려서 숨쉬기 등, 목·어깨에서 등까지에 걸쳐서의 체조가 효과적이다.

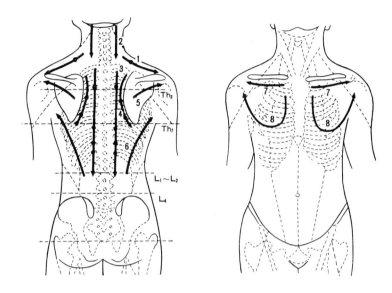

「피로」와 「肩凝」의 治療經路

Ⅱ. 두통 · 두중(頭重)

두통은 두개속의 병이다. 특히 뇌막의 자극이나 종양, 출혈 등으로 일어나는 외에 정신적인 원인(긴장이나 불안, 정신신경증 등)이나, 머리의 외상, 눈, 코, 입의 병 또는 발렬, 신경통으로도 일어난다. 유인으로서 심신의 과로나, 눈의 피로, 기후기상의 변화, 생리이상 등 기타 분명하지 않은 원인으로 일어난다.

상습성인 두통의 대부분은 여러가지 검사를 하여도 그 원인을 파악 못하고 (특발성인 두통). 또 그의 한걸음앞의 「머리가 무겁다」「물건을 덮어 쓴 느낌」라고 하는것이 많다. 상습성인 두통과 두중을 나누어 보면 다음과 같이 된다.

〔1〕 울혈 때문에의 두통

두중, 현기, 아물거림, 위의 불쾌감, 몸의 노곤함, 우쭐해진다, 불면등이 있으며 머리가 쑤시듯 통하고, 특히 귀의 윗부분와 후두부에 격통이 있다.

〔2〕 빈혈증인 사람의 두통

머리 전체가 아파 이명, 현기, 토기를 동반하고, 얼굴은 창백하고 식은땀을 흘리며 매숙매숙 하던지 심할때는 졸도한다.

〔3〕 한쪽 두부에 심한 통이 오는 편두통.

편두통의 대부분은 혈관성으로, 뇌속의 모세혈관이 지나치게 퍼지거나, 지나치게 오물어져서 혈관을 싼 막을 자극하여 통이 된다. 신경성인 빈혈이나, 심신의 과로로 가끔 편두통으로 고생하는 사람도 있다.

맛사-지와 지압의 대상이 되는것은 혈관성인 두통이다. 아픔을 진정시켜 두통으로 수반하여 일어나는 목, 어깨등의 뻐근함, 현기증, 눈이 아롱거린다. 위의 불쾌감, 권태감 등을 푸는데는 효과적이다.

맛사-지 지압법의 방법(다음그림 참조)

〔1〕 아픔을 진정시킬 목적으로, 목 특히 옆목의 흉쇄유돌근을 대상으로 하여, 이것을 모지와 인지로 끼워서 가볍게 동그라미를 그리듯 →표 방향으로 ⑤와 ⑥을 그린다.

〔2〕 동맥성인 두통으로 우쭐대는 증상이 강할 때는 얼음주머니, 얼음베개를 하여 베개를 높게한다.

정맥성 출혈(울혈)두통으로는 언제나 두중감이 있으며, 머리에 닿이면 둥둥 뜨는 상태가 귀의 위에 또는 후두부에 보인다. 이것을 모지와 사지로 잘 주물러 울혈을 제거한다.

빈혈성 두통은 잘 졸도하지마는 이때는 환자를 안정하게 하고 앞두부에서 옆 두부에 걸쳐 ①②③④를 경찰(가볍게 문지른다)하고 유날(주무리다) 하여 견배부에 맛사-지를 한다.

〔3〕 맛사-지, 지압의 순서는 다음과 같이 한다. 두부는 ①②③④를 →표 방향으로 맛사-지하고, 두부는 ⑤와 ⑥, 견배부는 ⑦⑧⑨⑩의 순으로, 흉부는 ⑪⑫를 맛사-지 한다.

〔4〕 최후에 환자의 얼굴을 앙향시켜, 턱과 머리를 잡고 얼굴은 천

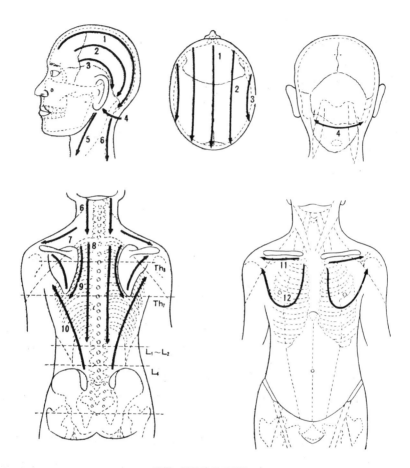

頭痛 · 頭重의 治療經路

정을 향한 그대로, 턱을 당겨 늘리는것 처럼하면서 혼들게 한다(抑首法). 이것은 머리에 울혈된 혈액이 심장으로 돌아가는 것을 돕기때문에 머리가 가벼워진다.

Ⅲ. 현기증

이 증상은 몸의 균형을 가질 기능에 장해가 있을 때 일어난다. 현

374

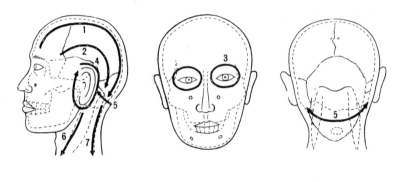

「현기증」의 治療經路

기증은 내이(內耳)의 미로와 이것에 관련을 갖는 소뇌 계통이 자극되어, 일정한 방향으로 도는 것처럼 느껴지는 경우를 말하며 방향이 일정하지 않든지, 흔들거리는 것이 일어섰을때 일어나는 현기증이다.

현기증과 함께 눈앞이 잘게 떨려 움직이는 것 같은 증상은 중이염이나 내이염, 이관협책 (귀와 목안에 있는 관이 비좁아지게 된다)등일때 일어난다.

보행할 때 흔들흔들하는 느낌이 있으며, 자세를 바꿀 때 현기증이 나고 시력이 약해지며, 두통을 호소하고 특히 움직일때 흔들흔들하게 강한 현기증이 오는 것 같은 증상은 뇌속의 신경중추에 장해가 있을 때가 많다. 이와 같을때는 전문의 진단을 받아 정밀검사를 하여 충분한 원병의 치료를 행한다.

두부와 함께 일어서든지, 걸어가다가 갑자기 서든지 하는 자세의 변화가 있을 즈음에 짧은 현기증이 일어나 이것이 수개월에서 수년을 걸쳐 계속하는 수가 있다. 머리의 외상 뒤에 생기기 쉬운 증상이다.

때때로 발작적으로 현기증이 생겨, 토기나 구토증을 동반하는 경우 현기증은 가볍지만은 분명한 발작도 없이 웬지 귀가 잘 들리지 않는 등의 증상은 소위 메니엘ー증후군이라하여, 그 원인에 대해서는 여러 가지 설이 있으나 내이의 혈관 신경증이 주목되고 있다. 바빠서 종일 시간에 쫓기어 서서 일하는 중년의 인테리ー나. 그에 관계하는 관계자에 많이 보인다. 현기증의 대부분은 일시적인 자세의 변화로 휘청거리고, 특히 공중에 떠 있는 것 같은 느낌을 호소하며 손끝이나 무릎밑이 냉하여 얼굴이 화끈하게 달아 오르는 것 같은 경우는, 고혈압이나 저혈압, 뇌동맥 경화증인 경우, 또는 빈혈증인 때가 많다.

현기증이 나고, 때때로 달아올라 얼굴이 화끈하고, 어깨가 뻐근하며 요통, 변비가 있으며 수족이 냉하고 아랫배가 뻣뻣하며 두통이나 두종으로 고통하는 경우, 특히 중년이후의 부인으로는 생리이상이나 갱년기 증상이다.

맛사ー지 지압의 대상으로서 효과가 있는것은 머리의 외상등으로, 이미 상처도 완전히 낫고, 뇌속에 아무런 변화도 없으면서 현기증이 일어나는 소위 후유증으로서의 현기증이나, 메리넬ー증후군, 고혈압이나 저혈압에서 일어나는 현기증, 생리이상이나 갱년기 증상으로서 나타나는 현기증 기립성조절순환장해(자율신경실조에 의한 현기증) 등이다.

맛사ー지 지압방법 (상도참조)

〔1〕 환자를 앉히든지 눕혀서, 머리전체를 →표 방향으로 조용히 두 손바닥으로 몇번 문지르고, ①②의 경로를 →표 방향으로 그다지 강하지 않게 눌리는 방법으로 두 손의 모지의 안쪽으로 조용히 지압한다.

〔2〕 다음에 억와위(바로누운자세)로 눕혀 눈주위 ③눈알을 누르지

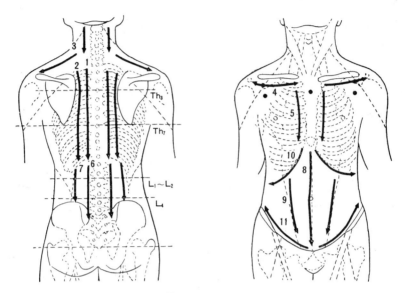

「기침」「숨참」의 治療經路

않도록 조심하면서, 눈의 가장자리를 가볍게 손가락을 걸쳐서 지압한
다. 귀 주위④를 지압하여 다시 후두부의 가운데에서 귀 뒤까지 ⑧양
쪽을 교대로 지압한다.

〔3〕 다음에 목의 옆쪽의 굵은 근육⑥⑦을 모지와 인지의 안쪽으로
크게 잡는것 처럼하여 귀뒤에서 전경부까지 가볍게 주무른다. 또 어
깨 등⑧⑨의 맛사-지 지압을 →표와 같이 행한다.

Ⅳ. 기침, 숨참(천식)

기침이나 천식은(호흡곤란) 호흡기병에 잘보이는 증상이다.

기침이 나오는 것은 폐를 지킬 필요가 생겼을 때이므로 목안이나
기관, 기관지가 거칠어지든지, 진무르든지, 분비액이 평소보다 늘어나
든지, 폐장이나 심장의 병등으로 기도에 장해가 일어났을때이다.

숨이 차다는 것은, 호흡곤란의 상태로 호흡하는데 노력하지 않으면
안되며 호흡이 흐트러져 헐덕이는것 같은 상태가 나타난다. 기관지,

폐, 심장의 병으로 일어나지 마는, 노인들에게 많이 보이는 숨찬것은 폐기종(폐가 부어서 폐속에 출입하는 공기의 양이 적다)이나 폐섬유증 (폐가 우묵하게 되어 역시 공기의 출입량이 적다)의 어느쪽이다.

기침이나 호흡곤란을 수반하는 만성병의 대표에 천식이 있다. 천식의 본체는 기도가 오물어들어 숨을 토하는것이 곤란(호기성호흡곤란)하게 되는 상태로 젊은사람은 발작이 오더라도 그것이 그치면 보통사람과 다름이 없지마는 노인의경우는, 발작이 그치더라도 비슷한 증상 (쇠쇠하며 숨이찬 폐기종)이 머물러 뒤가 깨끗하지 못하다.

천식의 원인은 지금까지 분명하지 않지만, 알레르기 – 설, 자율신경설, 홀몬설, 유전에 의한 소질설 등이 있다.

일반적으로 천식은 고치기 어려우며, 근본적으로 전치할 수 있는 방법은 아직 없다. 다만 유아의 천식은 성인이 되면 자연히 낫는 수가 있다.

기관지 천식을 일으키는 환자의 체질은 골격도 약하고, 지방도 부족하니 소위 무력체질자, 동양의학적으로 말하면「허증」이다.

맛사 – 지 지압방법(그림참조)

〔1〕 발작시에는 환자의 고통을 제거시키는 것을 목적으로 지압을① ②의 경로에 행한다. 두 손의 모지로 좌우동시에 그다지 강하지 않는 지압을 한다.

〔2〕 발작이 그치면, ①에서 ⑪의 경로를 차례로 두 손바닥으로 잘 문질러 가볍게 지압을 윤상으로 →표 방향으로 향해 주물인다.

천식환자는 보통 단계에서도 쇠쇠하면서 숨찬 상태로 있을 경우가 많으며, 특히 어깨나 등의 호흡에 관계있는 근육에「뻐근」함이 나타나기 쉬우므로, 이것을 제대로 제거하여 편안하게 되도록 유념한다. 이어서 손끝이나 발끝의 냉을 호소하기 쉬우므로 맛사 – 지를 잘한다.

V. 유출(乳出)이 나쁠때

유즙의 분비부족에는 두 가지 설이 있다. 하나는 아기를 낳았을때

378

부터 유즙이 잘나오지 않는 것, 다른 하나는 처음에는 젖이 잘 나왔는데, 아기의 젖 빠는 방법이 나쁘든지 매회마다의 젖 주는 양이 많든지 적든지 하여 차차로 젖이 잘 나오지 않게 되는 것 등이다.

젖이 나오는 것이 보통이라고 하는것은 아기가 젖을 잘 취급하여, 일회마다의 유선속의 젖을 전부 빨아 버렸기 때문에 유즙분비 부족도 과다로 일어나지 않는 것이다.

맛사-지는 유방에 직접 자극을 주어 유방 주변으로 가슴, 어깨, 등 부위의 혈행을 왕성하게 하므로 효과적이다.

더우기 유선염이나 유암에서 일어나는 유즙분비 부족에는 효과가 없을 뿐 아니라, 해가 되는수가 있으므로 시술은 보류함이 좋다.

맛사-지의 방법(다음그림 참조)

〔1〕 환자를 바로 눕혀 술자는 어느 쪽이든 그 옆에 앉는다. 다음 모지와 인지를 벌려서, 유방의 가장 뿌리쪽을 눌러, 이것을 쥐어 잡는

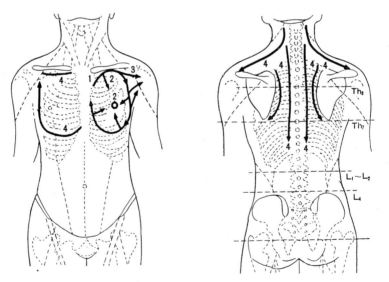

乳出이 나쁠때의 治療經路

좌도의 (4)는 동측을 맛사-지 하지만은 그림을 알기 쉽게하기 위해서 반대측으로 그렸다.

것 같은 기분으로 유수로 향해 몇번 문질러 올린다. 이어서 같이 두
손으로 유방의 뿌리를 둥근 바퀴모양으로 잡고, 마치 물을 한잔 쓰미
게한 스폰지라도 짜는 느낌으로 젖목을 향해 이긴다(①의 경로).

〔2〕두 개 혹은 세 개의 손가락으로 젖목을 집고 송곳을 비비듯 조
용히 당겨 올린다(②의 경로)

〔3〕유방의 외측에서 겨드랑 밑을 향해 손 바닥으로 몇번 문지른다
(③의 경로).

〔4〕가슴근육이나 어깨주위를 사지로 문질러 주물인다(④의 경로).

〔5〕맛사 - 지의 보조요법으로서, 온엄법(찐 타월)을 행하면 한층
유효하다. 시간은 10~20분 정도 젖이 잘 나올 때 까지 매일 1회씩
반복한다.

VI. 만성 위장병(胃弱)

만성위장병이란, 위장신경증, 위하수증, 위 아토니 -, 위 십이지장궤
양, 대장기능이상 등의 질환군을 뜻하는 것으로서, 흔히 「위약(胃弱)」
이라고 하는 위장신경증은, 정밀검사를 하여도 위장에는 그다지 병적
변화를 인정하지 못하는데 환자는 언제나 위장을 의식하여 식욕부진,
음식물이 가슴에 걸리고, 탁구공이 구미(鳩尾)에서 목쪽으로 올라오
는 기분이 든다. 트림, 구기(嘔氣), 위가 더부룩, 식후에 배가 뻣뻣,
하복부의 불쾌감, 동통, 변통이상, 현기증, 불면등을 호소한다. 이것은
위장이 스트레스가 쌓여있는 상태로, 체질이라기보다 불규칙한 어지
러운 생활 식이의 불섭생등에 의한 것이 많다.

위 아토니 - 는 위근육의 긴장이 쇠퇴하여 무력하게 되어 위의 운동
도 소화기능도 약해지는 병으로, 선천적 소질, 대식으로 인한 과로 자
궁이나 위장의 만성질환 등에 수반되어 나타난다.

증상은 음식물이 위에 머물어 발효, 부패작용이 성하게 되어 트림,
구기가 일어난다. 식욕은 없고, 위의 부분을 가볍게 두들기면 참방참
방 소리가 나며 중증이 되면 현기, 두중외에 신경증상을 동반한다.

위하수증은 위아토니 - 가 다시 진행되어 위가 늘어져 버린상태를 말하며, 내장하수도 동시에 보이게 된다. 무력한 체질자인 부인으로서는 골세트의 압박, 출산후 또는 지나치게 쇠약하여 야위어 배의 근육이 늦추어 졌을 때 일어난다. 가벼운것은 자각증상이 없으며, 보통 부정한 신경증상을 가진 사람에 수소가 나타나기 쉽다. 주요 증상은 위의 압박감, 충만감, 가슴타기, 트림, 변통이상, 식욕부진, 발작성인 위통이다. 외국의 의학 교과서(내과계통)에서는 우리나라처럼 병취급을 하지않고 위하수라는 진단명도 삭제되어있다.

위·십이지장궤양은 감정과 깊은 관련이 있는 위장질환의 대표로서, 구미(鳩尾)의 통, 구토, 가슴타기, 트림, 중증으로는 토혈, 하혈(변에 피가 섞인다)이 주된 증상이다. 정신적인 스트레스가 위·십이지양궤양의 운동이나 분비의 항진을 일으켜서 위산과다에서 궤양으로 발전한다고 설명되어 있지만은 원인 그 자체는 아직 분명하지 않다.

대장기능 이상은 대장경련(복통과 변비, 또는 변비와 설사의 섞바뀜이 있다) 신경성 설사(식후, 특히 아침식사뒤의 1~3회의 연변 또는 설사를 본다). 점액산통(변비되기 쉬우며 때로 설사가 있으며, 가끔 대량의 점액이 배출된다)등 감정에 밀접한 관계로 증상이 일어나는 곳에 특색이 있다. 레도겐 기타의 상세한 검사를 행해도 장에 특별한 병이 인정되지 않는다.

맛사 - 지, 지압은 우선 전신강장요법, 다음에 복근·위장근육의 긴장을 높이기 위해서 복부에 맛사 - 지, 지압을 행하고 덧붙여 수반되는 증상을 제거하기 위해서 머리, 목, 등, 상하지의 맛사 - 지를 행한다.

맛사 - 지 지압의 방법(다음그림 참조)

〔1〕복부전체를, 두 손바닥을 포개어 가볍게 크게 문지른다.

〔2〕경로 ①②를 같은 방법으로 1~2회 문지른다.

〔3〕경로 ②를 두손을 포개어 사지의 바닥을 동그라미 모양으로 2

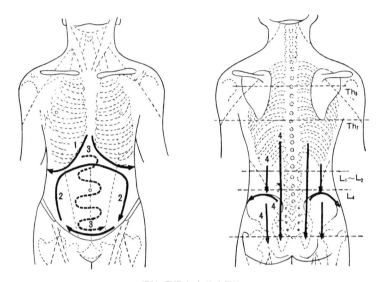

慢性 胃腸病의 治療經路

회 →표 방향으로 주물른다.

〔4〕 경로 ③은 바른손 손바닥을 밑에 왼속바닥을 포개어 배의 노를 젓듯이 잘 주물인다.

〔5〕 복부전체에 손가락으로 진전법(혼들게 한다)을 가하여 가볍게 두들인다.

〔6〕 다음 환자를 바르게 눕혀, 경로 ④를 두손의 모지의 안쪽으로 →표 방향으로 동그라미모양으로 주물러 지압한다. 구미(鳩尾)에서 좌우의 계늑부를 조용히 지압하는것도 소화불량 증상을 제거하는데 좋다.

Ⅶ. 변　비

변통이 적은것이 변비이지마는, 어느정도 이상이 병적인가는 개인 차가 있어서 한마디로 말 할 수 없다. 변통은 있어도 잔류감이 있든 지 배변뒤에 개운하지 않는 것이 변비에 속한다.

382

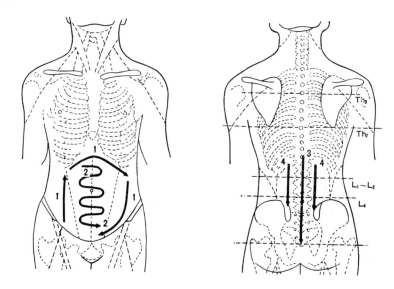

便秘의 治療經路

변비에는 여러가지 원인이 있으며 대장의 이상에서 오는 것, 체질적
으로 무력성체질에서 오는 것, 식이에서 오는 것, 정신적 혹은 신경성
에서 오는 것, 습관성에서 오는 것, 내분비성에서 오는 것, 다른 장기
의 질환에서 오는것 등이 있다.

맛사-지 지압의 효과가 있는 변비는 특별히 원인이 나타나지 않고
서 변비의 증상(변통이 없을 뿐, 현기, 두통, 불면, 어깨뻐근, 우쭐대
다)을 호소한다.

소위 상습성 변비이다. 이것은 운동부족, 소화되기 쉬운 음식물(장
관을 자극하지 않는)만을 섭취했을 경우, 체질적으로 장관벽의 근 긴
장이 항진하기 쉬운 사람에 보인다.

맛사-지 지압의 방법(앞과 위의 그림참조)

〔1〕 양쪽 손바닥을 포개어 그림의 ①을 →표 방향으로 몇번 문지르
게 한다.

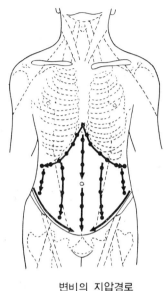

변비의 지압경로

〔2〕 다음에 같은 경로를 좌우의 인지·중지·약지·소지를 나란히 포개어 손가락 끝으로 동그라미 그리듯이 주물인다. 이 경우 힘을 지나치게 넣어서는 안된다.

〔3〕 다음에 ②를 화살표 방향으로 두 손을 포개어 바른손의 바닥으로 배의 노를 젓듯이 충분히 주물인다. 환자의 발은 양쪽 무릎을 세워둘것

〔4〕 다음에 등·허리의 ③④를 주물인다

〔5〕 지압은 등·허리의 ③④의 경로와 장부인 ●표인 곳에 행한다.

Ⅷ. 요통

요통이란, 허리에 통이 있다는 것을 나타내는 하나의 증후군이다. 요통을 일으키는 병은 많이 있다. 뼈 및 관절이상에 의한 요통(가리에스, 추간판헤르니아, 변형성 척추증, 척추분리 등) 등 외상에 의한 요통, 연부병변(軟部病變)에 의한 요통(근육통 결합직염 등), 중독(重篤)한 질환의 한 증상으로서의 요통, 반사적으로 일어나는 요통(장, 신장, 간장, 부인과의 질환을 지각신경을 중개하여 반사적으로 요통을 일으킨다)등이 있다.

이 가운데 맛사-지 지압의 대상이 되는 요통은 허리부위의 타박상이나, 내장의 반사에서 오는 요통, 요근류-마치, 요부의 신경통, 원인이 분명치 않는 요통 등이다.

맛사-지 지압의 방법(그림참조)

온열치료뒤에 행하면, 혈행이 좋아지며 痛이 빨리 제거된다.

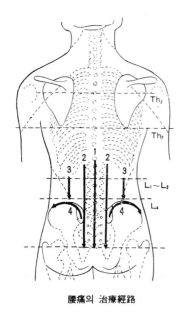

腰痛의 治療經路

〔1〕 허리전체를 그림②③의 →표의 방향으로 두 손바닥으로 가볍게 3~5회 만진다.

〔2〕 다음에 ①의 경로(등뼈 위)를 오른편 손바닥을 밑에, 왼편을 위로 포개어 →표 방향으로 천천히 눌러간다. 지나치게 힘을 들이지 않도록 주의한다.

〔3〕 다음 ②의 경로(요추양측의 높은 근융기)와 그 위측의 넓고 두터운 근층을 잘 문질러, 손가락의 유날을 행한다.

〔4〕 다음에 등의 바로 양측 ②의 경로, ③의 경로, ④의 경로 (허리 띠가 걸치는 뼈쯤으로 연한곳)를 지압한다. 한 곳을 3~5츠 정도로, 3~5cm마다, 처음엔 가볍게 차차로 강하게 눌린다.

〔5〕 ②③④의 경로를 모지의 안쪽으로 동그라미를 그리듯이 →표 방향으로 주물이면 좋다.

IX. 생리이상과 혈로

월경이라는 생리현상은, 여성특유의 것이지 마는 변비와 마찬가지로 고체차(固體差)가 있다는 것을 이해하여 둘 필요가 있다.

생리이상으로서는 무월경(전연 월경이 없는 경우), 대상(代償)월경(월경이 있어야 할 시기에 월경이 없고, 다른 장기에서 출혈한다), 희발(稀發)월경(2~3개월 이상 기간을 두고 월경을 보든지, 월경의 양이나 기간도 적을경우), 조발(早發)월경(7~8세 이전에 월경을 본다), 빈발(頻發)월경·과다(過多)월경(1개월중에 2회이상이나 정상월경을 보든지, 월경의 양도 많고, 기간도 오래 끌 경우), 월경곤란증(월경시

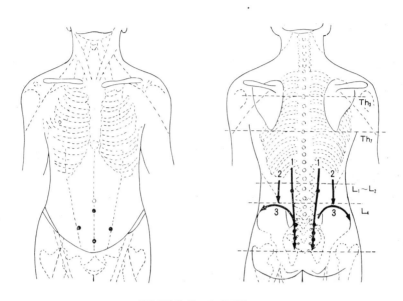

생리이상과 혈로의 치료경로

에 심한 고통을 호소한다), 다시 갱년기 증상도 포함되어 있다. 어느 것이 든지 공통적으로 일어나는 전신증상은, 두중, 두통, 현기, 견응, 요통, 하복부의 긴장, 달아 오름, 하지의 냉, 불면, 월경시 통 등이다. 한방으로는 월경이상에 대하여 특별히 보는 방법이 있다.「혈로(血路)」 (부인의 자율신경증)라고 속칭되고 있으나, 부인의 생리현상의 본체의 현에 있다고 생각하여, 매월 일정하게 월경이 정상으로 온다면 혈 (혈액, 홀몬을 하나로 한것)은 몸속에서 순조롭게 돌아 생명 에네루기 – 가 활발하게 일하지만은, 만일 이것이 불순하게 되면 혈이 정체되어 유해물질(패혈)이 생겨 일종의 중독 증상으로서「혈로증」을 일으킨다. 따라서「패혈」을 배제 또는 중화하는것을 목표로 치료를 행하여, 월경이상으로 수반하는 여러가지의 일정하지 않는 수소(愁訴) 증후군이나 갱년기 장해를 극복할려고 한다.

맛사 – 지와 지압은, 생리이상일 경우 공통적으로 일어나는 전신성인 수소를 고치는데 효과가 있다.

맛사-지 지압의 방법(앞항의 그림참조)

〔1〕 요추의 양측(양 상지를 내리고 직립된 상태로 좌우의 팔꿈치 높이의 밑에서 부터 시작한다)의 단단한 근웅기에서 선골을 거쳐 미골까지의 ①의 경로를 두 손의 손바닥으로 →표 방향으로 문질러 주무르고 모지안쪽으로 유날한다.

〔2〕 다음에 요골이 이어진 뿌리에서 ②③의 경로를 →표 방향으로 지압을 한다.

〔3〕 다음에 요부, 복부의 ①②③의 경로, 특히 ●표를 지압한다.

〔4〕 두통, 두중, 현기, 견응이 강할 때는, 각각의 항을 참조해주기를 바란다.

X. 수족의 「통(痛)」과 「마비」

통에는 손의 일정한 부분이 아플 경우(아픈장소가 극한되어 있다)와 전신증상의 하나로서 아플 경우(아픈장소가 막연한 상태)로 나누어 진다.

수족의 일정한 부분에 일어나는 통은 피부 및 피하(청저(癤疽), 건근육통 등), 건·건초 (건초염(腱鞘炎), 건단열 (腱斷熱), 관절의 병(류-마치, 통풍), 골·골막(골막염, 화농성골수염), 신경(신경통), 혈관, 인파관(혈전성정맥염, 임파관염, 레-노-병)등으로 구별한다.

전신증상의 하나로서 수족에 통이 올때는 인푸렌쟈-나 말라리아 등 높은 열을 내는 감염증등으로 볼 수 있다.

수족이 마비될 때는, 수족의 운동마비와 지각의 마비가 함께 되어 있어 구별하기 어렵다. 의학적으로는 지각이 없어지 든지, 둔해지는 것을 「마비」라 표현하며, 짜릿짜릿하게 감전된 것 같은 이상한 느낌은 「마비감」이라고 부르고 있다.

수족의 마비는 말초신경의 병(다발성 신경염, 각기, 외상에 의한 신

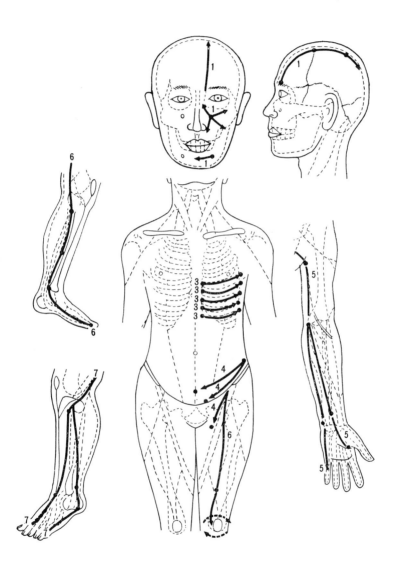

수족의 「통」과 「마비」의 치료경로

388

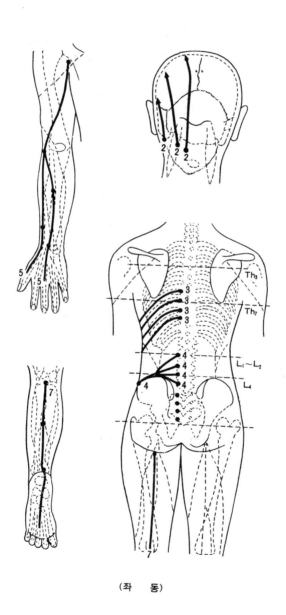

(좌　동)

경손상), 척수의 병(척수염, 척수로), 뇌통(뇌졸증·뇌막염), 동맥경화, 고혈압증 등 일때 일어나게 된다.

여기서는 수족의 통으로서 여러가지 신경통을 들고, 기타의 병은 다른항에서 설명한다.

신경통

신경통이란 어떤 지각신경이 분포되어 있는 영역에 통을 일으키는 것으로서 그 통은 극심하며, 발작성이다. 신경통에는 어떤 병의 증후의 하나로서 나타나는 것과, 아무이상을 모르면서 통을 일으키는것(원발성)이 있다.

일반적으로 신경통이 있는 환부는 혈행이 나빠서 냉하기 쉬운 경향이 있으나 추위나 냉, 감기나 과로 등에서 일어난 신경통은 손바닥으로 문질러서 혈행을 잘 되게 하여, 통하는 경로를 지압하여 통을 진정시키면 좋아진다. 신경통으로 맛사 - 지나 침(針)·구(灸)가 효과가 있었다고 하는것은 이러한 신경통의 경우가 주가된다.

다음에 주요신경통에 대하여 설명하기로 한다.

삼차신경통(三叉神經痛)

아픈장소는 머리, 이마, 눈시울, 코의 안쪽, 이빨, 볼, 귀 등에 발작적인 통이 일어난다. ①의 경로를 화살표 방향으로 두부 맛사 - 지, 안면 맛사지 - 지를 한다. 어깨나 목 등을 손바닥으로나 모지, 이지로 문질러 주무른다. 지압은 ①의 경로인 ●표에 속한다. 머리를 뒤로 재치는 운동도 좋다.

후두신경통(後頭神經痛)

귀뒤에서 후두부, 두정부에 걸쳐서 발작성인 통을 일으킨다.

맛사 - 지 지압은, 머리와 목인 ②의 경로를 잘 문지르고, ●표를 지압한다. 머리를 굽히거나, 신경통을 일으키고 있는 쪽의 반대쪽을 운동시키면 좋다.

늑간신경통(肋間神經痛)

옆 가슴부위에서, 앞가슴 부위, 상복부 등, 특히 좌측 젖에서 좌의 옆배에 걸쳐서, 호흡을 할 때 마다 통할 경우가 많다.

가슴·배부위의 ③의 경로와 ●표에 맛사-지와 지압을 행한다.

요복신경통(腰腹神經痛)

허리, 배, 엉덩이 부위에 일어나는 발작성인 통이 있다.

맛사-지는 허리부위(요추의 양측), 측복부, 서경부, 하복부, 둔부에 걸쳐, ④의 경로를 맛사-지하고, ●표를 지압한다.

완신경총신경통(腕神經叢神經痛)

측경부에서 쇄골장와, 액와 이어서 상완, 전완에 걸쳐서 모지쪽(요골신경통), 상완의 소지측에서, 전완의 손바닥 쪽의 중앙을 손가락으로 향하는 경로(정중신경통), 같은 전완의 소지쪽(척골신경)에 일어난다.

맛사-지는 ⑤(요골신경통, 정중신경통, 척골신경통)의 경로를 →표 방향으로하여, 경로상의 ●표에 지압한다.

대장신경통(大腸神經痛)

대장의 전내측에서 하장안쪽을 걸쳐 통한다.

맛사-지는 ⑥의 경로를 →표 방향으로 행하고, 지압은 경로상의● 표에 행한다.

좌골신경통(坐骨神經痛)

허리에서 대퇴의 뒷쪽, 하퇴의 앞쪽(비골신경통), 하퇴의 뒷쪽(경골신경통)에 걸쳐, 하지전체가 통하는 것으로서 하지의 신경통이라고 하면, 대부분 이 신경통이다.

맛사-지는 환자를 엎드려 눕게하여 허리에서 대퇴뒷쪽 중앙을 거쳐 하퇴 및 족 전부에 걸쳐 ⑦의 경로에 행하여, 경로상의 ●표를 지압한다. 하지전체를 힘껏 펴면, 그 때는 아프지만은 뒤에는 편안하게 된다.

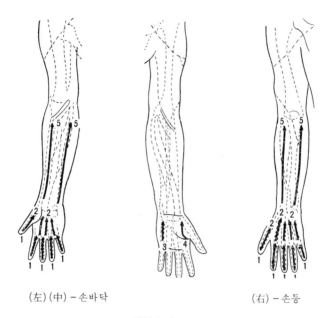

(左)(中) – 손바닥   (右) – 손둥

서경의 치료경로

XI. 서   경(書痙)

서경은 직업성 경련이라고도 하여, 필경(筆耕)을 직업으로 하는 것 (書痙), 음악가(樂痙), 무전사(손의 무너짐)들이 작업을 시작하려하면 장해가 일어나, 그 동작이외의 일은 무엇이든 할 수 있다는 병이다.

최근에 늘어나고 있는 서경은, 특수한 직업이 아닌 보통 샐러리멘 (20대 남자에 많다)에 보이며 환자는 공통적으로 자기 현시경향이 강한 성격을 가지고, 가정이나 직장에 욕구불만을 가지고 있다는 것을 알게 되었다.

서경에는 경련형(붓을 잡을 때나, 팔의 경련이 일어난다), 진전형 (글을 쓸때 손이 떨림), 마비형(글을 쓰기 시작하면 곧 피로가 와서 전연 쓰지 못하게 됨), 혈관운동 장해형(손가락이 통하고 저리어 부어 오른다)등이 있다.

일종의 신경증이므로, 휴직, 직장변경, 암시요법등으로 마음의 억압을 제거하면 좋겠지만은 맛사-지, 지압을 시도하면 좋다.

맛사-지 지압의 방법(전도 참조)

〔1〕 환자의 손바닥을 한쪽 손으로 손목을 상향으로 쥐고, 다른 한쪽 전완을 걸쳐서 몇 번 가볍게 문지른다.

〔2〕 다음에 모지와 인지를 써서 환자의 모든 손가락을 끼워 한개씩 ①의 경로를 문질러 주물인다.

〔3〕 다음의 모지의 안쪽과 인지의 안쪽을 상하에서 손목의 뼈와 뼈 사이에 넣어 동그라미 모양으로 ②의 경로를 주물인다.

〔4〕 환자의 손을 뒤집어 손바닥의 ③과 ④를 모지의 안쪽으로 주물인다.

〔5〕 전완의 손등쪽과 손바닥측과의 양쪽의 ⑤의 경로를 한손으로 문지르고 주무르고, 지압은 각 경로상의 ○표에 행한다. 어깨나 등, 목에도 가벼운 맛사-지를 한다.

〔6〕 마지막으로 손가락 관절을 잘 움직여주어, 손을 힘껏 쥐게하여 후~하고 힘을 쑥빼는 동작을 몇번이고 시킨다.

XⅡ. 불 면 증(不眠症)

잠의 장해라면 대부분이 수면부족, 즉 불면증이다. 불면을 호소하는 내용으로는 수면시간이 짧다, 잠이 얕다, 자주 깨어난다, 꿈이 많아 숙취할 수 없다, 좀처럼 잠이 들수 없다, 잠이 들지마는 곧 깨어나고 부터 좀처럼 잠을 이루지 못한다는 것이 대부분이다. 이러한 호소에는 그대로 사실을 나타내고 있는것이 아니며, 어디까지나 주관적인 호소에 불과하다. 불면증인 사람은 수면은 인간에 있어서 중요한 것이며 잠을 자지 못하면 몸이 쇠약하여 숙을것이라고 믿고 있는 것 같으나, 실제로는 잠을자지 못해 죽는 사람은 없다. 불면증이라는 것은 자신의 수면이 부족하다고 생각해버려 이것을 괴로워하는 신경증적인

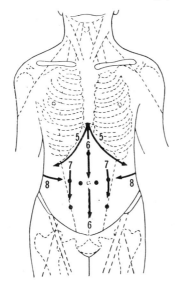
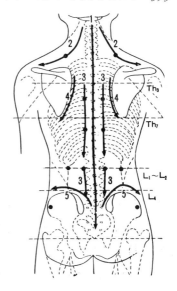

수소라고 할 수 있다.

완고한 불면증은, 뇌질환이다. 정신병일때에 나타나는 수도 있지마는 대부분은 일종의 노이로-제와 같은 것으로서, 정신적 스트레스나, 심신의 과로가 유인이 되어 신경증인 사람에 일어난다. 맛사-지, 지압은 이와 같은 불면증에 가장 좋은 효과가 있다.

불면증에 대해서는 우선 식사나 잠자는 시간을 정확하게 하고, 운동과 휴

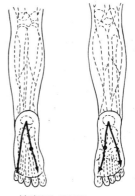

불면증의 치료경로

식을 알맞게 주고, 병을 만들고 있는것은 자신이라는 것을 잘 이해시켜, 비록「자지않는 상태로 견딘다」는 마음가짐을 갖게하는 것이 좋다.

맛사-지 지압법 (상도 참조)

〔1〕 머리, 어께, 등, 허리, 배의 ①~⑧의 경로를 맛사-지 한다.

〔2〕지압은 목, 어깨, 등, 허리, 상지, 하지 의 차례로 전신에 행한다.

〔3〕발바닥을 모지로 지압하든지, 가볍게 두들이면 피로가 풀려서 잠이 잘 든다. 의자에 앉아서 맥주병을 가로로 하여 구불구불 두 발로 굴리는 것도, 피로를 푸는 간단한 방법의 하나이다. 특히 그림에 나타낸 경로 ●표를 중점적으로 지압하면 효과가 있다.

XⅢ. 냉증(冷症 ; 냉각과민증)

냉증은 여성에 볼 수 있는 자율신경 불안정증의 하나이다. 냉증의 원인은 확실하게 규명되어 있지는 않지만 피하지방이 많은 허리나 엉덩이, 발 등에서 보이는 점으로, 열의 불량도체인 지방이 겨울이 되면 피부의 온도를 내리게 함으로서가 아니냐고 말하는 설, 혈관을 벌렸다가, 오물였다가 하는 신경(자율신경)의 작용하는 바란스가 무너져 빈혈상태가 되니 그 때문에 냉한다든가 등 여러가지의 설이 있다. 완고한 냉증은 혈로증, 갱년기 증상이나, 신경증에 보인다. 냉하다고 하는 호소에도 여러가지가 있으니 전신이 냉한 사람, 발이 냉한 사람, 머리가 냉하여 일년중 언제나 수건을 덮어쓰고 있는 사람 등 한곳에 찬물을 끼얹는 듯 냉한 사람, 허리나 엉덩이에 일관 정도의 얼음덩이를 대고있는것 같다고 호소하는 사람, 손이 냉한 사람 등 각양각색이다.

현대의학으로는 냉증에 대해서의 연구나 치료에 중요시하고 있지 않지마는 한방은 진단치료의 중요한 비중으로 삼고 있다. 한방약애는 냉증을 치료하는 처방이 증상의 특징에 맞추어서 몇가지 구비되어 있다.

맛사 - 지 지압은 증상의 개선에 도움은 되지만, 장기간에 걸쳐서 끈기있게 계속하지 않으면 안된다. 말초혈관확창제등의 내복이나 각종온열요법(핫빽, 냉온교대욕, 약엄법, 파라핀파스, 적외선욕, 사우나 등)을 맛사 - 지, 지압을 하기전에 행하면 한층 효과가 있다.

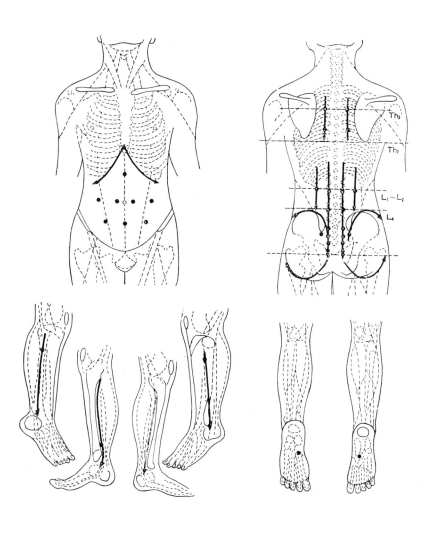

냉증의 치료경로

카라시찡키를 친수연고(親水軟膏)에 섞어서 비벼넣는 맛사 - 지, 힐 토이트 연고를 핫빽의 뒤에 비벼넣는 맛사 - 지 등은 국소요법으로서 권장할 수 있다. 灸도 효과가 있으므로 시도 해보면 좋다.

맛사 - 지나 지압은 특히 그림에 나타낸 경로를 맛사 - 지하고 ●표 를 지압하면 좋다.

XⅣ. 「비대(肥大)」와 「야윔」

「비대(비반증)」도 「야윔」도 결국은 몸에 들어 온 에네루기 - 와, 몸 속에서 소비되는 에네루기 - 와의 균형에 의해 일어나게 된다. 어느쪽 의 경우도 식욕이 관계되고 있다. 식욕은 어떻게 일어나는가에 대하 여 여러가지 학설이 있으나, 두뇌의 바닥에 있는 시상하부의 공복중 추가 혈액중의 당분의 생리적 범위를 넘어선 양에 자극되어 공복감이 일어난다고 하는 생각이 유력하다. 물리적인 영향도 식욕에 깊은 관 계를 갖는다.

「비대」는 받아들인 에네루기 - 보다, 소비된 에네루가 - 가 적으며 남은 에네루기 - 가 전부 지방이 되어 몸의 이곳 저곳에 침착하는 병 을 말한다. 원인은 두 가지가 있다. 하나는 맛있는 것을 지나치게 많 이 먹든지, 운동부족 일때, 다른 하나는 홀몬의 분비이상이나 유전으 로 일어난다.

비대와 운동이 활발하지 못해 약간의 운동이라도 숨이 찬다. 심장 이나 혈관에 지방이 붙으므로, 순환장해나 동맥경화를 초래하기 쉬우 며, 당뇨병이나 담석증 등의 대사장해에 걸릴 비율이 높게된다. 가끔 신경통이나 근육통을 호소하는 사람도 있다.

「야윔」은 받아 들인 에네루기 - 보다는 소비된 에네루기 - 가 많았을 때 보이며, 몸속에 저장되어 있었던 지방은 전부 에네루기 - 로 바꾸 어져 체중이 저하되어 야윈다.

원인으로 두가지 있으니, 하나는 장기간에 걸쳐서 먹지 못했을 경 우, 다른 하나는 홀몬의 분비장해나, 병으로 공복중추에 걸렸을 때,

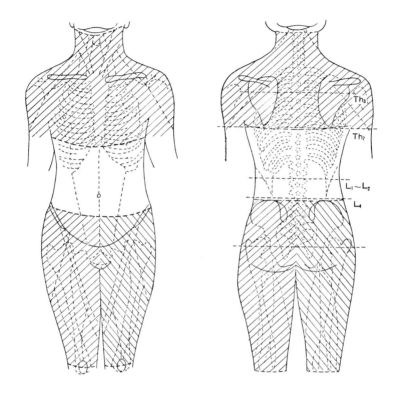

「비만」과 「야윔」의 치료부분

　정신적인 영향으로 식욕부진을 초래한 경우 등에 야윈다.

　당뇨병, 만성위염, 위궤양, 암등으로도 「야윔」이 비교적 급속으로 일어나므로 주의하지 않으면 안된다.

맛사-지 지압의 방법

　「비대」에 맛사-지의 효과가 있는 것은 국소비만의 경우로서, 전신적 비만에는 식이요법을 중심으로, 적당한 운동을 행하여 발한을 노린 물리요법 등이 좋다.

　「야윔」 체질적인 야윔에는, 전신 맛사-지, 지압을 행하여 식욕을 붙이며, 신경과민을 억제시켜 많이 먹게 한다. 특별한 병으로 나타나는 야윔에는 효과가 없다.

지방은 위 그림에 나타낸 부분에 붙기 쉽다. 이 부분을 중점적으로, 전신 맛사 – 지와 지압의 수지를 응용하여 치료하면 좋다.

B 내과(內科)와 운동기질환의 치료

(一) 고혈압과 동맥경화증
－뇌와 심장과 신장의 장해－

1951년 이후의 뇌졸증은 이웃 일본에 있어 사인순위(死因順位)의 첫째를 차지하여, 현재 더욱 증가하는 추세로 커다란 사회문제로 대두되고 있다. 또 한편 같은 순환계의 질병인 심근경한(心筋硬寒), 협심증 등의 심장병도, 종래는 아메리카나 유 – 럽에서는 많고, 일본에서는 비교적 적다고 하던 것이, 근래는 급격하게 증가의 경향을 보이고 있으며 현재로는 뇌졸증이나 암에 있어서 사인순위(死因順位)의 제삼위를 차지하기에 이르렀다.

더우기 또 같은 순환계의 병으로 문제가 되어 있는 것이 신장병이다. 고혈압 · 동맥경화증이 있는 사람은, 오히려 뇌졸증이나 심장병을 걱정하는데 비해서는 신장의 이상을 잊기마련이다. 그러나 위축신(신동맥경화)이 악성화 되어 급사하는 것도 결코 적지 않다.

이와 같이 뇌 · 심장 · 신장의 장해는, 여러가지 원인으로 일어나지마는 그 중에서도 고혈압이나 동맥경화증이 그 주된 원인이 된다. 그것이 뇌이면 뇌졸증(뇌출혈, 뇌연화증), 심장이면 협심증 · 심근경새, 더우기 신장이면 위축신이 되어 나타나 많은 사람을 괴롭히는 결과가 되어 있다.

I. 원 인

〔1〕고혈압·동맥경화증의 원인

고혈압과 동맥경화와는 서로 인과관계가 깊다. 즉 고혈압이 동맥경화의 원인이 되며, 또 동맥경화가 고혈압의 원인이 되기도 하여, 대개는 악순환을 되풀이 한다. 공통되는 점은

(1) 유전적 소질이 보인다.

(2) 식생활의 면에서의 특히 식염의 과도한 섭취 ─ 우리나라 국민의 대부분은 쌀을 주식으로 하여, 된장국, 깍두기 종류를 즐겨 섭취하고, 고기, 단백질 등의 단백질이 적다.

(3) 음주·끽연(니코틴 중독).

(4) 불규칙한 생활.

(5) 일상생활상에서의 심신의 피로 ─ 예를 든다면, 나쁜 환경의 좁은 주거, 높은 물가, 위험하고 복잡한 교통, 통학 러시아워, 직장이나 학교에서의 인간관계, 건전한 운동이나 레크레이션의 부족 등에서, 정신적으로도 매일 안달복달하여 무엇인가에 쫓기고 있는 것 같이 안정되지 않는 기분에 쌓이고, 그 위에 운동부족이 되기 쉽다. 두중·두통이나 뻐근한 어깨, 요통 등의 소위 부정수소증후군을 일으키기 쉽다.

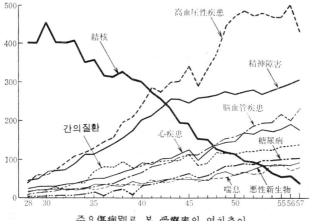

주요傷病別로 본 受療率의 연차추이

〔2〕 **고혈압증의 주된 원인**

(1) 신염·위축신·임신신 등의 신장병.

(2) 동맥벽의 탄력이 저하(동맥경화)

(3) 말초혈관의 저항의 증대－지속적인 고혈압은, 혈관운동 장해에 의한 가는 동맥의 긴장이 높아지는 결과 일어난다고 하지만, 옳은 원인은 아직 불명이다. 특수한 승압 물질에 의한다는 설도 있다.

(4) 갑상선이나 부신등의 내분비선의 기능장해에서도 고혈압은 일어난다.

〔3〕 **동맥경화증의 주된원인**

(1) 일종의 노인성 변화라고 생각된다.

(2) 지방종류의 대사장해.

(3) 고혈압.

(4) 내분비 장해－당뇨병, 갱년기 장해.

(5) 혈관장해－각종 약물이나 독물 감염등에 의한 혈관 장해.

Ⅱ. 증 상(症狀)

〔1〕 **고혈압·동맥경화증의 증상**

자각증상으로서는,

(1) 뇌신경증으로서 두통, 두중, 어깨뼈근, 불면, 수족의 마비, 달아 오름, 현기,

(2) 심장혈관 증상으로서 동계, 숨참, 협심발작, 심장천식 등.

(3) 위장증상으로서는 변비.

(4) 정신적으로도 안절부절한 불안감이 강하다.

(5) 동맥경화가 진행되면 사지의 경련, 동통 혹은 감각이상, 흉통, 요통, 견통 등이 나타난다.

타각증상으로서는

(6) 혈압은 청년기로는 최고혈압은 120(100~120) 최저혈압은 70안팎(연령, 성별에 따라 조금씩 틀린다) 40세 이상이 되면 최고 100~140,

최저 70~90이 보통으로(특히 최고혈압이 높은 것이 위험시 된다) 적어도 최고혈압은 40세 이상으로는 150 이하, 40세 이하로는 130이하, 최저혈압은 어느 것이나 90이하가 아니면 정상이라고는 할 수 없다.

그것이 주기적으로, 혹은 지속적으로 150이상으로 높아지면 고혈압이다.

고혈압증의 초기는 혈압의 동요가 심하며, 중등정도로는 고정되어 있는 수가 많다. 신성(腎性)인 경우는 일반적으로 혈압의 동요는 적다.

(7) 맥박은 긴장하고, 부정맥인 수가 있다.

(8) 고혈압증으로는, 보통 안색은 붉고 곧 상기되기 쉽다.

(9) 심장의 좌실이 비대하고, 심박동은 높아진다.

(10) 동맥경화증으로는, 상완동맥, 요골동맥, 측두동맥을 몸의 표면에서 손에 잘 감지할 수 있어, 동맥경화나 사행(蛇行)이 인정된다.

이상과 같은 증상이 나타나 이것이 더욱 나아가면, 뇌이면 뇌출혈이나 뇌연화, 심장의 관상 혈관에 영향한다면 심근경색, 협심증, 신장이면 위축신(신동맥경화증)을 일으키기 쉬워지며, 또 동맥경화가 하지에 나타나면 간헐성파행증(다리의 혈관이 경화되어 발작적으로 격통하여 걷지 못하는 것)이 일어나는 수가 있다.

〔2〕 **뇌졸증의 주된 증상**(이것은 다음 항의 「뇌졸증」에서 기술한다)

〔3〕 **심근경색, 협심증의 주된 증상**

심근경색는 심장을 양성하는 관상동맥의 본 줄기 또는 굵은 가지에서 갈라진 혈관이 갑자기 닫혀, 혈액이 심장으로 갈수 없게 되어 심장의 영양장해 때문에 일어난다. 협심증이란, 이와 같이 심근경색의 상태를 일으키는 관상동맥의 경화나, 그 경련, 혹은 혈전이나 새전에 의해 일어나는 심장부의 견디기 어려운 졸아붙이는 것 같은 격통을 말하는 것이다.

(1) 통은 발작적으로 갑자기 또는 때로 흉부에 일어나는 이상 감각이나 불안감이 있으며, 특히 흉골 중앙 삼분의 일인 부분의 속에 매

우 심한 통이 일어난다. 이 통은 죽음이 임박하는 것 같은 불안 대개는 왼쪽 어깨에서 왼쪽 상지로 퍼진다. 통의 성질은 압박되는 것 같거나, 혹은 오무라붙이는 것 같이, 찌르듯이 무어라 말 할 수 없이 답답한 것이다.

(2) 혈압은 발작의 초기에 높아지며, 맥박도 빨라진다.

(3) 발작이 계속되는 시간은, 수 초간, 때로는 수 분에서 30분에 걸치는 수 도 있다. 혹은 짧은 시간 반복하고 반복하는 수도 있다.

(4) 발작후 잠시 지나면, 발열하며 백혈구가 증가하고, 적혈구의 침강 속도가 빨라서 당뇨등이 나타난다.

〔4〕 신경화증(腎硬化症)의 주된증상

신경화증은 본태성 고혈압이 오래 계속되어 신장의 가는동맥이 경화되었기 때문에 여러가지 신증상이나 전신증상이 나타나는 병이다. 그러면서도 악성 신경화증과 양성 신경화증 등이 있다.

(1) 양성 신경화증은 본태성 신경화즈의 경과중에 일어나는 수도 있으며, 또 그의 속발증으로서 나타나는 것으로서, 비교적 신증상의 뇨(尿)의 소견은 경도하여, 오히려 심장이나 뇌증상이 더욱 강하다.

(2) 악성 신경화증은 양성인 그것이 오래 계속된 결과 일어나는 수도 있으며, 또 처음부터 악성인 증상을 보이고 있을 때도 있다.

(3) 자각증상으로서는 두통, 현기증, 이명, 구건(口乾), 야뇨, 흉내고민(胸內苦悶)등이 있다.

(4) 뇨(尿)는 양성증으로는 대부분 정상이거나, 혹은 조금 단백뇨를 볼 정도이지마는, 악성증으로는 요량이 많고, 단백뇨, 혈뇨도 심하며, 때로는 야뇨나 망막염을 일으키는 수도 있다.

(5) 그 밖에 혈압이 매우 높아져, 심장의 비대가 일어나, 부정맥, 그리고 부종이 일어나는 수도 있다.

Ⅲ. 치   료

〔1〕 주의해야 할 사항

우선 과식이나 과음하지 않도록 하고, 특히 식염은 제한하며, 동물성 단백질은 중지하고 야채나 과일을 많이 섭취하도록 한다. 향신료, 짙은 차, 코-피, 알콜-담배도 금지하든지 제한하지 않으면 안된다.

또 항상 변통을 잘 되게 하며 수면을 충분히 취하도록 하고, 심신의 과로를 피하도록 유념한다.

〔2〕 맛사지

매우 진행된 고혈압증이나, 동맥경화증・뇌출혈의 직후 심근경새나, 심경화증의 중증인 것은 금기이다.

(1) 혈압을 조정하고, 동맥경화증의 진행을 방지하기 위해서, 목에서 어깨, 등을 주로하여, 전신의 맛사-지나 지압을 삼십분 정도 한다. 지나치게 강하든지 지나치게 긴 시간을 끌면, 오히려 피로하여 혈압에는 나쁜 영향을 미치게 됨으로 주의할 필요가 있다. 수기(手技)는 환자를 누운 자세로 하여, 경찰・유날법을 주로 하더라도 가볍고 요령있게 전신을 맛사-지하고 지압한다.

(2) 변비가 되기 쉬우므로, 복부맛사-지를 하여 변통이 잘되게 하여 복부의 혈행을 개선하고, 혈압도 조절되게 한다.

(3) 수족의 마비, 냉, 나른함 등에도 주위를 하고, 상지나 하지에 가벼운 리드미칼-한 경찰, 유날법, 지압법 등을 행하여, 혈액순환을 잘 하여, 나른함, 통, 저림을 풀도록 노력한다.

(4) 어깨뼈근, 두통, 두중, 불면 등 뇌신경증상을 호소하는 사람에게는 뒷 목줄기에서, 흉추상부의 등뼈 바로 양측(신극근의 내연, 근복위의 외연)을 모지로 눌리고도 조금 강할정도로 모지로 유날한다. 또 불면이나 두통으로 인할 경우에는 두부의 맛사-지를 행한다.

(5) 간헐성파행증에 대해 하지혈관의 경로로 沿하여 결찰법을 주로하여 행한다. 또 痛을 부드럽게 하기위해서 신경경로의 압통점에 가볍게 지압이나 맛사-지의 압박법을 가하면 효력이 있다.

〔3〕 치료체조

금기의 조건은 〔2〕와 같다.

(1) 운동마비와 달리 특히 정해진 장소의 장해가 아니므로, 치료체

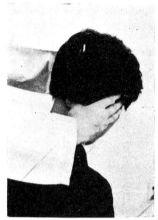

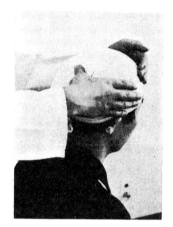

頸의 맛사-지   頸의 맛사-지.

조도 맨손체조·전신종합운동(225~231항 참조)을 가볍게 행한다. 따라서 막대체조 등이 알맞으며 아령등의 중량부담에 의한 저항운동은 그다지 하지 않는 편이 좋다.

(2) 심근경색의 경우, 종래는 그다지 운동시키는 것을 금지시켰던 경향이 있었으나, 현재로는 발작후 4~6주간의 안정기간이 경과되면, 의사의 지시를 받아서 가급적 빨리 팔뚝걸이 의자에 앉히는 것 부터 시작하고, 이어서 몸의 상태를 충분히 주의하면서, 일어선 자세 더우기 실내에서 보행, 체력의 회복과 함께 계단의 오르내림, 오르막 길의 보행등을 연습하는 편이 좋다.

(3) 심질환이 있는 환자는 심리적으로 쇽크를 받아 죽음에 대한 불안감이 강해, 자기자신의 체력에 자신이 없는 사람이 많으므로, 병의 성질이나 치료에 대한 설명을 잘하여 환자에게 회복으로의 의욕과 자신과 용기를 갖게 하는 것이 중요하니, 그러기 위해서는 환자자신이 적극적으로, 능동적으로 행하고 더우기 끈기있게 오래 계속할 수 있을 것 같은 체조법을 처방하여 가르치는 것이 중요하다.

〔2〕 병용하는 물리요법

(1) 고혈압·동맥경화의 가벼운 것은 38~39℃ 정도의 미지근한 물

로 입욕하면, 전신은 혈행이 좋아서 혈압을 알맞게 조정하는 효과가
있다.

(2) 동맥경화증으로 수족이 꺼려거나, 가벼운 痛이 있거나 또 간헐
성파행증인 때는, 그러한 것들의 痛, 저림을 풀기위해서 전기사조욕이
나 저주파전기치료도 좋다.

(3) 수족의 냉이나, 순환장해에 대해서는 파란핀 욕이 좋다. 수족이
따뜻해져 혈액순환도 잘 되어, 통이나 저림도 가벼워진다. 입욕시간은
그대로 들어 있을 때는 5∼10분 들었다가 나왔다하는 방법으로 12회
정도 반복하고 그 뒤 30분정도 타월로 감아서 조용하게 휴식한다.

(二) 뇌졸중(腦卒中)

뇌졸중은 최근 20년간 사망순위의 제1위를 차지하고 있으며, 이런
경향은 조금도 줄어들지 않는다는 우려할만한 상태이다. 다행하게도
목숨을 겨우 건졌다는 반신불수(한쪽 마비)라는 난중이 남아 생명은
있지만, 다만 방안에 누워있을 뿐, 가족들로 부터의 귀찮은 존재로 되
어 있는 사람도 적지 않다.

I. 원 인

한 마디로 「뇌졸중」이라고 하지마는 여러가지의 경우가 있다. 그것
도 원인에서 분류하면 다음과 같다.

〔1〕 뇌출혈

이것은 뇌의 혈관이 파하여 출혈하는 것으로서, 그 원인으로서는
그 부위의 혈관에 고도인 경화성의 변화가 있든지, 혹은 혈관벽의 괴
사(壞死)가 토대가 되어, 이것에 고혈압이 가하여져서 출혈한다는 설
과, 좁쌀낟알 같은 동맥류가 생겨, 그 곳의 혈압이 높아져 동맥벽이
파해진다고 하는 설등도 있다.

〔2〕 뇌연화증(腦血栓과 腦栓塞)

뇌연화증은 뇌동맥이 폐새(閉塞)되기 때문에, 이 혈관에 의해 배양

되는 뇌실질(腦實質)이 국소적 빈혈에 빠져 영양장해를 일으켜, 갑자기 변성괴사에 빠져 연화(軟化)가 일어나는 것이다. 이 혈관의 폐색에 두 가지 경우가 있다.

뇌혈전 ; 가장 많은 것이 뇌동맥경화증과 매독성과 매독성 동맥내막염으로 기타 알콜이나 연중독, 일산화탄소의 중독등으로, 동맥 내강에 혈전(혈액이 굳어져 막힘)이 일어나는 경우이다.

뇌전새 ; 심장판막증 등 일때 생긴 혈전이 벗겨진 작은 조각이나 동맥경화증, 아테롬 - 변성동맥류에서 되는 전자(栓子)(작은 혈관속에 걸려 막히는 것)가 뇌혈관으로 막힌 결과 일어난다.

〔3〕 기   타

이상의 이외에 뇌를 싸는 막 밑의 출혈-뇌표면의 막이 파했을 경우로, 한쪽마비를 일으키는 수는 적다. 최근에는 교통재해의 다발로 인해, 두부외상에 의한 뇌내출혈ㅣ문에의 반신불수도 많이 보이게 되었다.

〔4〕 뇌졸중의 일반적인 유인(秀因)

앞에서도 기술한 것 처럼, 식생활면으로는 식염의 과도한 섭취, 폭식, 과식, 술이나 담배의 영향 생활의 불규칙, 불섭생, 심신의 과로, 가족적인 인자(졸중체질, 목ㅣ 짧고, 가슴이 두터우며 전체적으로 알맞게 비대하고, 얼굴은 언ㄱㅣ나 빨갛고 다혈질이다)등의 일반적인 사항과 함께, 신장병, 당뇨병, 통풍, 매독 등의 만성질환에 걸리든지 하면 일어나기 쉽다.

연령적으로 뇌출혈은, 중, 고년자(45~60세대)에 많으며, 뇌전새는 비교적 젊은 사람에 많다. 뇌혈전은 60세 이상의 고령자에 온다. 또 장년자에 일어나는 뇌혈전은 매독성인 변화에 의한 것이 많다.

Ⅱ. 증   상

〔1〕 졸중발작

대부분의 경우, 아무런 까닭도 없이 갑자기 일어나지 마는, 때로는 현기, 두통, 이명, 언어삽체, 지각이상, 코피 등의 전조가 있고서 일어날 때가 있다.

한번 혈관이 터지면, 갑자기 무거운 뇌증상이 일어나 갑자기 넘어진다. 이것을 졸중발작이라 한다. 가벼울 때는 다만 한때 인사불성이 되지마는, 혹은 경미한 언어장해, 지각장해, 운동마비, 두통, 현기증 등을 보이는 것에 불과하지 마는, 중증인 경우에는 졸도와 동시에 혼수에 빠져, 운동·지각반사는 전연 없어져, 호흡은 깊으며, 때로는 첸스토-크 호흡(얕고 빠른 호흡에서 점점 깊으게 ¹천히, 마침내는 호흡이 없게 되었다가 다시 얕고 빠르게 가장 중증일 때 처럼 보인다)이 된다. 또 높은 코고는 소리를 내며, 얼굴은 홍조하고, 맥박은 강하게 긴장하여 완만하게 된다. 동공반사는 소실되어 환자의 머리와 눈알은 질환이 일어난 쪽으로 기울어, 출혈된 장소를 노리는(共同偏視) 것처럼 된다.

〔2〕 탈락증상

가장 잘 볼 수 있는 내포부근의 출혈로는, 그 부위를 통하는 원심성·구심성의 전도로가 직접·간접으로 장해되어 뇌성편마비(반신불수)를 남긴다.

상하지가 모두 발작할 때는 이완성마비(弛緩性麻痺)이지마는, 수일 내에 경직성 마비가 되어 오래도록 남는다. 상지는 하지보다 일반적으로 마비의 정도가 강하며, 회복도 하지에 비하여 늦다.

병이 일어난 쪽의 상하지의 관절이나 근육은 일찍부터 구축(拘縮)을 일으킨다. 상지로는 어깨가 내전하여 내선구축을 일으켜 팔굽은 굽고, 전완은 안쪽으로 틀리며, 손목은 손바닥 쪽으로 굽어 손가락도 굽은 상태로 구축을 일으키기 쉽고, 하지로는 허벅다리가 외전하여 굽고, 무릎도 굽거나 또는 편 채로, 발목은 내반하여 첨족(尖足, 발톱으로 서다)의 자세로 구축을 일으키기 쉽다.

그 때문에 보행은 장해되어, 식사나 용변은 물론 의복의 착탈, 그밖의 일상생활 여러면에 동작이 현저하게 부자유스럽게 된다. 근의

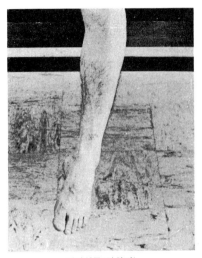

내반첨족(좌하지)

위축은 말초신경의 마비에 비교하여 현저하지는 않지만, 오래 누워서운동하지 않고 있으면, 차차로 폐용성(廢用性) 위축으로 빠져, 더욱 구축도 진행되어 단단하게 뻣뻣해 지게 된다.

그 밖에 건반사가 항진(슬개건반사, 아킬레스 건반사)하여 병적반사(바빈스키 - 씨 반사등)이 나타나 足크로 - 누스 등도 일어나는 수가 있다. 또 병환이 있는 측의 피부는 혈색이 없이, 창백하거나, 자주 빛의 지아노 - 제를 일으켜, 부종을 잘 일으킨다.

〔3〕 수반증상(隨伴症狀)

뇌졸증에는 다음과 같이 여러가지의 수반현상이 일어난다.

(1) 언어장애 - 일반적으로 우측반신 마비인 환자에 많다고 하여, 직접·간접으로 언어중추가 범하게 되었을 때는 물론 언어장해가 일어나지 마는 안면신경이나 설하(舌下)신경이 범하게 되어도 구음(構音)장애를 일으키기 때문에 역시 언어에 지장을 초래한다.

(2) 지능장애.

(3) 지각장애.

(4) 어깨 관절의 아탈고 견수증후군 (어깨의 통, 팔의 부종 등)

(5) 병자는 노인의 경우가 많지마는 어느 정도 회복되어 선행할 수 있게 된 사람이 흔히 넘어져 대퇴부나 두부의 골절등을 일으키는 수가 있으므로, 충분한 주의가 필요하다.

Ⅲ. 치   료

〔1〕졸중발작시의 일반적 처치

약 2주간은 절대안정이 상식이다. 사정이 허락된다면, 넘어진 장소에 눕히는 것이 바람직 하지마는 하는 수 없이 장소를 옮길 때는, 특히 두부를 움직이지 않도록 충분한 주위를 해야 한다.

출혈의 경우는, 두부 및 상반신은 높게 하고, 머리에 얼음주머니나 얼음베게를 대고, 입고 있는 단추, 끈 등은 늦춘다. 어둡고 조용한 방에 조용하게 재운다. 만일 구기, 구토가 있을 경우에는 얼굴을 옆으로 향하게 한다.

식사는 처음은 의식이 없으므로 줄수 없다(발작후 수일간은 주지 않아도 좋다). 차차로 물을 먹이고, 유동식물을 주어, 다시 날이 경과하면 차차 입에서 먹을 수 있는 음식을 준다.

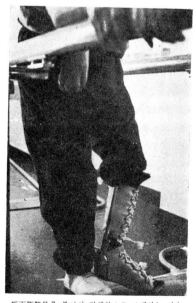
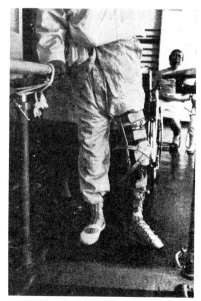

短下脂裝具를 붙여서 평행봉으로 보행하는 연습　　　張下脂裝具을 붙여서 평행봉으로 보행하는 연습

片痲痺의 分回한 보행(좌편마비)

〔2〕 맛사 - 지

맛사 - 지를 시작하는 시기는, 상식적으로 발작직후에서 이주일 거쳐 어디까지나 의사의 지시하에서 행해야 한다. 그러나 발병의 원인, 발작후의 증상에 따라서 시작하는 시기는 다르다. 일반적으로 뇌출혈인 경우는 안정하는 기간은 길며(그렇다고 삼주일 이상 되지 않도록 하는 것이 바람직 하다), 뇌혈전이나 뇌전새인 경우는 안정기간은 비교적 짧고, 발작직후에서 경찰 등을 하여도 좋을경우가 있다. 어찌하였던, 가급적 빠른 시기부터 의사의 지시하에서 맛사 - 지를 행하는 것이 좋다.

그 목적은 다음과 같다.

(1) 마비된 근육의 혈행을 잘 되게 하여, 신진대사를 왕성하게 하니, 영양을 근육에 주어서 그의 폐용성 위축을 막는다.

(2) 근이나 관절의 구축을 막는다.

(3) 빠른 시기에 근육에 자극을 주어, 근의 고유수용기를 자극하여 근의 수축을 일으키게 한다.

(4) 맛사 - 지의 효과는, 마비된 초기에는 특히 효과적이지마는 언제까지나 환자에 있어서 수신(受身)이 되는 맛사 - 지 만으로는 안된다. 어느 정도 날이 경과되어 근육도 회복되면, 자동개조운동술자의 손이나 기구의 도움을 받아 관절을 움직이는 운동이 가능하게 된 것에는, 적극적으로 치료체조를 행하는 것이 필요하다.

맛사 - 지는 제일 먼저 마비측의 상지 · 하지에 대해, 주로 경찰법을 5~10분 정도 가볍게 행한다. 병 증세를 잘 살피면서 점점 시간을 길게 하여(30분 이내), 수지로 경찰법을, 손바닥 · 사지 · 모지의 유날, 가벼운 진전법 가벼운 구타법 등을 받아 들여, 난폭하게 되지 않게, 가볍게 리드미칼하게 하거나, 변화가 풍부한 종합수기에 의한 맛사 - 지를 해간다. 그다음에 강도와 시행시간에 주의를 충분히 하여, 결코 환자를 피로시켜서는 안된다.

〔3〕 치료체조

편마비(片麻痺)의 훈련프로그램은 발병상태, 그 뒤의 경과, 연령, 합병증 등으로 각기 틀리지만은, 대체로 어느 환자에도 합당한 훈련의 순서는 다음과 같다.

① 벧·메킹그

② 바른 지위(肢位)와 체위(體位).

③ 정상적인 관절의 가동역(可動域)을 가지기 위해서의 타동운동.

④ 침대 위에나, 이불위에 앉는것과 앉아있는 것의 연습.

⑤ 일어서는 것과, 서서 바란스를 잡는 연습.

⑥ 걷는 연습(평행봉 또는 손잡이를 잡고, 지팡이를 잡고, 온전히 혼자서)

⑦ 계단이나 가파른 길을 걷는 연습, 장해물을 넘는 연습.

⑧ 기타, 식사, 용변, 의복의 착탈 등의 일상생활 등의 모든 동작의 연습.

⑨ 이상 ①에서 ⑧까지의 단계적 훈련을 보다 능숙하게 빨리 숙달되게 여러가지 훈련 - 막대체조, 늑목체조, 맨손체조, 아령체조, 간단한 활차체조, 욕중에서 체조, 기타.

Ⅳ. 편마비의 실제

〔1〕 벧·메킹그 - 포단 만들기

처음 동안은 욕창을 막기위해, 약간 부드럽게 해둔다. 덮는 것은 가급적 가벼운 것이 좋다. 겨울에는 가급적 방을 따뜻하게, 온도는 $20°c$ 정도의 보온이 필요하다. 또 전기 안커를 사용할 때는 병자가 의식이 없을때는 물론 의식이 있어도 지각이 둔할 경우는 자칫 잘못하면 심한 화상을 일으키는 수가 있으므로, 충분한 주의가 필요하다.

벧드는 가급적 병원에서 상용하는 철책이 붙은것이 좋다.

벧드의 스프링그가 지나치면, 환자의 엉덩이를 묻혀, 뒤에 자세를 나쁘게하는 원인이 되므로, 메트레스 밑에 두께 $1 cm$, 폭 $10 \times 30 cm$ 정도

벨드만들기

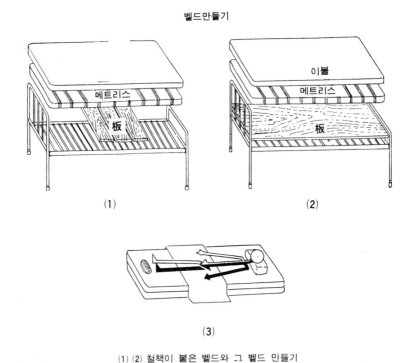

(1)

(2)

(3)

(1) (2) 철책이 붙은 벨드와 그 벨드 민들기
(3) 이불 까는 법

의 판자를 몇장 깔면 좋다.

장판위에 직접 이불을 깔때는, 까는 요를 두장 정도로 하고 덮는 것도 가벼운 것을 사용한다. 또 실금(대소변을 무심코 내는것)에 대비하여, 고무포나 비닐을 깔 필요가 있다(그림처럼)

베개는 가급적 폭이 넓은것을 사용한다.

〔2〕 바른 지위와 체위의 변환

환자가 발작을 일으킨 뒤에 오래도록 같은 자세로 눕혀 두게되면, 빠를때는 2~3일경 부터 욕창이 생기든지, 이불의 무게나 마비근의 언바란스에 의해 상하지의 관절에 구축이 일어나, 그것이 장래 보행 기타 일상생활의 모든 동작에 심한 장해가 되는 수가 많다. 또 심할 때는 같은 자세로만 있었기 때문에 폐염을 병발하는 수도 있으므로

초기 편마비의 바른 지위를 취하는 방법과 체위의 변화

(1)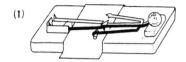

(1) 배와위로하여 두 팔을 늘어뜨려 놓는다.

(2)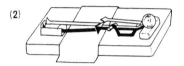

(2) 나쁜쪽의 팔의 팔꿈치를 굽혀 배위에 둔다.

(3)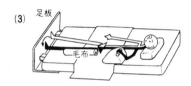

(3) 나쁜쪽의 어깨를 옆으로 벌리고 팔을 베개위에 둔다. 족판(足板)을 써서 나쁜쪽 다리가 바깥으로 향하지 않도록 모포를 말아서 그 바깥쪽에 닿게 하든지 모래주머니를 대어둔다.

(4)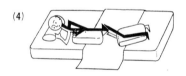

(4) 측와위로 하여 나쁜쪽의 팔은 가볍게 팔꿈치를 굽혀서 몸앞에 두고, 쿠숀위에 둔다. 양 무릎사이에 쿠숀을 게운다.

(5)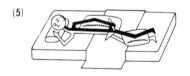

(5) 앞에서와 같이 옆으로 향하게 하여 나쁜쪽의 팔은 몸 뒤쪽에 둔다.

(6)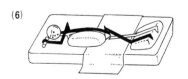

(6) 엎드려 누워, 배 밑에 베개를 둔다. 하퇴밑에 쿠숀을 두어 尖足을 막는다.

발작직후부터 바른 상지나 하지의 위치를 취하게 하여 체위를 바꾸는 것이 중요하다.

위치의 변화하는 방법은 그림(413항)처럼 한다.

적어도 2~3시간 마다, 그림처럼 몸의 방향이나 수족의 위치를 바꿀 필요가 있으나, 다만 엎드리는 것 만은 환자의 의식이 없을때는 하지 않는 것이 좋다.

이와 같이 될 수 있는 대로, 초기부터 바른 지위(肢位)를 갖게 하여, 체위의 변화를 하는 것이 관절의 구축이나 변형을 방지하기 위해서 중요하지마는, 더욱 그 효과를 높이기 위해서는 어째든 스프린트를 붙이는 것과 타동운동이 필요하다.

(附) 졸중에 볼수 있는 수족의 변형

상지의 변형(어깨의 아탈구·肘·手·指의 굴곡), 하지의 변형(무릎의 굴곡, 內反첨족), 발가락의 굴곡등의 변형을 막기 위해서는, 예를 들면 그림처럼 상자(箱子)모양의 시－네를 이용하든지, 혹은 철사부목을 사용하든지, 또는 벹드에 족판을 붙인다든지 하여 발목의 첨족변형을 예방한다(그림(3)참조). 또 스프린트(416항그림 참조)를 이용하여 손목이나 손가락의 굴곡을 예방한다.

〔3〕 타동운동

이상 기술한것 처럼 관절의 구축이나 변형을 예방하는데는, 체위의 변형이나, 상하지를 바른지위로 보전하는것에 덧붙여, 타동운동을 하는것이 초기의 물리요법으로 가장 중요하다. 타동운동은 사지의 관절 모든것에 대하여, 그 정상범위 한도까지 천천히 세번씩 움직이게 한다. 이것은 하루에 적어도 두 번 반복하도록 한다. 그림참조(417~424항).

〔4〕 포단위에 앉고 균형을 잡는다.

지금까지 누워있었던 환자를 일으키면, 혈압이 내려서, 현기증, 토기, 식은땀이 나와 기분이 十빠지는 수가 있으므로, 처음에는 혈압, 맥박, 안색, 기분등에 충분히 주의를 하면서 일으킨다.

편마비에 볼 수 있는 수족의 변화

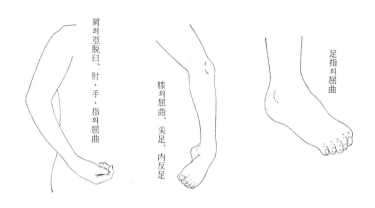

肩의 亞脫臼、肘・手・指의 屈曲

膝의 屈曲、尖足、内反足

足指의 屈曲

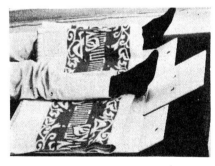

탄보-루 상자 시-네

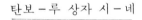

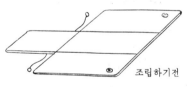

조립하기전

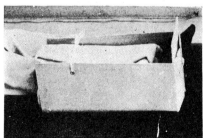

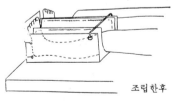

조립한후

편마비의 손의 변형예방 스프린트

〔A〕 타올이용

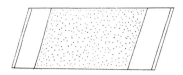

1. 두터운 타올을 준비한다.

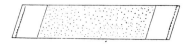

2. 세로로 접는다.

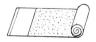

3. 직경 4~5cm정도로 한쪽을 감는다.

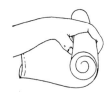

4. 모지를 밀어넣어 잡게한다.

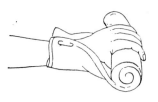

5. 손목인 곳에서 맞추어 핀으로 고정시킨다.

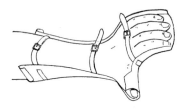

〔B〕 손목용 고정 스프린트

기브스나 프라스틱으로도 된다.

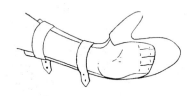

〔C〕 가브란의 스프린트

팔등쪽에 대어 자극을 주는 특수한것.

〔주〕 손목용 고정스프린트, 가브란의 스프린트는
손목이나 손가락이 굽어질 경향이 강할 때
사용한다.

타동운동 〔1〕

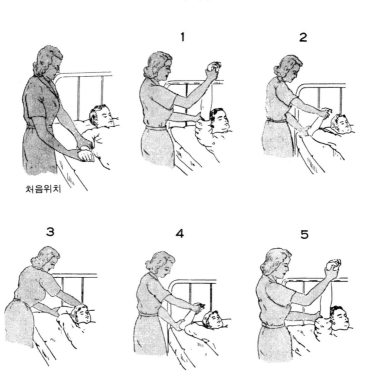

처음위치

1

2

3

4

5

처음위치   한손을 환자의 팔굽위에 두고, 환자의 손을 다른 한쪽손으로 밑에서 잡는다.

(1) 환자의 팔을 신체의 겨드랑에서 위로 들다(팔꿈치는 편대로).

(2) 팔을 천천히 조용히, 환자가 아프지 않을정도로 가급적 머리쪽으로 가지고 간다.

(3) 벧드의 머리측의 널판지때문에 완전하게 팔을 뒤로 가지고 갈수 없을때는 팔꿈치를
   굽혀도 좋다.

(4)(5) 팔을 처음 위치로 되돌린다. 그리하여 다시 이 운동을 반복한다. 그 각 단계의
   운동을 익히는 것에 따라 하나하나의 스텝사이를 그치지 않고 행할수 있게 된다.

   (이 운동외에도 환측의 수족과 같은 형식으로 튼튼한 쪽에도 반드시 행할것.)

418

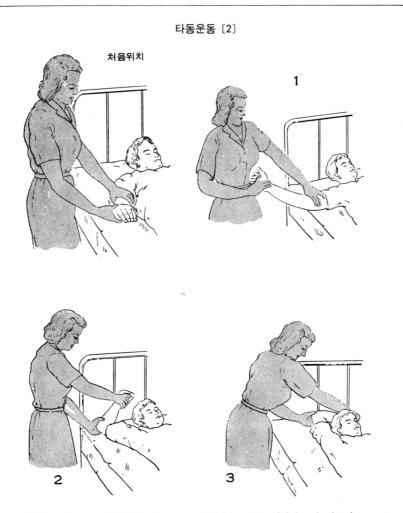

타동운동〔2〕

처음위치

1

2

3

처음위치―한쪽손을 팔꿈치위에 놓는다. 이어서 다른 손으로 환자의 손을 잡는다.

(1) 환자의 팔을 옆으로 똑바르게 한 그대로 몸에서 떨어지도록 한다.

(2)(3) 팔을 환자가 아프지 않을정도로 될수 있는대로 멀리 머리쪽으로 천천히 굽힌다.

그리하여 원래의 위치로 되돌려 이런방법을 반복한다.

(이 운동은 환측과 같은 방법으로 튼튼한쪽에도 한다는 것을 잊어서는 안된다).

타동운동 〔3〕

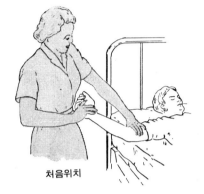

처음위치

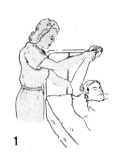

1

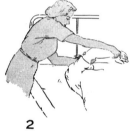

2

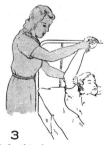

3

처음위치

　한쪽손을 환자의 팔꿈치에 두고, 다른 손으로 환자의 손을 잡는다.

(1)(2) 손을당겨 올려서, 환자의 가슴위를 가로지르는 것처럼 둔다.

(3) 원래의 위치로 되돌려, 이것을 반복한다.

420

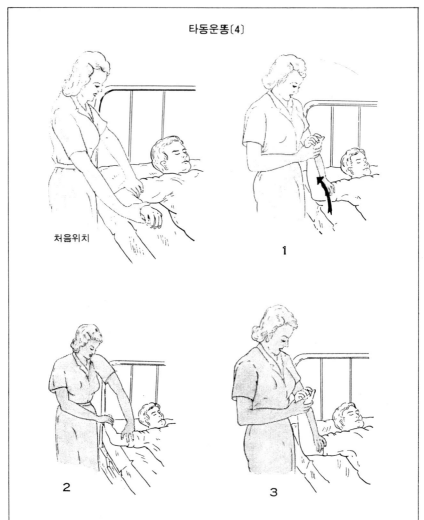

타동운똥[4]

처음위치

1

2

3

처음위치-팔꿈치로 팔을 굽혀서 몸에서 떨어지게 놓는다. 상완은 메트레스에 붙여둔다.

(1) 전완과 손을 위로 올린다. (2) 전완을 환자가 아프지 않을 정도로, 가급적 멀리까지,

천천히 조용하게 머리쪽으로.움직여 간다. 상완은 메트레스위에 눌러둔다.

(3) 원래 위치로 되돌려, 이것을 반복한다.

타동운동〔5〕 (전완을 회전시키는 운동)

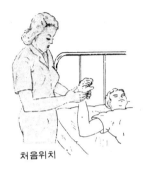

처음위치

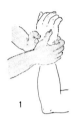

1

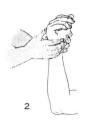

2

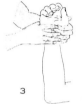

3

처음위치 - 그림처럼 환자의 손을 잡는다.
(1) 손바닥을 환자의 얼굴쪽으로 향해 비튼다(回外).
(2)(3) 그기서, 손바닥이 다리쪽으로 향하도록 되돌려,
　　이것을 반복한다(回內).

타동운동〔6〕 (손의 背屈, 掌屈)

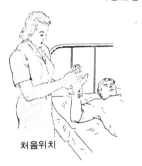

처음위치

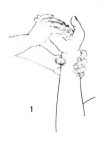

1

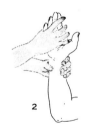

2

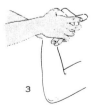

3

처음위치 - 한쪽 손으로 환자의 손목을 잡고, 다른 한손
으로 손바닥을 잡는다. (1) 환자의 손가락을 똑바르게
한다. (2) 손을 똑바르게 편다. (3) 거기서 손을 앞
쪽으로 굽힌다. 그때 손가락은 주먹을 잡도록 앞쪽으로
굽힌다. 이어서 손가락을 편다. 이것을 반복한다.

타동운동 [7] (모지의 開排, 回轉)

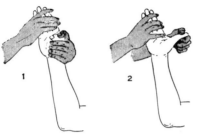
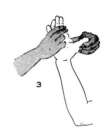

(1) 한쪽손으로 환자의 모지와 다른 손가락을 똑바로하여 잡고, 다른 한쪽손으로 **환자의** 모지를 손바닥으로 향해서 눌러굽힌다. (2) 이어서 모지를 뒤쪽으로 잡아당겨 이것을 반복한다. 모지를 동그라미를 그리면서 돌린다. (이 운동을 튼튼한 쪽에 대해서도 행한다는 것을 잊어서는 안된다).

타동운동 [8]

처음위치

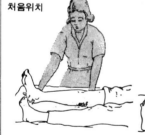
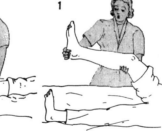
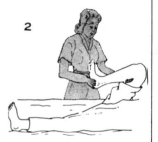

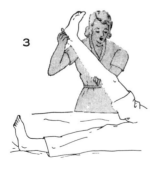

처음위치-한쪽 손을 환자의 무릎밑에, 두고, 다른 한손을 발 뒤꿈치에 묻다.
(1) 무릎을 굽혀 발을 들어 올린다. (2) 하퇴를 아프지 않을 정도로 가급적 환자의 머리쪽으로 가지고 간다. (3) 발을 위쪽으로 들어 무릎을 편다. 다음 발을 처음 위치로 내린다. (이 운동을 반복한다).

타동운동〔9〕(고관절의 회전)

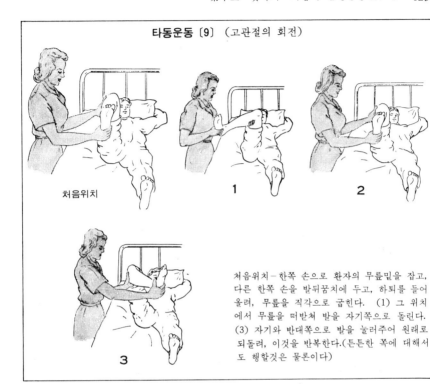

처음위치　　　　　1　　　　　2

3

처음위치—한쪽 손으로 환자의 무릎밑을 잡고, 다른 한쪽 손을 발뒤꿈치에 두고, 하퇴를 들어 올려, 무릎을 직각으로 굽힌다. (1) 그 위치에서 무릎을 떠받쳐 발을 자기쪽으로 돌린다. (3) 자기와 반대쪽으로 발을 눌러주어 원래로 되돌려, 이것을 반복한다.(튼튼한 쪽에 대해서도 행할것은 물론이다)

타동운동〔10〕(고관절의 외전, 내전)

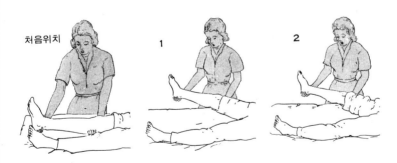

처음위치　　　　1　　　　2

처음위치—한쪽 손을 환자의 무릎밑에 두고, 다른 한쪽 손을 발뒤꿈치밑에 둔다. 다리를 편 그대로 메트레스에서 5㎝정도 들어 올린다. (1) 발을 자기쪽으로 잡아 당긴다(바깥쪽으로 허벅다리를 벌린다.) 이 운동을 반복한다. 물론 튼튼한쪽도 같이 한다.

타동운동 〔11〕 (발목의 屈伸)

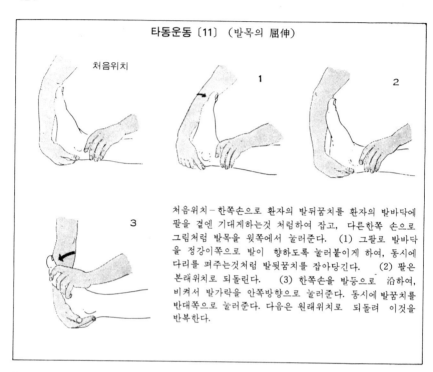

처음위치

1

2

3

처음위치 — 한쪽손으로 환자의 발뒤꿈치를 환자의 발바닥에 팔을 곁엔 기대게하는것 처럼하여 잡고, 다른한쪽 손으로 그림처럼 발목을 윗쪽에서 눌러준다. (1) 그팔로 발바닥 을 정강이쪽으로 발이 향하도록 눌러붙이게 하여, 동시에 다리를 펴주는것처럼 발뒷꿈치를 잡아당긴다. (2) 팔은 본래위치로 되돌린다. (3) 한쪽손을 발등으로 沿하여, 비켜서 발가락을 안쪽방향으로 눌러준다. 동시에 발꿈치를 반대쪽으로 눌러준다. 다음은 원래위치로 되돌려 이것을 반복한다.

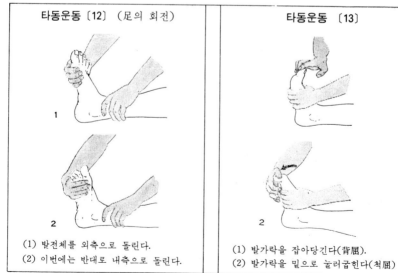

타동운동 〔12〕 (足의 회전)

1

2

(1) 발전체를 외측으로 돌린다.
(2) 이번에는 반대로 내측으로 돌린다.

타동운동 〔13〕

2

(1) 발가락을 잡아당긴다(背屈).
(2) 발가락을 밑으로 눌러굽힌다(척屈)

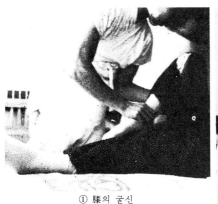

① 膝의 굴신

타동운동의 실제

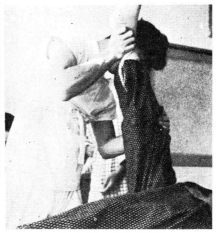

② 다리의 굴곡(슬신전법)

환자를 일으켜서 앉히게 하는데는 팍레스트(斜血로 기대는 台)를 사용하는데 기구점에서도 바로 구할 수 있지마는, 가구점에서 팔고 있는 의자로도 상관없다.

일으키는 방법은, 처음은 약 30번정도에서 서서히 바르게 일으키게 하는 것이 가장 안전하다. 어째든 언제부터 환자를 일으킬 것인가는 의사에 지시에 따르지 않으면 안된다.

또 슐자나 가족의 도움으로 일어날 때는, 처음에는 도움받기가 많으나 차차로 도움을 줄이도록 한다.

협조자는 한쪽손을 병자의 머리뒤로 돌리고, 다른 한 손으로 환자의 발을 고정한다.

협조자는 병자에게 손을 잡히게 하여, 가급적 병자자신의 힘으로 일어나게 한다.

이와같이 하여, 일어나고 앉는 연습을 적어도 15분이상 앉아있을 수 있게 되면, 다음에 기립과 보행연습을 한다.

〔5〕 일어서는 일과 일어서서 균형을 잡는연습

일어서는 연습을 할 때, 처음에는 대부분의 경우 어깨 관절이 아탈

포단기대는 태(팍레스트)에 의한 일으키는 방법

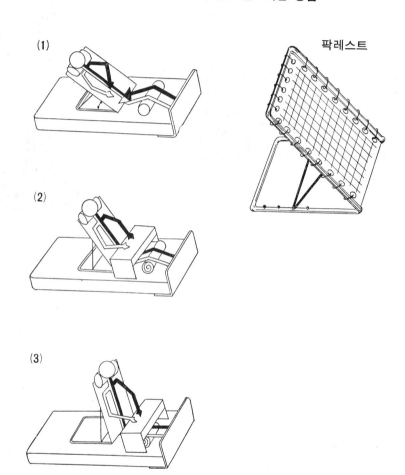

(1)

팍레스트

(2)

(3)

팍레스트는 어느 의료기구상에서도 팔고있다. 각도가 자유롭게 조절된다.

(1) 첫날에는 각도30도, 오전 오후에 5분석 일으킨다. 가급적 무릎밑에 파스타올을 대어 조금 굽혀

두면 편하다. 또 점점 훑어내리므로 판자나 상자를 발바닥에 대어 두는것이 좋다.

(2) 1~2일마다, 각도는 10도, 시간을 5분석 늘려간다. 기분의 상태에 따라 다소 증감한다. 20분간

일어날 수 있게되면 식사를 시킨다.

(3) 대체로 7~10일때에 30분간 직각으로 일어날 수 있게 되는 것이 보통이다.

보조하여 일으키는 방법

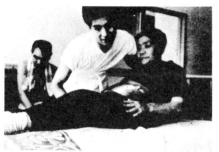

① 술자의 한쪽손을 병자의 목뒤 또는 등에 대어, 한쪽손으로 발을 눌린다.

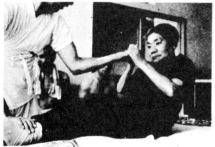

② 술자의 힘을 빌어서 일어난다.

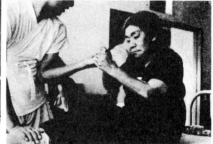

③ 일어나 앉은 자세

구를 일으키므로, 그림(358항)나타낸것과 같은 요령으로 삼각건으로 팔걸이를 하면좋다.

　벹드에 앉은 위치에서 등을 기댈 수 있는 의자 또는 벹드의 철책을 잡고 일어선다. 혼자 힘으로 일어서지 못할때는 보조를 받도록 한다.

　방바닥위에서 일어선다는 것은, 처음은 좀처럼 어렵지마는, 적당한 의자를 이용하든지, 책상등을 이용하면 하기 쉽다. 요령은 다음 그림에 나타낸것과 같으나, 이 경우도 초기에는 보조자의 도움이 필요하다.

　일어섰으면 서 있을 수 있는 좋은 자세를 취하는 연습을 한다. 평행봉의 안쪽등으로 기립하여 두손을 떼고 서는 연습을 시도하면 좋다.

〔6〕 보행연습

　잘 걷기 위해서는 우선 단단하게 일어서지 못하면 안된다. 그러기

편마비의 삼각건을 붙이는 방법

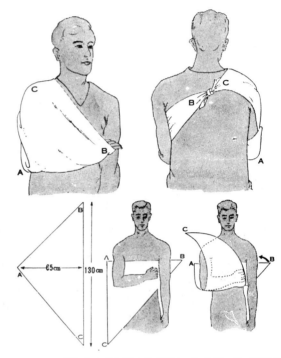

(1) 무명베를 끊어서 폭130㎝ 높이 65㎝의 삼각건을 만든다(그림참조)

(2) 나쁜쪽의 팔의 팔꿈치를 직각에서 조금 굽혀서 위로 달아올린다.

(3) 그 삼각건을 그림처럼 A와 B의 끝이 가슴의 젖목의 높이로 수평되게 가슴에 두고 나쁜쪽의 팔을 그 위에 둔다.

(4) C의 경우 나쁜쪽 팔과 어깨의 위에서 덮는다.

(5) B의 경우 좋은쪽 팔꿈치 겨드랑밑을 통해, 등에서 C와 묶는다.

(6) A의 경우 이 배를 팔꿈치 둘레에 딱 들어붙도록 끝에 맞도록 한다.

(7) 이 팔걸이의 조이는 정도는 팔꿈치를 위로눌러 올려 팔이 어깨밑에 내려지지 않을 정도면 된다.

(8) 이것은 손목이나 손등에도 조금위로 당기는 정도로 하는것이 좋다.

손이 팔을 단 끝에 데려지지 않도록 한다.

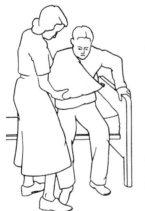

벧드 철책을 잡고 일어서는 연습

벨의 철책을 잡고 일어서는 연습

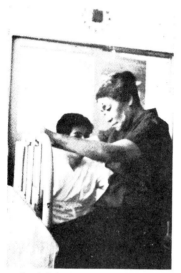

① 의자에 앉아서 철책을 잡는다.

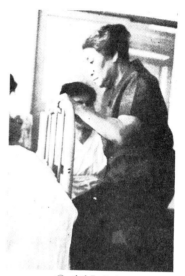

② 허리를 든다.

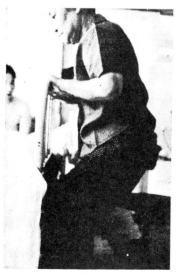

③ 허리를 반 펼것

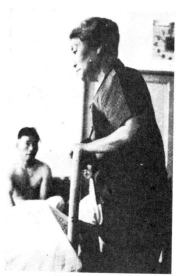

④일어서는 것

방바닥위에서 일어서는 연습

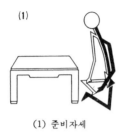

(1) 준비자세

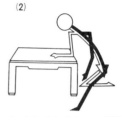

(2) 좋은쪽 손을 台上에 놓고, 나쁜쪽 다리를
앞으로 비스듬이 내어민다.

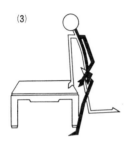

(3) 좋은쪽 손을 짚고, 펴기좋은 다리의
무릎으로 선다.

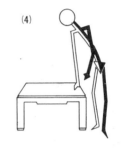

(4) 좋은쪽 손발의 힘으로 일어선다.

위해서는 기립연습을 충분히 한다는 것이 중요하며 결코 걷는다는 것을 서둘러서는 안된다. 서둔다는것은 실패의 원인이다.

걷는 연습의 순서는 - 평행봉이나 난간을 잡고 - 지팡이를 써서 - 아무것도 잡지 않고 - 그 사이에 계단이나 자갈길, 오르막길의 보행을 적당히 - 라고 하는 것이 일반적인 방법이지마는 독립보행(전연 아무것도 잡지않고 보행)은 반드시 가장 좋은방법이라고는 할 수 없으며, 환자의 상태에 따라서는 지팡이를 짚고 보행하는 것을 최종목표로 하는것이 매우 많다.

편마비의 보행 파탄 - 에는 일반적으로 삼점보행과 일점보행이 있다.

〔삼점보행(三点步行)〕

이것은 ① 튼튼한쪽의 손을 낸다. ② 환자측의 발을 낸다. ③ 튼튼한쪽의 발을 낸다. 의 순서로 보행하는 것으로서 잘 지도하면, 대개의 경우 이 방법을 마스터-할 수 있다.

〔일점보행(一点步行)〕

① 튼튼한쪽의 손과 환측의 발을 동시에 낸다. ② 튼튼한 쪽의 발을 낸다. 이것은 삼점보행보다는 한 걸음 나아간 보행방법으로서 스피-드도 있고, 실용적인 보행법이지 마는, 너무 서둘러 이 방법을 가르치면 오히려 제대로 안되어 보행법이 잘못되는 수가 있다.

〔독립보행〕

〔방향을 바꾸는 연습〕

인간을 잡고 있을때나 지팡이를 짚고 있을때나, 방향을 바꿀때는 환측의 발을 축으로 하여, 작은폭으로 튼튼한 쪽의 발로 환측의 발을 돌도록 방향을 바꾸는 방법이 안전하다.

〔보조구〕

대부분의 경우 첨족때문에 걷기 어렵게 된다. 그것을 방지하기 위해서, 여러가지 장구나 스프린트가 사용된다.

예──① 고무벤드제 足吊,

② 탄력포대,

③ 단하지장구, 장하지
　　 장구 등

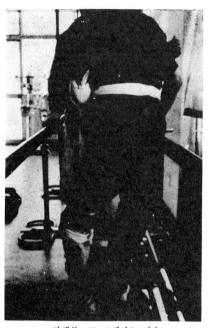

평행봉으로 보행하는 연습

〔7〕 계단의 승강과 기타

계단의 승강은, 오를때는 ① 지팡이(튼튼한쪽의 손), ② 튼튼한쪽의 발, ③ 환측발의 순서로, 내릴때는 ① 지팡이, ② 환측의 발, ③ 튼튼한 쪽의 순서로 보행한다.

방안에서 보행이 어느정도 가능하게되면, 이번에는 옥외에서 보행

좌편마비의 삼점보행(평행봉사용)

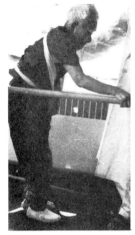 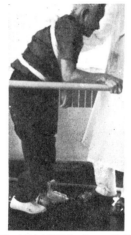 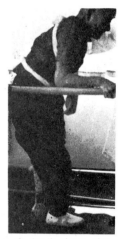

① 우수(좋은쪽을 앞으로 한다). ② 좌족(나쁜쪽을 앞으로 한다). ③ 우족을 앞으로 낸다.

좌편마비의 삼점보행(지팡이사용)

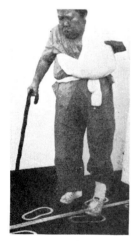 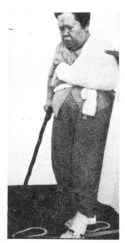 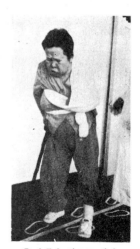

① 우족(좋은쪽)을 앞으로 낸다. ② 좌족(나쁜쪽을 앞으로 낸다). ③ 우족을 앞으로 낸다.

좌편마비의 이점보행

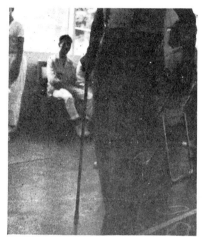

① 우족(좋은쪽)과 동시에 좌족을 낸다.

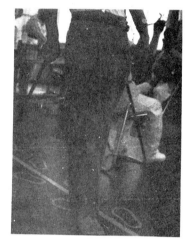

② 우족을 낸다.

좌편마비의 독립보행

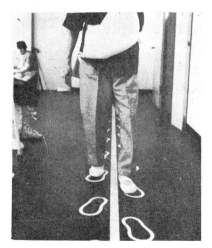

① 좌족을 낸다.

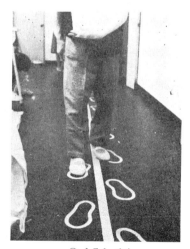

② 우족을 낸다.

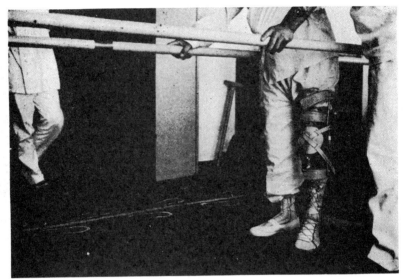

장하지장구(長下肢裝具)

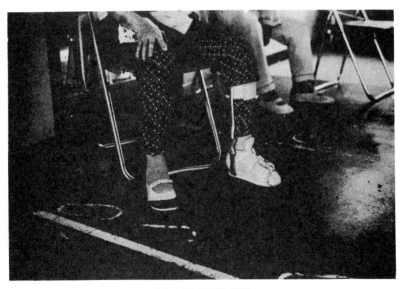

단하지장구(短下肢裝具)

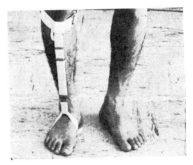

고무벤드제족조를 붙인곳

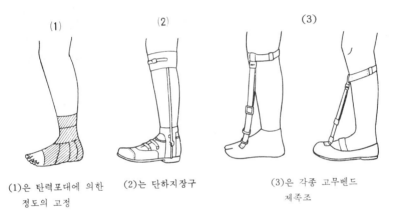

(1)은 탄력포대에 의한　　(2)는 단하지장구　　　(3)은 각종 고무벤드
　　정도의 고정　　　　　　　　　　　　　　　제족조

연습을 한다. 평지, 오르막길, 자갈길, 계단 등 실제로 결부된 보행연
습을 한다.

〔8〕 일상생활동작의 연습

〔식사〕

편마비일때, 상지의 회복은 매우 늦어 곤란할 때가 많다. 거기서 식
사동작도 매우 불편을 느낀다. 그렇지만 환측의 손으로도 할 수 있는
데까지 쓸수 있도록 포크나, 스푼, 식기등에, 여러가지 연구를 쏟을
필요가 있다. 예를 들면, 다음 그림과 같이 특별한 시 - 소 - 나이프나
과일 나이프를 준비하는 등.

우편마비의 계단승강

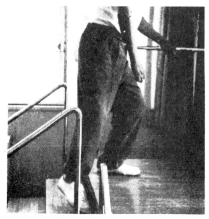

① 좋은쪽발부터 오른다.

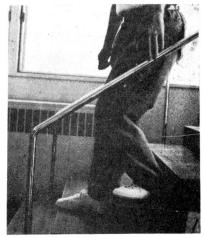

② 나쁜쪽발부터 내린다.

식기연구의 일예

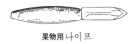

果物用나이프

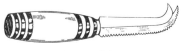

시 - 소 - 나이프

〔용변〕

될 수 있으면 양변기가 좋지마는 한식인 경우도 그림(438항)처럼 여러가지로 연구하면 좋다.

〔의복의 착탈〕

보통 편마비인 경우는 샤스나 바지등을 입을때 환측을 먼저, 벗을 때는 튼튼한 쪽에서 먼저 하는것이 합리적이다(437항의 그림참조).

의복의 착탈법

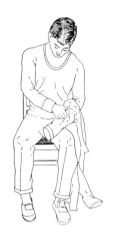 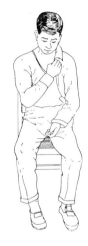 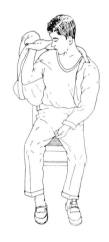

(1) 먼저 나쁜쪽팔을
통하게 한다.

(2) 어깨까지 입는다.

(3) 튼튼한쪽 손을 뒤로하여
소매로 통해 입는다.

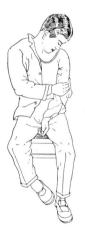 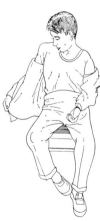 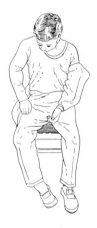 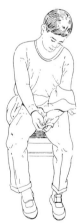

(1) 먼저 나쁜쪽의
어깨를 벗는다.

(2) 좋은쪽 어깨를
벗는다. 이때
상의의 깃을 엉
덩이에 깐다.

(3) 나쁜쪽의 손을
뺀다.

(4) 좋은쪽의 손을
뺀다.

화장실의 연구

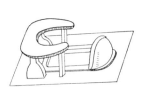

(1) 걸상식태

한식대변기를 의자식으로 바꾼다.

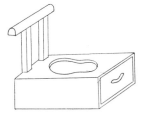

(2) 인출의자식변기

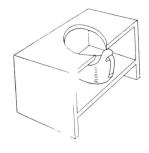

(3) 좌식의자식변기

〔9〕 이상의 단계적훈련을 보다 빨리 익숙하기 위해서의 체조나 **훈
련**

〔막대체조〕

막대체조는 마비의 비교적 빠른시기에서 실시할 수 있다. 그 주된
목적은 튼튼한 쪽의 상지의 보조운동이다. 그 수지에 대해서는 제팔
「치료체조」의 장의 「막대체조」의 항(237〜240항)을 참조하기 바란다.
여기서는 가정에서 요양중인 사람의 일예를 사진으로 소개하여 두었
다(439〜440항 참조)

〔특수훈련막대〕

사진(441항)에 나타낸 것 처럼, 양쪽 끝에 적당한 무게의 쇠덩이를
붙인 특수한 막대에 의한 체조는 근력증강훈련의 초기방법으로서 효
과가 있다. 이것을 실시하기 위해서는, 환측의 손이 막대에서 벗겨지

자택의 실내에서 막대체조(우편마비)

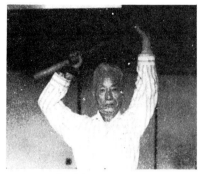

① 상지를 앞에서 위로

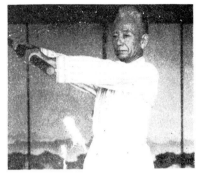

② 상지를 앞에서 옆으로 **벌린다.**

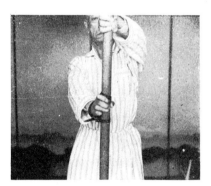

③ 상지를 펴서 돌린다.
左手가 위로, 右手가(나쁜쪽)밑이 된다.

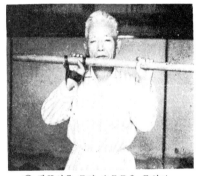

④ 팔꿈치를 굽혀 손목등을 굽힌다.

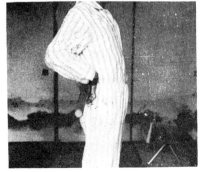

⑤ 몸의 뒤에서 팔꿈치를 굽힌다.

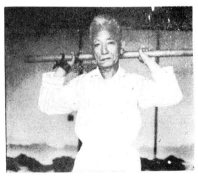

⑥ 막대를 목뒤로.

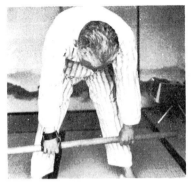

⑦ 몸을 앞으로 굽힌다.

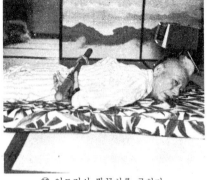

⑩ 엎드려서 팔꿈치를 굽힌다.

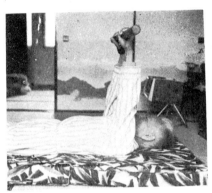

⑧ 바르게 누워서 상지를 위로.

편마비의 활차훈련(滑車訓練)

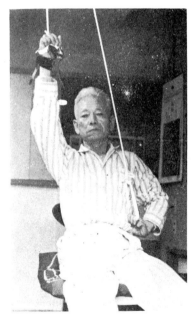

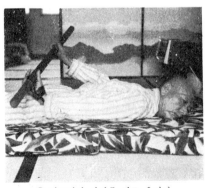

⑨ 엎드려서 상지를 뒤로 올린다

상지의 거상훈련(우편마비)

활차는 나쁜손을 비스듬히 뒤의 상부에 두고, 나쁜 손이 허리의 부근에서 바른 쪽으로 비스듬하게 위로 올리도록 한다.

저항훈련봉을 쓴 체조

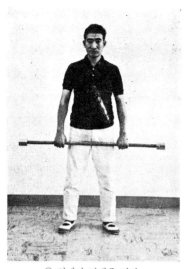

① 앞에서 막대를 쥔다.

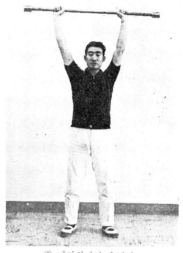

② 머리위까지 올린다.

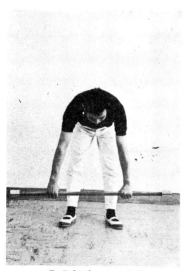

③ 몸을 앞으로 굽힌다.

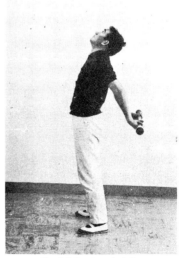

④ 막대를 뒤로 올린다.

자택의 뜰에서 의자를 이용하여 하지의 운동연습(좌편마비)

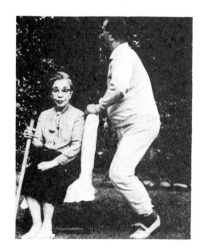 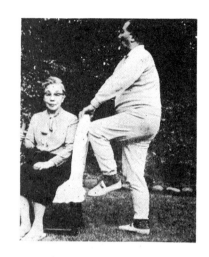

병원용 늑목체조(우편마비)

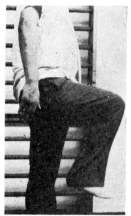 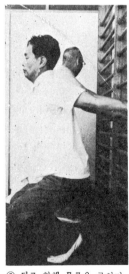 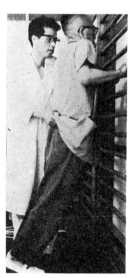

① 右足(나쁜쪽)다리를 들어 올린다.

② 뒤로 향해 무릎을 굽힌다.

③ 보조를 받아서

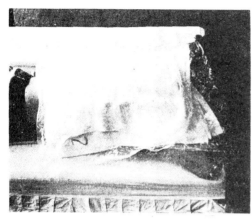

편마비의 견배통에 대한 핫빽

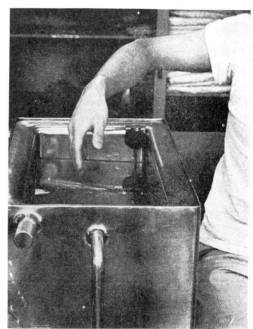

편마비의 상지의 파라핀 욕

므로 고정시키는 벤드(439항의 막대체조 사진에는 우수에 붙이고 있다)를 사용하면 좋다.

〔늑목체조〕

편마비에 대해서는 막대체조와 함께 늑목체조는 손쉽게 할 수 있으

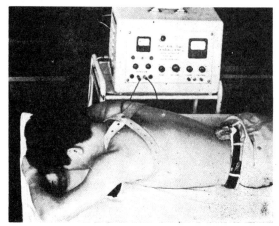

편마비의 척수통전(저주파)

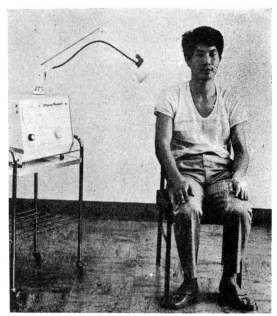

편마비의 견갑통에 대하는
마이크로웨프

며, 더우기 집안에서의 회복훈련으로서 좋은효과를 기대하는 가장 편리한 방법이다.

　막대체조가 상지의 기능회복을 중심으로 하는데 대해 늑목체조는 하지의 기능회복을 중심으로 한 것으로서, 하지와 체간의 균형을 좋게하여 하지전체의 힘을 붙여, 또 하퇴 삼두근이나 대퇴 후측근의 포축을 당겨 펴는 효과가 있으며, 보행기능을 회복시키는데 도움이 된다(241~245 항참조「늑목체조」의 항참조).

〔아령체조〕

아령체조는, 마비된곳이 어느정도 회복되고 자동운동을 할 수 있게 된 환자가 근력증강을 목적으로 행하는 것이다. 아령의 무게도 여러 가지 있지마는, 훈련용으로서는 편마비의 경우 0.5 kg에서 3~4 kg 정도의 것이 사용된다. 실시에 있어서는 손목이나 발목, 혹은 발바닥에 고정벤드로 단단하게 묶어 두지 않으면 위험하다.

그의 실기에 있어서는 246~248항의「아령체조」의 항을 참조하라.

〔간단한 활차훈련〕

일반가정의 방안의 천정이나 속으로 문미에 간단한 활차를 달아 붙여, 그것에 로-프로 통하게 하면, 손쉽게 활차훈련을 할 수 있다.

〔병용하는 물리요법〕

(a) 핫빽, 전광욕 맛사-지나 운동법을 행하는 관절이나 근육에, 통이나 뻣뻣함이 있을 때는 그 부분에 핫빽이나 전광욕으로 15분정도 따뜻하게 하면 좋다.

(b) 파라핀욕

팔꿈치 밑, 또는 무릎에서 밑으로 잘 냉하든지, 저리든지, 가벼운 통을 호소하든지, 뻣뻣해져 있을때는 그 부분을 파라핀욕에 넣어 따뜻하게 하면좋다.

(c) 통전요법

현재 저주파전류가 주로 이용되고 있다. 그 방법은 일반 마비치료의 원칙에 따라 행한다. 이것이 잘 행해지는 것은 소위 척수통전법이다. 그 방법은 사진(444항상)처럼 도자를 목과 선골부에 두고 150~1000 사이클로 3~5미리 암페어-, 10~30분 통전한다.

(d) 초단파·극초단파·초음파치료

편마비환자의 대부분은 소위「肩·水·증후군」으로서 오십견 모양의

446

痛을 호소하든지, 또 요통 슬관절통등을 일으킨다. 그와 같을 때, 그 증상에 따라서 초단파, 극초단파, 초음파 치료를 하면 진통효과를 잘 나타낸다.

(e) 기타 온천은 원래부터 온욕에 들어 마비된 지체를 움직이는것은, 부력(천천히 움직이게 한다)과 저항(빨리 움직이게 한다)에 의해 무리가 없는 운동을 할 수 있게 된다.

◎ 맛사-지의 요점은, 사용하지 않기때문에 일어나는 근육의 위축을 막아, 관절이 움직일 수 있는 범위를 가급적 정상적인 자리를 갖는 것이다. 특히 뇌졸중으로는 근육의 위축에서, 관절의 구축이 눈에 띈다. 따라서 손가락, 손목, 팔꿈치, 발목, 무릎, 허벅지 등의 관절을 잘 맛사-지하고 운동법을 행하는 것이 중요하다.

(三) 신경통과 신경마비

(A) 신경통

신경통과 신경마비에 대해서는「부정수소증상군」의 항에서도 조금 설명하였으나 다시 이 항에서 상세하게 설명하기로 한다.

1965년 정부의 조사에 의하면, 신경통환자는 전국에서 추산된 계수로는 165만이 넘는다고 하니, 관절 류-마치는 같은 조사의 통계에서 200만이 넘는다고 한다. 옛부터 신경통이나 류-마치로 고통하고 있는 사람이 많다는것을 알수 있다. 그러나 결정적으로 좋은 치료법은 없어, 맛사-지나 지압치료에 기대하는 수도 많으므로, 종래부터 맛사-지·지압의 적응증으로 되어 왔다.

〔원인〕

신경통의 주된 원인은 아직 분명하지 않지마는, 최근의 연구로서 그 대부분은 신경염같은 병이 원인으로 일어난다고 하고 있다.

특별히 실증할 수 있는 원인이 없이 일어나는것을 진성(眞性), 특발성(特發性), 또는 원발성(原發性) 신경통이라 하며, 신경의 경로에 무언가의 자극이 있어서 일어나는 경우를 위성(僞性) 또는 증후성(症候性)신경통이라한다.

신경통의 소인 또는 유인에는 다음과 같은것이 있다.

① 연령적으로 중년에서 고령자에 가장 많다.

② 성별로는 남자가 많다 하며, 특히 좌골신경통, 완신경통 등은 남자에 매우 많다, 여자로는 사춘기나, 갱년기에 일어나는 삼차신경통이 많다.

③ 가족적소인이 인정되며, 신경질인 사람에 많다.

④ 감기, 습도(습기가 많다), 냉각.

⑤ 기계적 자극 - 외상, 헤루니아(추간판의 수핵의 탈구). 압박(임신자궁, 종양, 동맥부 등).

⑥ 전염병(말라리아, 매독, 장티프스), 중독(알콜, 수은, 연등).

⑦ 신진대사성질환(통풍, 당뇨병).

⑧ 생식기질환등에서 반사적으로 일어난다.

〔증상〕

신경통의 가장 특징이 있는 증상이 세 가지 있다. ①痛을 받게된 신경의 경로에 沿하여 走한다. ②痛은 대개 발작적으로 일어난다. ③외례 - 압통점(병하게 된 신경의 곳곳에 손가락으로 눌리면 통을 호소하는 점)이다.

발작일때의 痛은 불로 지지는듯한 痛, 마치 전기에 닿은 느낌이며 무어라 형언할 수 없이 싫은 통이다.

발작은 갑자기 일어나는 수도 있으며, 때로는 신경의 압박, 운동, 냉등이 유인이 된다. 또 일어설때, 보행할 때에 통이 일어난다.

압통점은 임상면으로는, 중요한 소견으로 진단점이 되기도하며, 또 치료점이 되기도 한다. 대개는 신경이 뼈의 구멍에서 밖으로 나오는 곳, 근육이나 근막에서 나오는 곳, 신경이 지분(枝分)되는 곳에 나타난다. 발작이 심할때는 병하게 된 신경의 경로뿐이 아니고, 다른 신경이 돌고 있는 부분까지 퍼지는 수도 있다.

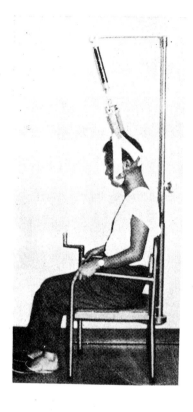

기타 지각이상, 경련, 분비이상, 당마진, 대상포진 (대상으로 습진이 나타나는 것으로서, 늑간신경통일 때 잘 보인다)등 외에 전신이 나른하다. 식욕이 없다. 기분이 맑지않다 등의 일반증상이 나타난다.

〔치 료〕

〔1〕 맛사 – 지

맛사 – 지의 목적은, ①신경의 아픔을 진정시켜, ② 혈행을 잘하여, ③ 병하는 신경을 돌고 있는 부분의 근육의 위축이나 구축을 막아, 운동기능의 개선을 도모하는 것이다.

맛사 – 지의 수지는, 가볍게 다음과 같이 한다.

① 병하게 된 신경로에 따라 맛사 – 지한다. 수지는 경찰, 유날, 압

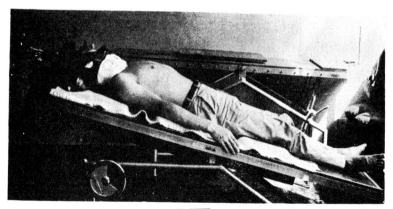

사면모인

박을 주로, 리드미컬하게 요령있게 행한다. 특히 痛하는 경로는 혈행이 좋지않으므로, 잘 문질러 순환의 개선을 도모한다.

② 와레－압박점에 대해서도, 중추쪽에서 말초로 향해 압통점을 순서대로, 모지나 사지두로 압박하여 痛을 제거한다. 지압은 점증점감의 지속통상압법으로 천천히 누르면 효과가 있다.

③ 병이 된 부분만이 아니고 중추측 또는 반대측도 맛사－지하여, 유도효과를 겨냥하는 것도 중요.

〔2〕치료체조

발작이 일어나지 않았을때는, 痛하는 부분을 가볍게 당겨 늘이듯이 맨손체조를 하고, 발작이 일어났을때는 신경의 신전법을 행하면 痛이 편하게 된다.

또 경완증후군이나 헤루니아 등의 등뼈나 그 주위의 연한 부분의 조직의 이상으로 일어나는 신경통으로는 경추나 요추의 견인(牽引, 수직견인, 사면견인)도 좋다한다.

〔3〕물리요법

① 핫빽, 전광법——10～20분정도 행한다. 경완증후군일때는 목의 핫빽이 좋다.

② 전기요법——저주파의 전기요법이 보통 이용되어, 양극이 허리나 선골부, 목덜미 등 등에대어 100～1000사이클로 1～3미리 암페어를 10～20분간 통전한다.

③ 기타, 초단파, 극초단파의 조사(照射)도 효과가 있다.

④ 온천·온욕등은 환부를 따뜻하게 하고, 또 심리적으로도 좋은 영향을 미치게 하여, 신경통의 치료에는 옛부터 많은 사람들이 즐기고 있다.

Ⅰ. 삼차신경통

삼차신경통은 그림(다음항)처럼 얼굴의 지각을 맡아보는 신경으로 이 신경통은 부인에 많다.

삼차신경의 분포영역과 압통점

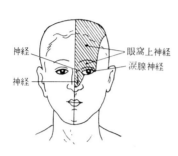

(1)삼차신경眼신경통

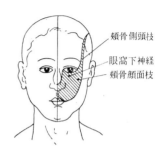

(2)삼차신경上顎신경통

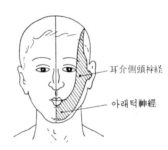

(3)삼차신경下顎신경통

〔원   인〕

모든 신경통에 공통되는 원인외에 머리, 뼈의 병이나, 눈·귀·코의 병으로 가끔 일어난다. 비교적 많은것이 생식기의 질환에서의 반사에 의한 것 들이다.

〔증   상〕

痛은 第一技에 나타나는것이 가장 많고, 압통점은 그림 (1)에 나타낸 것 처럼 상안와점·내안각·외안각등에 주로 나타난다.

제 2지통은 그림 (2)에 나타낸 것 같은 영역에 나타나, 압통점은 하안와(下眼窩)·협골점에 나타난다.

제 3지통은 그림 (3)에 나타낸 영역에 나타나, 압통점은 악부(顎部)·측두점(側頭点, 귀의 신경이 나오는 곳으로서 이구 조금앞)에 주로 나타난다.

〔치 료〕

원인이 확실할 경우에는 우선 그 치료를 행한다.

① 맛사 - 지는 유도의 목적으로 어깨에서 등, 목줄기의 맛사 - 지를 행하고, 다음에 환측의 얼굴전체를 종합수기로 맛사 - 지 한다. 그리하여 각 압통점에, 모지나 사지 끝으로 가볍게 한참 동안 같은곳을 지압하여 진전을 한다.

② 발작이 일어나지 않았을 때는 목줄기나, 어깨의 가벼운 운동을 한다(멘손체조의 목운동, 어깨운동, 상지의 운동참조)

③ 전기치료는 주로 저주파통전을 행한다. 불감도자(양극)를 뒷 목줄기에 대어, 자극도자(음극)를 각각 압통점에 대어, 1~3미리 암페아 - 로 비교적 약한 전류를 10~15분간 보낸다.

Ⅱ. 늑간신경통

〔원 인〕

등뼈의 병(척추가리에스, 종양), 늑골골절, 늑막염에서 일어나며 원발성인 것은 적다.

〔증 상〕

좌측에 많으며, 제五~제九 늑간신경이 병들기 쉽다. 痛은 척골과 늑간에 따라 앞 쪽으로 走한다. 특히 심호흡, 기침, 재체기 등에 의해 痛이 증가된다.

압통점은 그림(452항의 상)에 나타낸 것처럼, 등뼈 바로 곁(척추점), 측흉부의 중앙(측점), 늑골측 또는 복직근의 겉(흉 골점)에 나타난다.

수반되는 증후로서는, 흔히 가슴주위에 대상습ㄴ(헬베스, 대상으로 지렁이 腫처럼 피부진이 난다)이 나타난다.

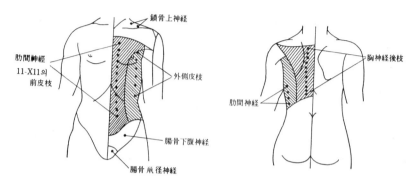

鎖骨上神経

肋間神經
11-XII의
前皮枝

外側皮枝

胸神経後枝

肋間神経

腸骨下腹神経

腸骨鼡径神経

늑간신경의 분포영역과 압통점

〔치   료〕

맛사-지는 먼저 환측을 위로 하여 환자를 옆으로 눕혀서, 술자는 그 앞이나 뒤에 위치하여 痛이 있는 늑간에 따라, 손바닥으로 경찰한다. 그때 손끝이 늑간 사이에 들어 가듯이 한다.

그리하여 다시 지두로 유날하고, 압통점을 사지의 끝으로 압박 지압을 가한다.

또 두 손의 손끝을 늑골사이의 앞뒤에 마주 향하도록 하여, 강하게 잡아 당기듯이하여 늑간신경의 신전법을 행하면 좋다. (사진참조)

이 밖에 목줄기, 어깨, 등, 허리 등에 유도 맛사-지 지압을 한다.

물리요법은 저주파, 핫빽, 온욕등이 좋다.

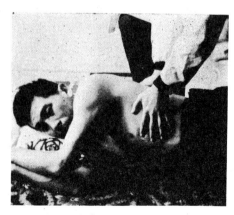

늑간신경의 신전법

Ⅲ. 상지의 신경통

〔원   인〕

중년이상의 사람에 많으며, 감기나 외상(주사나 목줄기 부위의 손상 등)에서 오는 것으로, 소위 경흉증후군의 증상으로 나타나는 수가 많다(480항「경흉증후군」참조).

〔증   상〕

상지에 돌고 있는 신경은 완신경총에서 나오고 있으므로, 다른부위의 신경통처럼 아픈장소가 분명하지 않다. 상지전체가 쑤시는 것 같은 느낌이 있기까지 요골신경통인 경우는, 주로 상지뒤에서 외측, 전완뒤에서 외측, 손등 및 손가락의 모지쪽에서 痛이 있으며, 척골신경의 경우는 주로 전완의 앞(손바닥 쪽) 그리고 소지측, 손바닥이나 소지쪽이 아프다.

압통점은, 요골신경통으로는 요골소두의 바로 위인곳, 모지와 인지 사이인 곳, 척골신경통으로는 팔꿈치의 소지측의 척골신경구인 곳, 척골경상돌기의 앞에 나타나고, 정중신경통으로는, 전완의 손바닥 한가운데, 손목, 손바닥의 한가운데에 각각 나타난다.

〔치   료〕

주의사항으로서는, 상지전체를 따뜻하게 싸서 냉하지 않게한다.

맛사-지는 각각의 환측의 신경의 경로를 주로하여, 상지전체를 종합수지로 맛사-지 하여, 어깨, 등, 목, 특히 등뼈의 곁에 중점을 두고 잘 유날하고 지압한다. 특히 경완증후군이 인정될 때는 목줄기에서 어깨에 걸쳐서 핫빽을 써서 충분히 따뜻하게한 다음 맛사-지를 하면 효과가 있다.

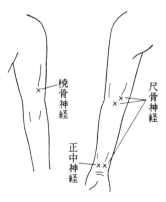

완신경통의 압통점

橈骨神経

尺骨神経

正中神経

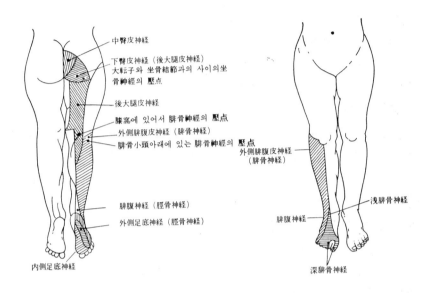

中臀皮神経
下臀皮神経 (後大腿皮神経)
大転子와 坐骨結節과의 사이의坐
骨神經의 壓点
後大腿皮神経
膝窩에 있어서 腓骨神經의 壓点
外側腓腹皮神経 (腓骨神経)
腓骨小頭아래에 있는 腓骨神經의 壓点
外側腓腹皮神経 (腓骨神経)
腓腹神経 (脛骨神経)
外側足底神経 (脛骨神経)
内側足底神経
浅腓骨神経
腓腹神経
深腓骨神経

선골신경총의 분포영역과 그 압통점

또 때로는 경추를 맨손으로 끌어당기는 것도 좋다. 바르게 누워 고정시킨 병자의 뒤머리도 턱을 받혀, 술자의 손으로 목줄기를 펴준다.

그 밖에, 어깨나 상지의 가벼운 맨손체조가 좋다.

전기요법은 모든 신경통에 공통된 통전방식으로 행한다.

Ⅳ. 좌골신결통

상지의 신경통은 좌골신경통으로 대표된다. 남자, 특히 농어촌 등에서 육체노동을 하는사람에 많다.

〔원 인〕

최근의 연구결과로는, 좌골신경통의 대부분은 헤루니머아등에 요추의 병에서 일어난다고 한다. 기타 한, 냉, 습윤, 외상, 임신자궁, 상습변비 등으로도 일어난다. 또 양쪽에 일어나는 것은 당뇨병, 말리리아의 전신병이 원인일 수가 많다.

〔증 상〕

痛은 대부분 안쪽에 일어나며, 당뇨병일때는 양쪽에 일어난다. 통의 경로는 엉덩이, 대퇴 뒷쪽, 무릎등에 나타난다. 특히 병이 진행되면 하퇴의 앞쪽에서 발바닥(경골신경)에 나타난다.

통은 질질 오래끄는 수가 많으며 특히 야간에 심하다. 특히 일어설 때, 보행할 때, 허리를 꾸부릴 때 등에 발작적으로 심한 통을 호소하는 수도 있다.

압통점은 그림(앞항)처럼, 대전자와 좌골결절사이(좌골신경이 좌골 구멍에서 나오는 곳), 대퇴 뒷쪽의 한가운데, 무릎 한가운데, 비복부의 한가운데, 내과(內踝)의 뒤, 비골소두(腓骨小頭)의 바로 밑, 외과의 뒤 등이다.

진단상으로 중요한 증상은, 라세그 - 증후가 있는지 어떤지이다. 이것은 다음 사진처럼 환자의 등을 바닥에 붙이고 눕혀서, 무릎은 편 채로, 고관절을 굴곡시키면, 대퇴 후면이 강하게 당겨 늘어져 심한 통을 호소한다. 이것을 「양성」이라한다.

또 장기에 걸칠경우, 아픈 환측의 하지를 감싸기 위해서 보행할 때, 몸을 튼튼한 쪽으로 기울이는 것으로 인해 등뼈의 측만(側彎)을 일으키는 수가 있다(좌골신경성 척주측만증).

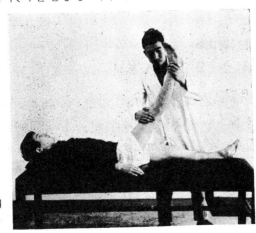

라세그 - 증후의
검사

〔치   료〕

헤루니아, 변비, 당뇨병 등의 원인이 분명할 경우는 의사의 진단을 권한다.

맛사 - 지는 하지 전반에, 또 특히 좌골신경의 경로를 따라서, 혈행을 하도록 잘 경찰하고 유날하여, 순환의 개선을 도모하며 이어서, 각 압통점에 모지나 사지로 지압을 행한다.

또 허리, 엉덩이, 선골 부위를 손바닥으로 유날하는 것도, 좌골신경의 일어난 부위의 순환을 잘 되게 하므로 좋은 자극효과가 있다.

맛사 - 지를 행한뒤, 라세그 - 증후를 검사한 지위로, 좌골신경의 신전법을 행하지마는 심하게 痛할때는 하지 않는 편이 좋다.

발작이 일어나지 않을때, 허리에서 하지의 가벼운 체조를 하는 것도 좋다. 또 요추자신에 변화가 있을때는 요추를 견인하든지, 요추맨손 교정법이 필요하지 마는, 그 즈음에는 의사의 지시가 바람직하다.

온열요법으로서는 요선부의 핫빽이나 허리에서 하지의 전광욕·열기욕이 좋으며, 또 온천이나 온욕도 옛부터 좋은 효과가 있다고 한다.

전기요법은 주로 저주파 전기치료가 좋다. 때로는 허리에 극초단파 치료를 행한다.

(B) 신경마비

I. 안면신경마비

〔원   인〕

대개의 경우 말초의 마비로, 외상, 감기, 한냉(류 - 마치성 마비)등에서 일어난다. 때로는 중추성인 것도 있으나 이 경우는 뇌졸중이나, 뇌종양의 뇌의 질환으로 일어나는 수가 많다.

〔증   상〕

대부분은 편측에 일어나, 병이 된 우측 얼굴의 근육은 전체적으로 느슨해져 무표정이 된다. 이마에 주름을 지울수도 없게되고, 눈은 크

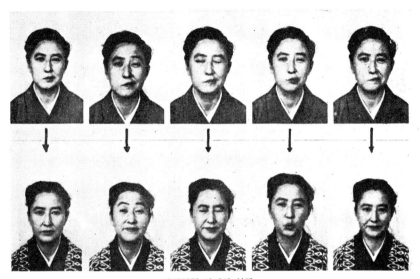

안면신경 마비의 실제

상단은 14병일. 하단은 56병일. 좌에서 순으로 (1)자연표정, (2)눈썹을 올린다, (3)눈을 감고 (4)입을 뾰쪽하게, (5)입을 다문다.

게 벌려, 눈을 감을 수 없으므로, 눈알은 앞쪽으로 약간 튀어 나온것 같이 된다. 이 상태를 토끼눈이라 한다. 무리하게 눈을 감으려 하면, 눈알이 상대방으로 이동하여 흰눈이 되어 버린다.

코 끝은 건강한 쪽으로 굽어지고, 입술곁의 홈은 사라지고, 입끝은 아래로 내려져 건강한 쪽으로 당긴다. 휘바람을 불든지, 침을 뱉든지 볼을 볼록하게 할 수 없게 된다.

기타 미각이상, 타액의 분비장해 등이 나타난다.

〔치   료〕

안면신경마비 중에서도 가벼운 것은 맛사-지나 전기치료 등을 이 삼주간으로 하면 대체로 낫는다. 그러나 중증인 것은(완전히 전기변성반응이 나타남) 좀처럼 낫지않아, 적어도 3~6개월 이상은 치료를 계속할 필요가 있다.

맛사-지는 안면의 근육에 보통 맛사-지, 특히 손바닥으로의 경찰·유날을 행하여, 인지끝으로 안면신경이 머리속에서 나오는 곳 경유공인 곳(耳朶下部), 비익의 곁, 협골상악돌기의 하부 등에 가벼운 압박이나 압박 진전을 시행한다.

그 뒤 병자에게 거울을 보면서 자신이 이마에 주름을 만들고 눈을 뜨고 감고, 볼을 볼록하게 하며, 입을 뽀족하게, 휘바람을 불고, 빠빠뻐뻐, ㅁ·ㄹ발음등을 반복시켜 본다. 표정근의 운동연습을 매일 끈기있게 행하게 하면 좋다.

전기요법은 옛부터 좋은 치료법이라 하여, 감전, 저주파전기치료를 행하게 된다. 가벼운 것으로 변성반응을 보이지 않을 경우는 감전전기가 종래 잘 사용되어 왔으나, 감전은 자극이 강하므로 최근에는 저주파를 사용하는 수가 많다. 주파수는 5~10사이클 - 0.5~2미리 암페어 - 의 비교적 약한 전류를 사용한다. 불관도자(음극)를 목덜미에 두고, 자극도자는 귓볼하부 등의 각자극점에 정확하게 대어 5~10분간 통류한다.

Ⅱ. 상지의 신경마비

신경통과 같은 모양으로 상지로는 요골신경마비, 정중신경마비, 척골신경마비를 들 수 있다.

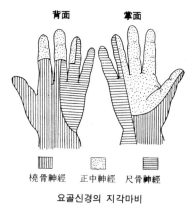

背面　　　掌面

橈骨神經　　正中神經　　尺骨神經

요골신경의 지각마비

〔원　　인〕

신경의 경과중의 압박이나, 외상에 의한 것이 많다. 예컨대, 손을 몸 밑에 두고 잠을 자고서 아침에 깨었더니 손이 움직일 수 없었다는 일도 흔히 있는 일이다. 주사로 인해 요골신경마비가 되는 경우도 있다. 어깨의 탈구나 골절등에 의한 압박이나 당겨늘어짐이나, 때로는 직접 신경에 외상이 가해지는 것으로 일어난다.

요골신경의 경우는 각기나 연중독으로도 일어나며, 정중신경의 경우는 진행성 근위축증에 의해서도 일어나는 수도 있다.

〔증 상〕

요골신경 - 下垂手(손이 아래로 힘없이 내려짐). 수관절의 배굴, 손가락 관절의 신전, 모지의 외전(開排), 전완의 회외(回外)가 안된다. 특히 위에 병이 들면 팔꿈치를 펴지 못하게 된다.

정중신경 - 원수변형(猿手變形). 1~2지가 굽고, 모지와 소지를 붙이는 것이나 전완의 회내(回內)등을 할 수 없게 된다. 수부의 지각은 그림(전항)의 부분이 당하게 된다.

척골신경 - 취수변형(鷲手變型). 3~5지의 끝마디가 늘어지고, 3~5지의 첫 마디가 굽으며, 손가락의 개폐, 모지의 내전 등이 불능하게 된다. 수부의 지각은 그림(전장)부분이 침범당한다.

〔치 료〕

맛사 - 지는 침해당한 신경이 돌고 있는 부분을 중심으로 상지전체에 종합 수지를 행한다. 특히 마비된 근육과 길항(拮抗)하는 근육군이 구축을 일으키기 쉬우므로, 그것을 예방하기 위해서 마비된 근육에 수축능력을 불러 일으키는 것처럼 하고, 길항근에 대해서는, 그 구축이나 단축이 일어나지 않도록 유념한 맛사 - 지와 타동운동이 필요하다. 이 경우 위의 그림과 같은 부자(副子)를 붙이면, 관절의 구축이나 변형은 예방할 수 있다.

치료체조로서, 초기는 구축을 막기위해서의 타동운동을 행하여, 근육의 회복에 따라서 보조운동, 자동운동·저항운동을 행해그 근력의 증강을 도모한다.

전기요법은 저주파 통전이 좋다.

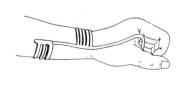

손의 스프린트(副子)

상지의 신경마비의 手의 변형

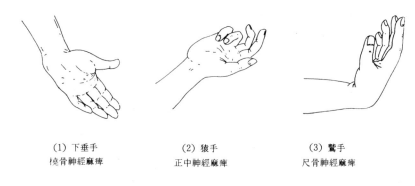

(1) 下垂手	(2) 猿手	(3) 鷲手
橈骨神經痲痺	正中神經痲痺	尺骨神經痲痺

Ⅲ. 하지의 신경마비

하지의 마비는 직접 보행장해를 일으켜, 일상생활에 심한 부자유를 느낀다. 대퇴신경마비, 비골신경마비, 경골신경마비 등이 그 주된 것이다.

〔원   인〕

외상, 압박, 알콜 – 중독에서의 신경염이나, 냉(류 – 마치성), 과로 등에서 일어나며 이 중에서도 각기 등에서 오는 비골 신경마비가 가장 많다.

〔증   상〕

대퇴신경마비로는, 장요근, 대퇴사두근이 마비되어 무릎을 펼 수 없게 되고, 또 대퇴가 고관절로 굽히지 못하므로 기립이나 보행이 심하게 장해되어 병자는 슬절(膝折)을 막기 위해 몸을 앞으로 숙여서 일어서며, 계단이나 가파른 길은 걷지 못하게 된다.

비골신경마비로는 전경(前脛)골절등의 마비때문에 족관절마비성 첨족, 더우기 장단비골근의 마비때문에 내반이 생긴다.

경골신경마비는 단독으로 일어나는 것이 드물며, 비골신경마비와 동시에 일어나는 수가 많다. 족관절은 종족위(踵足位)를 취해 족지(足指)가 굽히지 않게 된다.

(총비골신경의 분포영역)

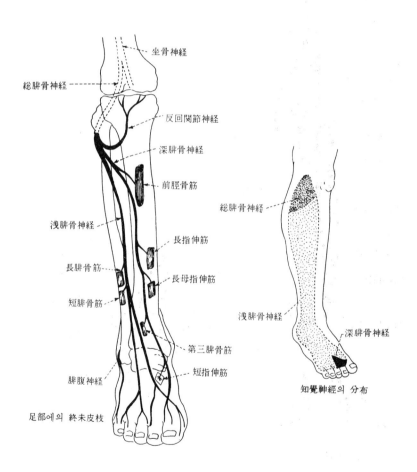

坐骨神経

総腓骨神経

反回関節神経

深腓骨神経

前脛骨筋

浅腓骨神経

長指伸筋

長腓骨筋

長母指伸筋

短腓骨筋

総腓骨神経

第三腓骨筋

浅腓骨神経

短指伸筋

深腓骨神経

腓腹神経

足部에의 終末皮枝

知覚神経의 分布

462

（경골신경의 분포영역）

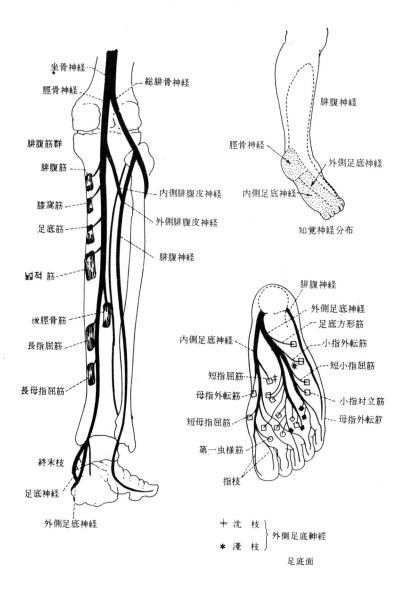

坐骨神経
脛骨神経
総腓骨神経
腓腹筋群
腓腹筋
内側腓腹皮神経
膝窩筋
外側腓腹皮神経
足底筋
腓腹神経
비적筋
後脛骨筋
長指屈筋
長母指屈筋
終末枝
足底神経
外側足底神経

腓腹神経
脛骨神経
外側足底神経
内側足底神経
知覚神経分布

腓腹神経
外側足底神経
足底方形筋
内側足底神経
小指外転筋
短小指屈筋
短指屈筋
小指対立筋
母指外転筋
母指外転筋
短母指屈筋
第一虫様筋
指枝

┼ 沈　枝
＊ 淺　枝 ｝外側足底神經
足底面

〔치   료〕

맛사－지는 각각의 마비된 근육을 중심으로 종합수기에 의한 일반 맛사－지를 행해, 경찰과 유날을 중심으로 행한다. 특히 길항근도 치료하며 구축을 예방하기 위해, 잘 펴서(때로는 가벼운 맨손교정)맛사－지한다.

내반첨족이 있을때는 사진(463항)처럼 스프린트를 붙이면 편리하다.

치료체조는 근력의 증강을 위해, 사두근강화, 장요근 강화, 늑목을

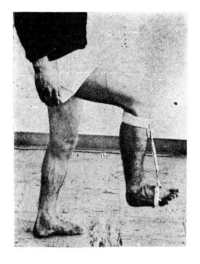

잡고 웅크리고, 그리고 펴오르는 등, 다리 가랑이를 굽힐 때, 술자는 병자 무릎위에 저항을 주면서, 발목의 등 굽히기 등을 하면 좋다.

전기요법은 저주파에 의한 통전치료가 널리 행해지고 있다. 자극점은 대퇴후면의 한 가운데, 무릎의 외측으로 대퇴 이두근건의 안쪽, 비골 소두의 바로 밑, 슬와의 한 가운데, 내과의 뒤 등이다.

(四) 소아마비

급성회백수염(急性灰白髓炎)은 1960년 일본의 병해도에서 크게 발생한 것을 정점으로, 그 전후를 걸쳐서 대유행하여 많은 어린이가 그 병에 걸렸다. 그 뒤에 당국은 이 대책에 힘을 쏟아 1961년 이후 소－크 왁찐의 접종이 정해진 뒤 부터는 이것에 걸리는 률은 해가 거듭될수록 줄었다.

이에 반하여, 이상출산등의 원인으로 뇌의 운동중추가 손상되어 일어나는 소위 뇌성소아마비는 해를 거듭할 수록 증가하여 현재 전국에 그 수는 25만명으로 추정되어 커다란 사회문제로 등장하고 있다.

I. 포리오(급성회백수염)

〔원   인〕

우일스의 감염으로 생후 6개월에서 4세정도까지의 어린이가 침범당하게 된다.

〔증   상〕

2~14일의 잠복기가 있으며, 그 뒤 갑자기 높은 열을 내면서 발병하여 구토를 하며 감기 같은 증상을 나타낸다. 뇌증상으로서는 심한 두통이 일어나거나 거기에 덧붙여서, 위장증상으로 설사등을 동반한다. 중할 경우는 의식이 몽롱하게 되어 헛소리를 할때도 있다.

이것들의 급성증은 수시간 내지 2~3일 경과한 뒤에 상지나 하지의 운동마비의 후유증으로서 나타난다.

마비는 대부분 이완성 마비로, 근육은 차츰 위축되고, 건반사도 소실 또는 감퇴되어 때로는 전기변성반응이 양성이 된다.

차차로 길항근이 구축을 일으켜 관절의 변형이 나타나, 하지로는 고관절, 슬관절의 굴곡구축, 족관절의 첨족(때로는 종족)이 많으며, 상지로는 어깨 관절마비성 탈구, 내전내선구축(內轉內旋拘縮), 팔꿈치 굴곡, 회내(回內), 손목의 굴곡, 손가락 굴곡구축이 많다.

마비의 회복은 1~3개월 사이가 심하며, 6개월에서 1년사이는 서서히 그 뒤는 좀처럼 회복하지 않는다.

뇌성마비와는 달라 지능장해를 수반하는 것은 적다.

〔치   료〕

급성기의 발렬시에는 경부(頸部) 냉엄법, 얼음주머니를 대어 실내에서 안정을 시키게 한다.

맛사-지는 급성기가 지나고부터 의사의 지시를, 처음은 경찰을 주로하여 가볍게 짧은 시간 행하고, 날이 경과함에 따라 유날등의 수지를 가해간다.

치료체조는 급성증상이 지난뒤에, 맛사-지와 함께 가급적 일찍부터 시작하여, 처음에는 관절의 가동성을 비좁게 하지 않도록, 온전히 타동적으로 각관절에 행하며, 근력회복의 정도를 보면서 개조운동(도움을 받으면서 하는운동), 자동운동, 특히 저항운동의 순서를 따라 행해간다.

또 온냉(섭씨 38~39도)속에서의 맛사 – 지나 운동은 특히 효과가 있다.

운동훈련을 할즈음에는 어린이의 흥미를 붙일 수 있는 여러가지 기구를 사용하는 것이 중요하다. 또 기능의 회복이라고 하기보다, 정상적인 기능발달을 목표로 종합적인 회복훈련의 프로그램을 짜지 않으면 안된다.

전기요법으로서는, 주로 저주파전기치료가 좋다. 일반원칙에 따라서 자극도자(양극)을 각각의 마비된 근육의 전기운동점에 대어서 통전한다.

Ⅱ. 뇌성소아마비

〔원   인〕

① 출산전 – 유전, 임신중독증, 풍진

② 출산시 – 이것이 가장 많다. 조산, 난산, 겸자분만(鉗子分娩).

③ 출산후 – 유아기의 뇌막염, 뇌염, 열성병 등.

④ 최근의 연구로는 모친과 태시(胎時)의 혈액형 부적합이 문제가 되어 있다.

〔분류와 증상〕

① 경직형(痙直型) – 추체로(錐體路) 장해의 증상을 나타내며, 신전반사항진근육을 급격하게 펼때 이상한 저항을 느낀다. 건반사, 슬개건반사, 아킬레스건 반사 등이 항진하여, 병적반사(바빈스키 – 반사)가 나타나 구축을 일으키기 쉽다.

② 아테토 – 제형 – 일정한 체위를 보전하지를 못하고, 불수의적으로 벌레가 기는 것 처럼, 느릿느릿한 운동을 일으켜 자신이 그치지 못하

乳幼兒分析的發達檢査表

성명		생년월일	년	월	음성명		외대 NO.		남 여 명		점 사 일 ① ② ③	④ ⑤ ⑥	비고

생년월일	년·월	음성명	과제	점사일	비고
7.6	줄넘기 2회이상	모양을 비꾸어 橫寫한다.	나비와 파리, 제비와 도, 나무와 풀의 차이 2/3	만별, 구별 하려고 한다.	생날에 불을 거의 정확하게 점화한다.
7.0	줄넘기 1회	실을 걸을수있다. 橫寫한다.	새겸이 들을 안다.	아머니가 주지않니 하고 직접 보인기 이른 매일 묻는다.	무게의 비교 다섯개 상날에 자신이 붉어대를 같는다.
6.6	40回의 높이를 뛰어 넘는다.	도형을 橫寫한다.	용돈을 안다: 연필·책상·인·시계 4/4	좌우구별을 한다.	소리들 듣으면서 13가지 세운다.
6.0	한쪽발로 10초이상	나비를 橫寫한다.	나이·주소·부모의 이름을 말한다.	받기밧고있는것을 무끄러워한다.	4~5인이 집단이 만든다. 구조사귈이를 한다.
5.6	받기란으로 세기10초	가위를 쓸 수 있다.	받기밧고있는것을 무끄러워한다.	제이눈이에서 자기 차례들 기다린다.	집단도형의 조립 잠기힘으로 웃을 안다.
5.0	경중경중뛸수있다.	네모·삼자를 그린다.	어린이말하기울의 발음을 한다.	4가지 수의이해	4가지 수의이해
4.6	한발로 5분뛴다.	네모·삼자크니 하나들 큰다라친다.	접속사와 조사를 쓴다.	만들 ㅂ, ㅈ, ㅉ 발음을 한다.	잠기힘으로 웃을 안다.
4.0	한발로 2·3초선다.	분모시자로 가로로 큰다라친다.	자기이름을 말할줄 안다.	[이림게도좋으냐?] 고 하기들 구한다.	대변의 저림
3.6	30㎝의 높이에서 뛰어내린다.	단추시자를 가르도 산다.	새동이나, 정상감을 사랑한다.	동생에게 젖들 느낀다.	무게의 비교 2/3 3g, 5g 소변의 자림
3.0	두별 한거내린다.	세정을 한정섬 남긴다.	두가지의 단어를 말한다.	순번을 차레 한국을 멘다.	산, 중, 하, 앞, 뒤 신을 혼자 신을 수 있다.
2.6	제단을 순거어이를 잡고 승가할수있다.	병에 끝코마개를 끼운다.	눈, 코, 머리털을 집부가르친다.	꾸중하면 없정이한다.	세가지그림을 말한다. 잠가란을치은집고 신을 막는다.

는 것이 특징이다.

이상의 두 가지 형이 가장 많지만은 그 밖에도

③ 강강형(強剛型)

④ 진천형(振顫型)

④ 운동실조형

등이 있으며 그 분류와 증상은 매우 복잡하다.

관절의 구축은 거의 일정한 형으로 나타나, 상지로는 견내전(肩內轉), 내선(內旋), 신전(伸展), 주굴곡(肘屈曲), 손목과 손가락의 굴곡, 하지로는 지(肢)의 굴곡, 내전, 내선, 무릎의 굴곡, 발목은 첨족(때로는 내반을 수반한다) 구축이 나타나기 쉽다.

합병증으로서는 언어장해가 약 70%, 지능장해가 61%로 가장 많으며 기타 시력장해, 청력장해, 경련 등이 나타난다.

〔치 료〕

뇌성소아마비에 대해서는 맛사-지의 수지 만으로서는 **효과가 충분**하지 못하다. 무어라 하더라도 그 중심은 어린이의 운동발달에 **수반**되는 기능훈련이다.

그 원칙은 어린이의 지적발달과 함께 운동발달의 순서와 힘이 있으므로 그것을 온전하게 끌어내어서 촉진시켜 정상적인 어린이의 단계

뇌성마비의 분류기준

	경직형 (痙直型)	강강형 (強剛型)	아사토-제	
			비긴장성	긴장성
타 동 운 동	쟈크나이프양 저항	연관양(또는 치 차양) 저항	저항저하	부정 (저항증대또는저하)
불수의운동	무	무	유	유
근 긴 장	항진	항진	저하	각성시 항진 변동 有
건반사항진	(＋)	(－)	(－)	(－)
병 적 반 사 (바빈스키-)	(＋)	(－)	(－)	(－)

뇌성소아마비의 기능훈련

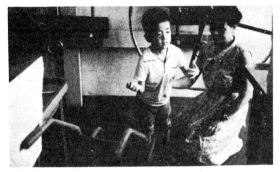

(1) 기립훈련

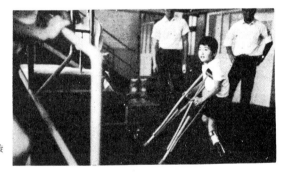

(2) 쌍지팡이보행훈련
    (양 하지가 극단으로 內旋
    되어 있다.)

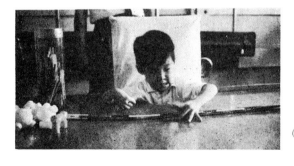

(3) 완구를 이용한 상지의
    기능훈련

에 가급적 접근시키려고 하는 것이다.(446~467항)(乳幼見分析的 발
달검사표참조).

훈련을 행함에는 먼저 그 어린이의 운동능력이나, 반사등을 가급적
상세하게 평가하여, 그 어린이에 맞는 목표를 정하여 훈련의 프로그

램을 만드는 것이 필요하다.

먼저 바른 운동양식을 타동운동에 의해 가르쳐, 차차로 수의(隨意)
운동으로 이끌고, 다시 일상생활에 직결하는 여러가지 동작으로 발전
시킨다.

운동발달의 능력은 만 5~6세가 되면 줄어들어, 아무리 기능훈련을
시켜도 좀처럼 잘되지 않는다. 따라서 어떻게 하든지 남은 기능 또는
지금까지 훈련으로 얻어진 기능을 온전하게 활용시키는 것에 중점을
두게 된다. 그러기 위해서 보조기구가 필요하다.

(五) 변형성 관절증 ─ 변형성 척추증을 포함

중년이상이 되면 「요통」, 「슬통」이라는 사람이 매우 많다. 그리할
때 대체로 「신경통」이라 든지 「류─마치」라고 생각하기 쉽지마는, 그
의 대부분이 이 변형성 관절증의 痛이라는 것이 최근의 연구로서 밝
혀졌다.

〔원   인〕

확실한 원인은 밝혀지지 않았다.

연령적으로는 30세이상인 사람에 나타나며, 특히 비만한 여성에 압
도적으로 많다는 것에 주목한다. 침해당하는 관절은 무릎관절이 압도
적으로 많으며, 다음에 고관절에 많다. 기타 척추(특히 요추에 나타나
변형성 척추증이라 부르고 있다. 指 · 肘 · 肩關節 등에도 나타나는 수
가 있다.

관절중에서 처음 침해당하는 것은 관절연골로서, 여러가지 원인으
로 퇴행성변성을 일으킨다. 발병원인별로 보면 일차성과 이차성관절
증으로 나눌수 있다.

이차성은 선천성고관절 탈구등이 원인으로 나이가 많아지게 되면
이차성으로 고관절의 변형성 관절증을 일으키는 경우이다.

일차성 관절증은 다른 특별한 원인이 없이 일어나기 시작할 경우로,
종래부터 일종의 노인성 변화에 의한 퇴행성 변화일 것이라고 하였으

나, 최근의 연구로는, 유전적·가족적인 요소, 체질(비대한 중년부인
에 많다). 홀몬 이상, 혈행장해(동맥경화 등과의 관계로, 관절연골에
영양장해를 일으킴)등이 고려되고 있다.

기타 생활양식, 직업(광부에는 압도적으로 무릎관절증이 많다), 과
로, 냉등의 후천적인 요소가 있다는 것은 말할 필요조차 없다.

〔증   상〕

① 痛은－하나의 관절 혹은 좌우 대조적으로 특별하게 생각되는 원
인이 없이 일어나든지, 대부분은 아침 일어나자 바로 보행할 때, 앉았
다가 일어설 때, 계단을 승강할 때 등에 아프며, 밤에는 그다지 아프
지 않는 것이 특징이다.

또 痛에는 소장(消長)이 있으며, 수일간 아푼 뒤에 얼마동안은 전
연 아프지 않는 경우도 있다. 냉했을 때, 피로했을 때 등에 또 아프기
시작한다.

② 관절의 종창(腫脹)－관절속에 액이 고여 일어나는 것으로서, 무
릎관절에 특별히 나타난다.

③ 관절의 움직임이 나빠진다.－무릎으로는 굽히고 펴는 일이 뜻대
로 되지않고, 특히 완전하게 펼 수 없다. 고관절로는 굴신하는 외에도
외전(다리를 밖으로 벌림)이 어렵게 된다.

이상의 점에서 무리하게 움직이려 하면 아프므로 끓어앉고, 보행하
고, 승강하는 등 일상생활 등 부자유를 느끼게 된다.

④ 장기화되면 관절연골이 이상한 증식을 초래하여, 관절의 형이
변하게 된다.

⑤ 척추로는 주로 요추의 추간연골에 변성이 생겨서 선유윤전단(線
維輪前端)의 잔잔한 금에 의해, 추간연골이 전방에 이동 돌출하여, 그
선유가 추체의 가장자리 골증식을 일으켜, 심할 때는 추체가 골성연
결을 하여 버린다. 전체로서는 요추가 후만(後彎)을 일으킨다.

이와같은 변화가 원인으로 흔히 노인들에 볼 수 있다. 허리가 굽어
때로는 아프고, 좌골신경통 등을 일으키기 쉽다.

〔치   료〕

무어라 하더라도 관절의 혈행장해가 원인이므로, 관절속의 순환을 개선하는 목적으로 맛사-지는, 먼저 나쁜 관절을 잘 경찰하여 관절 맛사-지를 행하며, 다시 그 관절에 직접 관계하고 있는 근육군에 대하여 근육 맛사-지를 행한다.

운동은 너무 아픈 것을 참을정도로 무리 하지말고 알맞는 운동법이 필요하다.

타동운동(때로는 가볍게 徒手矯正), 자동운동을 적당히 행한다.

맛사-지나 운동을 하기에 앞서, 핫빽이나 전광욕으로 따스하게 하거나, 또 초단파, 극초단파, 때로는 초음파치료 등도 효과가 있다.

변형성인 척추증에 대해서는, 그 예방이 중요하므로 그를 위해서는 막대체조로 척추의 앞뒤를 굽히거나, 좌우 옆으로 굽히기(옆구리 운동)의 체조나, 가볍게 온몸의 맨손체조를 하면 좋다. 노인이 되면 허리가 굽어진다는 것은 하는 수 없는 것이라고 단념할 필요는 없다.

일반적인 주의로서는 환부를 냉하지 않도록, 또 과로하지 않도록 하여 관절의 안정도를 증가하기 위해서 알맞은 운동을 하여 근육을 붙이지 않으면 안된다.

(六) 류-마치 ── 관절 류-마치와 관절통 ──

한마디로 류-마치라 하더라도, 여러가지 의미로 해석되고 있다. 세상에서는 흔히 다리나 허리가 아프면 류-마치라고 한다. 아픔이 있으면 단지 「류-마치」, 또는 「신경통」이라는 말로 정리하고 있으나 신경통과 류-마치와는 완전히 틀리는 병이다.

더구나 의학의 세계에서도 아직 확실한 내용을 규명하지 못하고 있으며, 그 분류기준에도 여러가지 있으나 확정적인 것은 아니다. 대체적으로는 의학적으로 말하는 류-마치에는 다음과 같은 광의와 협의의 두가지가 포함되어 있다.

류－마치 · 신경통은 어느정도 있는가

조 사 지 구	東京都下忠生村	靜岡県吉原市	靜岡県榛原地区
조 사 인 원	403名(농촌)	315名 (어촌)	2288 名
만성관절류－마치	14 (3.3%)	4 (1.2%)	24 (0.93%) (확실0.81%)
류－마치열	——	——	(0.15%) (확실0.07%)
요통, 그밖의통 (신경통포함)	131 (32.4%)	43 (9.9%)	124 (4.8%)
연 령	21～70세	21～70세	1세 미만을 제외한 전연령
조 사 년	1957～58	1960	1960

넓은 의미로 말할 수 있는 경우에는 주로 관절이 침해당하는 질병과, 관절외의 운동기관(근육통)이 침해당하게 되는 것이 있다.

관절이 침해당하는 경우에도, 염증성인 것과 변성성인 경우가 있다. 염증성인 병으로는 **류－마치열**——급성관절 류－마치라고도 하여 주로 어린이들에게 침해되어 심장판만증을 일으키기 쉽다——이고, **만성관절 류－마치**——류－마치 모양의 관절염이라고도 불러 20세 이상의 부인에 많으면, 병이 진행되면 관절의 변형, 특히 강직을 일으키지마는 심장장해는 적은 것——등이 있다.

변성성인 병으로는, 변형성 관절증이 그의 대표적인 병이다.

운동기관에 나타나는 것은 주로 근육 류－마치로 요근, 흉근, 경근등이 침해되며 소위 근육통의 원인이 된다.

신경 · 류－마치 빈도비교

만성관절류－마치	100(으로하여)
류－마치열	6
변형성관절증	17
십오견	34
좌골신경통	68
요통, 배통, 기타의 연부통	101
상완의 신경통(경완증후군을 총괄)	25
삼차신경통	29
늑간신경통	21

좁은 의미로 말 할 경우의 류－마치는, 류－마치열과 만성관절 류－마치이며, 그 가운데서도 근래 의학적으로 밝혀지기 시작하는 것은 전자이며, 후자는 아직 밝혀지지 않고 있다. 하여간 류－마치는 현재 많은 병으로서, 넓은 의미에서 말하는 운

동기 장해를 가지고 있는 것은 그 수효가 50여만명으로 추정된다.

I. 관절 류-마치(특히 만성관절 류-마치)

〔원　인〕

앞에서 설명한 것 처럼 확실한 원인은 아직 분명하지 않지마는, 우일스설, 홀몬설, 스트레스설, 유전설, 알레르기설 등 여러가지 설을 들고 있다. 그 중에서도 자기 면역의 병(자기 몸속의 성분이 어떤 원인에 의해 변화하여, 그에 대하여 알레르기-반응을 일으키는 것)으로서의 알레르기-설(류-마치인자의 증명)이 최근에 와서 유력한 설로 되어 있다.

유인으로서는 감기·한냉·습윤등을 들 수 있다.

〔증　상〕

가장 특징이 있는 증상은 관절통과 관절염증상이다. 최초에 손가락이나 손목등의 작은 관절이 쑥쑥 아프기 시작하여(때로는 볶듯이 뜨거울때도 있다) 어디라고 할 아픔은 일정하지 않고 팔 전체가 아프다고 할 때와 어느 특정한 곳이 아플 때도 있다. 밤에 아프며, 특히 새벽에 가장 아프다. 관절은 점점 부어 오르며 열을 가지고 움직임도 나빠진다. 진행함에 따라 손가락이나 손목의 작은 관절에서 족관절, 슬관절마저 침해되어 때로는 경추까지 침해되는 수가 있다.

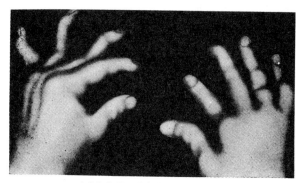

만성관절 류-마치에 의한 손의 변형

관절은 점점 움직임이 나빠져서 특정한 변형(다음 사진 참조)이 나타나 아프고, 종(腫)도 점점 심해져 관절의 강직이 일어나게 된다. 또 중요한 소견으로서는 피하에 류-마치 결절을 증명할 수 있게 된다.

오래되면, 근육은 점점 위축되어 운동기능이 현저하게 장해되게 된다.

또 날씨에 매우 관계 깊어 계절의 변화나, 습기가 많을 때 특히 아플 경향이 많다.

전신증상으로서는 발렬, 빈혈, 피로하기 쉬운 등 류-마치열 만큼은 아니지마는 얼마간의 심장에도 장해를 초래한다.

〔치   료〕

섭생(攝生)에 주의하고 환부를 냉하지 않도록 따뜻하게 싸도록 한다.

맛사-지는 침해된 관절에 대해서 주의 깊게 맛사-지를 시행하여 관절속의 혈행을·잘하여, 또 유착(癒着)을 일으키지 않도록 힘쓴다. 또 주로 그 관절보다도 중추부의 근육에 대해서 근육 맛사-지를 시행하여 위축을 예방하는데 힘쓴다.

운동은 중요하니 의사의 지도하에, 각 관절의 타동운동이나 자동운동을 행하여 될 수 있는대로 운동기능을 유지하여 관절이 변형하지 않게 힘쓴다.

이미 관절의 구축을 일으키고 있는곳에는 무리하지 않도록 도수교정, 때로는 기구에 의한 견인을 행한다.

온천은 옛부터 류-마치에 잘 든는다고 하여, 많은 류-마치 환자들이 애호받고 있다.

그 밖의 환부에 핫빽, 파라핀욕등도 병용하면 좋다.

Ⅱ. 근육통(근육 류-마치)

종래부터 「근육 류-마치」라고 불러 왔으나, 최근의 연구로는 오히려 관절 류-마치의 한 분증으로 생각하는 사람이 많아지고 있다.

〔원   인〕

관절 류-마치와 같이 확실한 원인은 밝혀지지 않고 있다.

〔증   상〕

이 병의 특징은 근육통과 종창, 그것에 수반되는 관절운동 제한이
다.

잘 침해되는 부위는 목, 허리, 견갑부, 가슴부위 등이며, 가장 임상
적으로 많은것은 목근육 류-마치와 허리근육 류-마치이다.

목근에 오는것은 일반적으로 류-마치성 사경(斜頸)이라고 불러 한
쪽 승모근, 판상근, 흉쇄유돌근이 침해되어 경부는 병에 걸린 쪽으로
기울어지고, 얼굴은 건강한 쪽으로 향하는 사경이 일어난다.

요근(腰筋)에 일어나면 흔히 말하는 「삐걱허리」라고 하는것으로서
요방형근(腰方形筋)이나 선극근(仙棘筋)이 아파, 허리를 움직이면 아
픔은 더욱 심하여 때로는 전연 움직이지 못할때도 있다.

〔치   료〕

일반적으로 환부의 보온을 도모(급성증인 경우는 냉습부를 행한다)
하고 피로하지 않도록하여 섭생을 지킨다.

맛사-지는 아픔이 있는 근육에 주로 행하고, 또 그 주위의 근에
유도 맛사-지를 행한다.

온천, 핫빽, 전광욕, 저주파전기치료 등도 효과가 있다.

(七) 골 절(骨折)

골절은 높은 곳에서 떨어지든지, 넘어지든지, 혹은 자동차 등이 충
돌되었을 때, 뼈의 외부로부터 강한 힘이 가해져, 뼈의 연결이 끓어진
것으로서 건강한 뼈가 부러졌을 경우를 외상성골절(外傷性骨折)이라
한다. 태어날 때 부터 뼈가 매우 약하든지, 혹은 골연하증이나 구루-
병 —— 비타민D의 부족에 의해 일어나, 변형을 일으키는 것 같은 것.
흔히 「곱추」-등의 뼈의 병이 있을때, 그다지 커다란 외부로 부터의

힘이 없더라도 간단하게 부러져 버린 경우를 병적골절(病的骨折)이라
한다.

외부로부터의 힘의 작용이 있는것에 따라서 다음과 같이 분류된다.

(1) 굴곡(屈曲)골절 – 골절의 대부분은 이 형으로서, 뼈의 양쪽끝에
굴곡력이 작용하여, 그 뼈의 가장 만곡되어 있는 부위에서 부러질경우.

(2) 열리(裂離)골절 – 강한 근의 수축에 의해 그의 부착부위의 뼈가
박리되어 버리는 것으로서, 상전장골극이나 슬개골에 볼 수 있다.

(3) 압박(壓迫)골절 – 뼈가 눌려서 부서져 버리는 것으로서, 높은곳
에서 떨어져 추골체(椎骨體)가 골절을 일으키는 경우에 일어난다. 또
발뒤꿈치 등에도 보인다.

(4) 염전(捻轉) – 관상골(管狀骨, 상완골이나 요골처럼 가늘고 긴뼈)
이 강한 힘으로 비틀리는 것처럼 되었을 때 일어나는 것으로서, 야구
의 핏쳐가 공을 강한 힘으로 던질때 처럼 상완골의 원 줄기가 부러지
는 수가 있다(投球骨節)

(5) 분쇄(粉碎)골절 – 매우 강한힘이 가해져 뼈가 터무니 없이 부러
질경우.

이상의 이외에도, 파열(破裂)골절 – 내부에서의 강한 압력으로 일어
나는 것으로서, 두개골에 일어나는 파열골절이나 전단골절 – 대퇴경부
에 보이는 것 같은 뼈가 윤절(輪切)되는 것 같은 것 등이 있다.

〔증 상〕

痛, 기능장해, 변형, 이상가동성(異常可動性), 알력음(軋轢音, 삐걱
거리는 소리)등이 중요한 증상이다.

뼈가 부러진 부분에는 심한 압통이 나타난다. 이것을 말가 – 니 동
통이라 한다. 또 痛에는 뼈를 움직이게 하면 더욱 강하게 된다.

뼈가 부러지면 동시에 관절을 움직일 수 없게 되어 기능장해를 일
으킨다. 변형은 내출혈에 의한 종창, 골편전위 (부러진 뼈의 끝이 이
동하는 것)로서, 환지의 굴곡·단축에 의한 것이다.

이상가동성은 관절이 아닌 부러진 부분으로 움직이는것으로서, 관

478

상골에 잘 보인다. 알력음은 이 이상가동성이 있을때 일어나는 것으로서, 골절끝의 마찰하는 음이다.

전신증상으로서는 심할때는 쇼크증상을 일으키든지 38도정도의 열을 내기도 한다.

골절을 일으킬때 외상에 의해서 신경이 동시에 상처를 받아 신경마비를 일으키는 수가 있다.

의사에 의해 적절한 정복(整復)과 고정되는 것이지마는, 근은 패용성위축에 빠져, 관절은 구축이나 유착을 일으키기 쉽다.

〔치 료〕

골절의 치료는 먼저 의사에 의해 바르게 정골되어, 필요에 따른 충분한 최소한도의 고정이 일정한 기간 동안 행해진다(예컨대 늑골 등은 3주간 정도로 유착된다).

골절의 치유일수는, 보통 굴토표가 대체적인 표준이 되어 있다. 그것에 의하면 다음과 같다.

    指骨, 中手, 中足 ……………… 이주간
    肋骨…………………………… 삼주간
    鎖骨…………………………… 사주간
    前腕骨………………………… 오주간
    上腕骨骨幹, 腓骨 …………… 육주간
    上腕骨頸部, 脛骨 …………… 칠주간
    大腕骨骨幹部, 兩下腿骨 …… 팔주간
    大腕骨頸部…………………… 십이주간

맛사-지는 기브스고정을 하고 있는 동안부터 의사의 지시를 얻어 될 수 있는대로 빠른 시기부터 고정으로 들지않는 부분, 더우기 기브스를 샤-레한 것(기브스를 반으로 끊어 필요에 응해 상반신을 풀도록 된 것)을 일시 풀어서 극히 가벼운 경찰법을, 골유합(骨癒合)에 나쁜 영향을 주지 않도록 주의하면서 행한다.

오래도록 고정되어 있으녝 근은 점점 위축되며, 또 고정된 관절은 유착을 일으켜서, 기브스가 벗겨진 뒤에 움직임이 나빠지므로 기브스가 벗겨지게 될 것 같으면, 그 부위의 관절이나 근육에 대해서 신중하게 맛사-지를 행한다.

그러나 그 이전 기브스 고정기간중에서, 소위 근의 셑팅그-실제로는 관절은 움직이지 않지마는 움직이려고 노력함에 따라서 고정되어 있는 부위의 근의 수축(등첨성수축)을 일으키게 할 것-를 행하여, 혹은 고정에 포함되지 않는 관절을 움직여서 가급적 위축을 막아 근력을 약하지 않도록 한다.

이상과 같이하여도 어느 정도의 근의 위축과 구축, 관절의 구축은 면하지 못한다. 거기서 맛사-지나 도수교정, 자동운동의 뒤의 치료법이 필요하여지게 된다.

맨손(때로는 기구)교정은 결코 무리하게 충격적인 폭력으로 해서는 안된다. 어디까지나 무리가 없도록 천천히 시간을 두고 행한다.

근의 위축이나, 힘을 회복시키기 위해서 적극적인 자동운동이나 아령등을 써서 저항운동 연습을 행한다.(246~248항 「아령체조」의 항 참조).

맛사-지를 행하기 전에는 온냉, 핫빽 등으로 따뜻하게 하면 좋다.

(八) 염좌와 탈구

염좌는 「발이 비틀어 꺾이다」등의 폭력적인 강한 운동이나, 그 관절의 정상적인 가동범위를 넘어서 운동을 과도하게 하였을 때 일어나는 것으로서, 관절주위의 연한 조직(關節苞, 腱, 靭帶)이 상처를 받게 되지마는, 관절의 모양은 정상으로 보전되어 있을 경우를 말한다.

탈구는 「어깨가 빗나가다」등 처럼 염좌와 같은 모양으로, 밖으로부터의 강한 힘이 가해져 관절의 연결이 생리적인 상태에서 벗겨져 한쪽으로 치우친 경우로서, 물론 관절주위의 연한 조직은 상처를 받게된다.

염좌는 족관절이나 슬관절에 많이 보이며, 탈구는 견관절이나, 지;

관절에 많다.

〔증　상〕

염좌의 증상은, 그 아픔이 염좌하였을때의 방향에 타동적으로 움직이게 하면 강하게 痛하지마는, 반대방향으로는 그다지 痛하지 않는다.

염좌된 국부의 압통, 종, 열감(熱感), 관절운동제한, 관절내혈종(피의 덩어리로 부풀어 오른다)등이 나타난다.

탈구의 증상은 역시 痛이 나타나, 관절의 모양이 변하여 이상한 위치에 고정되어, 관절와가 공허하게 되어 이상한곳에 골두를 촉한다. 운동은 현저하게 제한되어 움직이려 하면 탄력적인 저항을 느낀다(彈發性固定 또는 發條的固定).

〔치　료〕

탈구는 정형(整形)이 회복되는 것이 우선제일로 수상후(受傷後) 될 수 있는 대로 빨리해서 단시간의 고정이 필요하다.

그 뒤의 후료법으로서 관절의 맛사-지 그리고, 그 주위의 근에 대해서도 맛사-지를 한다.

그러나 초기로서 열감이 있을때는 먼저 냉습포를 하여 염증이 주저 않는 것을 기다리는 것이 필요하며 이 경우는 오히려 핫빽, 온욕, 파라핀, 전광욕, 적외선 등으로 따듯하게 한 다음부터 맛사-지를 한다.

관절의 구축이 일어나지 않게 가급적 일찍부터 세심한 주의를 쏟아 타동운동을 행하여, 이미 딱딱하게 된 것에는 도수교정이 필요하다. 그 뒤에 자동운동, 때로는 저항운동을 행한다.

염좌의 후료법도 탈구의 방법과 같다.

(九) 경완증후군과 경추염좌

Ⅰ. 경완증후군(頸腕症候群)

경완증후군이란 완신경총(腕神經叢)·자율신경·혈관등의 자극에 의해 신경통과 같은 증상을 나타내는, 팔의 아픔, 손가락의 저림, 어깨의 뻐근함, 후두부통, 지각의 둔마(무감각)일때는 가벼운 근마비 등을 일으켜 오는 증상을 총칭하는 것을 말한다.

최근 교통사고의 격증과 함께 소위 경추염좌를 일으키는 사람이 많아지고 있으나, 이것도 경완증후군을 일으키는 커다란 원인이다.

〔원   인〕

원인은 매우 복잡하여 지금까지 모르는 곳이 많지마는, 최근의 연구로는 대체로 다음과 같이 분류된다.

① 추간판헤루니아

경완증후군의 약 50%를 차지하고 있는 이 추간판헤루니아라는 것은, 밖으로 부터의 강한 힘(예를 들어 追突의 충격 등)에 의해, 또 자신의 머리나 팔의 무게보다 과중한 짐, 나쁜 자세로 일을 하고 있는 사람들의 경우에 추간판—추골과 추골사이에 있는 스폰지모양의 연골성인 원판으로, 척주에 가동성을 주고 또 외력에 의한 압박에서 추골을 지키는—의 속에 있는 수핵(髓核)—매우 연한 결합직으로 추간판에 탄력성을 주고 있다—추간판이 그림(다음 上圖)처럼 척수가 들어있는 척주관쪽으로 빠져나와서, 신경의 뿌리나 척수를 압박하여, 신경통처럼 痛을 일으키는 경우가 있다.

수핵탈출은 경추염좌처럼 외상성인 경우에는 갑자기 일어나지마는 어느편이냐 하면, 요추에 비교하여 서서히 일어나는 것이며, 좌우 같

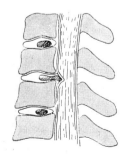

경추 추간판 헤루니아의 모식도 (추간판의 수핵이 후방으로 늘어져 척수신경, 때로는 척수를 압박한다.

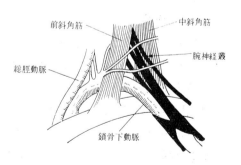

斜角筋, 혈관, 신경의 관계

은 모양으로 일어나는가 하면, 또 한쪽만인 수도 있다. 우측으로 탈출하는 수가 많다.

② 사각근증후군(斜角症候群)

이것은 경완증후군의 약 20%를 차지한다고 하고 있다. 문제가 되는것은 전사각근과 중사각근으로 이 근은 어느것이나 경추에서 일어나 제 1늑골에 붙는것으로서, 이런 것들의 근육도 제 1늑골사이에 되는 틈사이를 완신경총이나 쇄골하동맥이 통하고 있으므로, 여러가지 원인으로 그런 것들의 근육이 연축(단단하게 굳어진것)을 일으켜서 신경이나 혈관을 압박하기 때문에 일어난다. 목, 어깨, 팔, 때로는 등이나 가슴이 나른한 것 같고 혹은 신경통같은 심한 痛이 일어난다.

이러한 것의 증상은 외상 또는 익숙하지 않는 일, 감기 등으로 잘 일어난다.

③ 변형성경추증(變形性頸椎症)

앞에서 설명한 변형성척추증(470항참조)이 경추에 나타나므로, 추골이 퇴행성변성을 일으켜, 때로는 수핵의 석회화(石灰化)가 일어나 신경근을 압박하는 것이다.

〔증 상〕

주된 증상으로서는 어느 원인에 의해서든지 후두부, 목, 어깨, 상지에 걸쳐서 痛과 저림을 호소하고, 때로는 그 痛이 전흉부나 등에 방산한다.

痛은 대부분 지속적이며, 특히 나쁜 쪽으로 머리를 기우리든지, 돌리든지하면 뻣뻣하게 된다.

저리는 느낌은 주로 손이나 손가락의 바닥쪽에 일어나며, 때로는 상완부에 일어난다. 또 무거운 물건을 들든지, 혹은 핸드백을 오랜시간 갖든지 하면 아픔은 강하게, 어깨는 뻐근하여져 팔이 저리게 된다.

저리는 느낌은 주로 손이나 손가락의 바닥쪽으로 일어나며 때로는 상완부에 일어난다. 그 가운데서도 모지에서 중지에 걸쳐 나타나는 것이 많다.

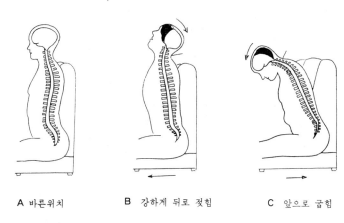

A 바른위치   B 강하게 뒤로 젖힘   C 앞으로 굽힘

추돌되었을때의 목의 움직임

기타의 증상으로서 지각마비, 운동장해, 목줄기의 뻣뻣함, 현기증, 가슴 답답등을 호소한다.

Ⅱ. 경추염좌(頸椎捻挫)

교통전쟁의 격화와 함께 이에 이어서 제법 큰 문제로 되어온 것이 「경추염좌증」이다.

〔원   인〕

자동차를 타고 있는데 뒤에서 추돌되었을 경우에는 그림의 A상태에서 먼저 갑작스레 강하게 뒤로 재켜져 (B) 이어서 무거운 머리의 관성으로 강하게 앞으로 꼬부라진다 (C) 정면충돌의 경우는 이의 반대현상이 되는 뜻이 된다.

생각지도 않던 불의의 추돌을 당했을 경우는 이와같이 경추가 무리하게 강하게 굽게되어 극돌기의 간격이 벌어지든지, 추간관절이 염좌되어 주위의 인대나, 근육이나, 신경등에 손상을 주게되는 결과를 빚게 된다.

충격이 매우 강할 경우에는 극간인대가 당겨 찢어지든지, 극돌기의 골절이나 추체의 압박골절을 일으켜서 중증이 된다.

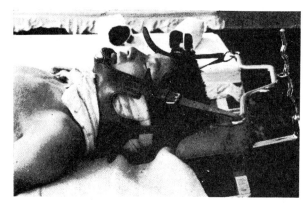

핫빽을 하면서 경추의
斜面牽引

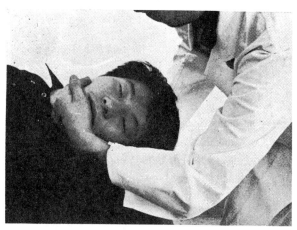

도수(徒手)경추견인

〔증   상〕

앞에서 설명한 경완증후군을 나타내는 것으로서, 머리, 어깨, 팔의
痛과 저림을 호소한다. 그 밖에 탄력감, 목이나 어깨의 경직등이 일어
난다.

그러한 증상은 충격을 받았을 때 부터 심한 痛을 호소할 때도 있으
나, 대부분은 상처를 받은지 몇 시간 또는 2일정도 경과하고 부터 경
완증후군을 나타낸다.

痛은 목줄기를 움직이게 하든지, 심신이 함께 피로하게 되면 심하
게 되며, 바로 뒹굴어 눕고 싶어진다. 일반적으로 보면 안절부절, 안

정되지 못하는 등의 신경증상을 수반하고, 때로는 그 때문에 노이로 -
제가 되는 사람도 있다.

(경완증후군 · 경추염좌)

경추염좌로 외상당시의 자각증상이 강할때는, 머리의 양쪽에 모래
주머리를 두고 조용히 눕히든지 기브스로 고정시킨다. 그렇게하여 놓
고 몇일 쯤 자각증상이 가벼워지게 되면 지속견인을 행한다.

경추염좌에만 한하지 않고, 경완증후군에 대해서는 견인법이 유효
하며, 이것에는 수직(垂直)견인과 사면(斜面)견인이 있다(448항 사진
참조).

수직견인의 경우에 중요한 것은 448항의 사진처럼 머리부위를 조금
앞쪽으로 당기는 것으로, 시간은 15∼30분 정도, 당기는 힘은 7∼10kg
이 적당하다. 사면대를 사용할 때는 침대를 15°정도 머리를 높게 되도
록 경사시키면 좋다.

견인(牽引)할 때 목줄기에서 어깨 쪽으로 걸쳐서 다음 사진처럼 핫
빽으로 따뜻하게 하면 더욱 효과적이다. 맛사 - 지나 맨손에 의한 견
인도 유효하며, 특히 최근에 기구에 의한 견인도 많으나, 맨손으로 견
인하는 방법(483항중간의 그림)이 효과를 거두고 있다.

그 밖에 초음파, 극초음파 등도 좋다.

그러한 방법으로 치료가 끝났으면 위의 사진처럼 간단한 보조장구
를 붙여 머리를 받혀서, 목의 운동을 제한한다.

가벼운 경완증후군에 대해서는 오히려 목줄기나 어깨, 팔의 가벼운
운동을 행하면 훨씬 효과적이다.

(十) 형태이상(形態異常)

I. 사 경(斜頸)

여러가지 원인에 의해 목이 한쪽으로 비스듬히 굽은 구축위(拘縮位)

를 취하는 것을 사경이라 하며, 지금도 아직 정형외과를 찾는 어린이의 수는 결코 적지 않다. 그의 회복에 있어서는 맛사 - 지와 도수교정에 의지하는 곳이 많다.

일반적으로 사경이라고 하면 「선천성근성사경(先天性筋性斜頸)」을 의미하며, 그 밖에도 마비성(포리오일 때도 보인다). 골성(경추에 변형이 있다), 습관성(언제나 한쪽으로 목을 굽히는 버릇이 있는 사람)등이 있고, 더우기 눈이나 귀가 나빠서도 일어난다.

여기서는 주로 선천성근성사경에 대해서 설명하기로 한다.

〔원　　　인〕

확실한 것은 아직 밝혀지지 않았으나 자궁내 강제지위설(強制肢位設)이 유력하며, 달리 염증설 등이 있다. 주된 원인은 태아기에 자궁내에서 이상한 자세에 놓여, 흉쇄유돌근이 조혈성구축(阻血性拘縮, 혈액순환이 나빠서 그 때문에 근육이 단단하게 됨)을 일으켜, 그것에다시 분만시의 외상이 덧붙여서 일어나는 것이라고 하고 있다.

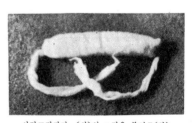

사경교정카라 - (상)와 그것을 붙인곳(하)

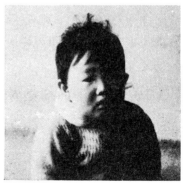

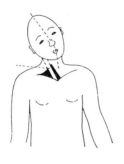

筋性斜頸

우·흉쇄유돌근단축

〔증   상〕

대부분은 유아기에 발견되어, 유아의 흉쇄유돌근에 혈종모양 경결 (硬結)이 있으며, 머리는 나쁜쪽으로 굽고, 얼굴은 반대쪽으로 향한다. 때로는 아래턱을 위로 향하고 있는 경우도 있다.

〔치   료〕

마분지를 솜과 가－제로 싸서, 환측쪽을 높이하여 목에 칼－모양으로 감는(칼－모양의 副子包帶)것에 의해, 목을 가급적 바른위치로 보전할 수 있도록 한다. 이와 동시에 맛사－지를 환측의 유양돌근에 행한다.

방법은 먼저 원심성으로 힐도이트 등을 발라두고 경찰을 하여, 혈종같은 응어리를 중심에 종요하고 천천히 맛사－지(5~7분)를 행한다. 그 뒤에 반드시 도수교정을 행한다.

환자인 어린이의 볼과 머리를 침대의 가장자리에서 비어져 나오게 하고, 술자는 그의 튼튼한 쪽 곁에 위치하여, 후두부를 손바닥으로 받혀, 어린이의 머리를 환측으로 돌리면서 뒤의 아랫쪽으로 잡아 당긴다. 이것을 몇번 반복한다. 혹은 또 두 손으로 어린이의 옆머리 부위를 받혀서 몸 전체를 축 매어달리게 한다. 도수교정이 끝나면 다시 가볍게 맛사－지를 해둔다.

삼개월이상 도수교정을 하여도 효과가 없는것은, 일단은 의사와 상담하여 경우에 따라서는 수술을 한다.

Ⅱ. 선천성 고관절탈구

선천성고관절탈구는 사경과 함께 맛사－지의 적응증이라고 하고 있었으나, 최근에 와서는 유아의 건강진단법이 진보되어, 조기에 그것을 발견할 수 있게 되어, 의사의 치료(스타레식 기저귀 교정 등)에 의해 병이 나아지는 수가 많으며, 맛사－지가 지금까지 만큼 필요하지 않는 예가 많아졌다.

488

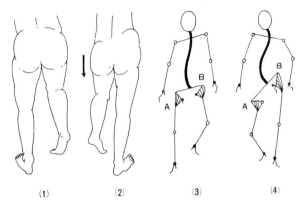

(1) 좋은쪽 다리로 선다. (2) 나쁜쪽 다리로 선다(엉덩이의 주름이 아래로 내려져 있다). (3) 좋은 쪽 다리로 선다. (4) 나쁜쪽다리로 선다(반대쪽의 골반이 내려진다). (A) 좋은쪽의 고관절 외전근 (중둔근). (B) 나쁜쪽의 고관절 외전근

고관절탈구에 있어서 트렌텐불크현상

〔원　　인〕

　확실한 원인은 모르지마는, 사경과 같은 모양으로, 태아기의 자궁내 강제지위설-자궁내에서 태아가 나쁜위치에 있든지, 기타 다른 원인 으로 무엇인가의 압박을 받고 있을 경우 등-이 가장 유력하다, 어느 것이든지 고관절을 형성하는 관골구개(대퇴골두를 넣는 깊은 凹한 벽) 의 생기는 과정이 나쁜것이 원인이므로 탈구한다.

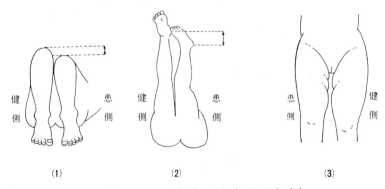

(1) 　　　　　　　(2) 　　　　　　　(3)

선고탈(先股脫)의 하지장(下肢長)

(1)(2) 先股脫의 下肢長의 시진
(3) 乳兒先股脫에 있어서 大腿皮膚溝의 非對象性

〔증   상〕

① 우선 첫째로 밖에서 보고 알 수있는 것은, 乳幼兒(젖먹이 어린이)의 걷기 시작하는 것이 보통 어린이에 비교하여 매우 늦다는 것(보통은 출생하고 12개월에서 15개월 사이에 걷는다).

② 걸을때의 자세가 몸을 나쁜쪽으로 비켜내어, 그 쪽의 어깨가 걸을 때마다 푹빠지는 것 같은 형용을 한다(墜落性跛行).

③ 양쪽이 나쁠때는, 엉덩이를 뒤로 불쑥내어 몸을 좌우로 혼들면서 걷는다.

④ 나쁜쪽의 다리로 일어서게 하면 골반이 반대쪽으로 푹 빠진다.

⑤ 나쁜쪽의 다리가 짧아진다(앞항의 아래그림)

⑥ 대부분은 대퇴골두나 대전자(大轉子)가 윗쪽으로 이동한다.

⑦ 고관절의 움직임은 나쁘며, 특히 다리를 벌리는 것이 어렵다.

이상과 같은 증상이 나타난다.

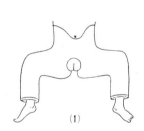 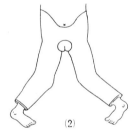

(1) 로-렌스의 제일肢位 기브스고정   (2) 로-렌스의 제이肢位 기브스고정

先股脫에 있어서 로-렌스의 肢位 기브스 고정

〔치   료〕

출생하여 바로 발견된 것은, 발을 잡아 당기는 것과 내선(內旋)하는 것을 반복하여 기저귀를 허벅지에 많이 대어, 특수한 스타레-식 기저귀를 대어서, 고관절을 벌린 위치에 지니도록 한다. 뒤에는 고관절의 주위 근에 가벼운 맛사-지나 도수교정만으로 충분히 치료된다.

이미 걸을 수 있게 되고부터 발견했을 경우는 정복(整復), 개비위보지(開排位保持) 허벅지를 벌린 위치의 뒷치료가 필요하다.

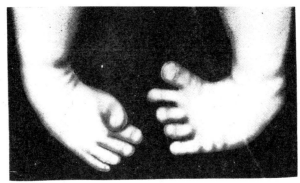

先天性 内反足

이 경우의 고정은 기브스(그림참조)나, 이것을 대용되는 프라스틱으로 행한다. 처음은 벗겨질 수 있도록 하여두고 맛사 – 지를 행할 때만 기브스를 벗겨, 끝나면 다시 기브스를 고정시킨다. 회복해 감에 따라 밤에만 기브스를 붙이고, 낮에는 벗기도록 하여, 차차 밤에도 기브스를 떼도록 하여 간다.

맛사 – 지는 앓는 어린이를 향앙(向仰)으로 하여 대퇴내측근(內轉筋群), 대퇴사두근, 고관절전면에 안쪽 맛사 – 지를 하고, 다음에 엎드리게 하여 대퇴후측근군(대퇴이두근), 둔군, 고관절의 후면·외면의 맛사 – 지를 한다.

탈구의 교정은 의사가 행하지마는, 고관절위의 근의 구축에 대해서는 바른 방향으로 타동운동이나 맨손교정을 행한다.

그 뒤에 회복되는 정도에 따라서, 기립과 보행의 연습을 서서히 한다.

Ⅲ. 선천성내반족(先天性內反足)

〔원　인〕

사경이나 선천성고관절 탈구와 같이 자궁내에서 이상한 압박이나 짐을 짊어진것이 원인인 것이 많다(子宮內負荷性變形), 내반족의 대부분은 이것이다.

〔증   상〕

이상 다섯가지 요소가 있다.

① 발목의 첨족(尖足) — 발끝이 밑으로 향한다.

② 내반족(內反足) — 발의 내연(內緣)이 올라 발바닥 한가운데가 땅에 닿지 않는다.

③ 요족(腰足) — 발의 안쪽이 동그랗게 굽는다.

④ 내전족(內轉足) — 발의 앞쪽이 안쪽으로 굽는다.

⑤ 하퇴내측방염전(下腿內側方捻轉) — 하퇴가 안쪽으로 비틀린다

족관절은 발등쪽으로 굽히는 것이 제한되어, 장기화 되면 굳어져서 관절구축을 일으킨다. 대부분은 양측성으로 일어나며, 또 다른 관절은 다리 및 무릎관절을 수반하고 있는수도 있다.

〔치   료〕

출생후에 이런 변형을 발견하면, 일찍부터 서둘러 맨손교정이나 맛사-지, 반창고 고정등을 하면 비교적 빨리 나아진다.

그러나 출생후 4개월 이상이 되면 굳어져 맛사-지나, 맨손교정만으로는 낫지않는 경우가 있으므로 그럴때는 수술이 필요하다.

맛사-지는 비골근(腓骨筋), 전경골근(前脛骨筋)등 밖으로 틀리는 반근(反筋)이나 배근(背筋)에 근육의 힘을 붙이기 위해서 경찰·유날을 하여, 아킬레스건, 배복근에 대해서는 그의 구축이나 단축을 제거하도록 한다.

맨손교정은 발목위를 한쪽손으로 눌리고, 다른 한쪽손으로 발목에 배굴, 외반, 외전하는 방향으로 교정한다.

그 뒤에는 마분지로 만든 족정판(足定反)을 대어, 길다란 반창고로 교정자리를 지탱하도록 고정한다.

◈ 편　저 ◈

박 종 갑

· 대한한방침구정통연구소 이사장(前)

현대 마사지와 지압법의 실제	정가 28,000원

2014年 10月　15日 인쇄
2014年 10月　20日 발행

편　저 : 박 종 갑
발행인 : 김 현 호
발행처 : 법문 북스
　　　　〈한림원 판〉
공급처 : 법률미디어

1̲5̲2̲-̲0̲5̲0̲
서울 구로구 경인로 54길 4
TEL : (대표) 2636-2911, FAX : 2636～3012
등록 : 1979년 8월 27일 제5-22호
Home : www.lawb.co.kr

▌ISBN 978-89-7535-299-7 (93510)
▌파본은 교환해 드립니다.
▌본서의 무단 전재·복제행위는 저작권법에 의거, 3년 이하의
　징역 또는 3,000만원 이하의 벌금에 처해집니다.